改訂新版

家族・支援者のための
うつ・自殺予防マニュアル

Sohta Shimozono
下園 壮太

TO SAVE YOUR LOVED ONES

To save your loved ones, you must play a key role.
There are two important things for you to help those who want to commit suicide: one thing is to know methods and procedures necessary to help them feel better and persuade them not to commit suicide. Another thing is to calm yourself down.
Extreme anxiety may freak you out, but first of all, you should try to cope with your fear.

河出書房新社

はじめに

「うつという診断を受けて、約五年になります。死にたいという気持ちもときどき出てきます。実際問題として休職をした場合は収入が減り生活ができません。

家族や職場は私の状態をある程度は理解してくれているようなのですが、どこかわかりきっていないということを感じます。ですので、孤独感も強いのです。

職場に戻っても、復帰したのだからもう大丈夫だろうという考え方が一般的なようですが、うつの経験がない人に私の今の状態を理解してもらういい方法はないのでしょうか」

私の講演会でよく受ける質問の一つです。

うつ状態や死にたい気持ちは、当事者にとっても、その支援者にとっても、なかなかうまく整理できないものです。うまく整理できないと、支援することもできません。

自殺者数自体は国の努力もあり、ここ一〇年減少傾向です。と言っても、年間に約二万五〇〇〇人の方が自殺で亡くなります。

また自殺者数が減ったとしても、「死にたい」といううつ状態にとどまっている人の数は、その分増えている可能性もあります。二〇一四年の厚生労働省の「患者調査」によれば、うつ病を含む気分障害で医療機関を受診している患者数は一一一万人と三年前から約一六％も増えているのです。

死にたい気持ちと戦う人（うつ病患者）の数を、世界保健機関（ＷＨＯ）の調査から推計すると、三六〇万人から六〇〇万人いるという説もあります。さらにそれを支援しようとする人は、その一〇倍以上はいるでしょう。

皆、どのようにすればいいのか途方にくれているのが現実です。

『うつ・自殺予防マニュアル』というタイトルからは、死にたいという人に対して具体的にどうすればいいのかという方法論を期待する人が多いでしょう。しかし本書では、これにあたる部分はそれほど多くありません。

具体的にどうするかはまさにケースごとに千差万別であり、まとまった形で紹介するのは難しいからという理由もありますが、それより私はもっと重要なものがあると考えているのです。

たとえ方法論をお伝えしたとしても、それができるかできないかは支援者が「死にたい気持ち」やうつ状態についてどう理解しているかにかかっているのです。仮に非常に具体的に「こうしてください」とお伝えしたとしても、それはそのとき限りの対処にしかすぎません。死にたい気持ちやうつ状態とはかなりの間つきあわなければならない。それであれば小手先の方法論より、当事者の苦しさを理解してもらい、対処の方向性をわかってもらうことのほうがずっと効果的であると、(私の実践から)思うからなのです。

さて、当事者をどう支えればいいかとまどっている方々。

あなたは、大きく二つのことをしなければなりません。

一つは、死にたいと思っている人(当事者)の気持ちを少しでも楽にし、自殺を思いとどまらせるために必要な方法や手順を知ることです。

おそらく今あなたがこの本を手にしたのも、その知識を得たいからでしょう。

もう一つは、自分自身を落ち着かせることです。

あなたは、今愛する人の死にたい気持ちを察知し、不安に苛まれ、あるいは恐怖し、自分が救わなくてはという責任意識を強く刺激されていることでしょう。

人は不安が強くなると、どうしても冷静な判断ができなくなります。

あなたには、愛する人を救うために、キーパーソンとして活躍してもらわなければなりません。そのために、今あなたがとらわれている不安を何とか鎮めたいものです。

あなたの不安のほとんどの部分は、〝自殺〟というものをどう捉えていいのかわからないことからきています。さらに現実に自分がどう行動すればいいのか、今行っている行為は本当に正しいのか（もしかしたら、間違った行動をしていて、自分が自殺に追いやってはいないか）という不安もあるでしょう。

本書では、まずあなたの不安を何とか小さくすることを目標にしました。

私が、実際の活動で「愛する人の自殺を心配する人（周囲の人）」を支援する場合、最初に手がけるのもこの作業です。周囲の人に落ち着いてもらって、初めて当事者に有効な支援が可能になるのです。

そのため第1章、第2章で、自殺とは何かというテーマを取り上げます。

周囲の人が、自殺について健全な考え方を持っていないと、当事者へ不必要なプレッシャーをかけたり、当事者の気持ちを理解してあげられなかったり、何よりも自分自身が不安の波に飲み込まれてしまいます。

これらの章で紹介する自殺に関する説明は、極論すると真実ではないかもしれません。科学的なデータや学問的な裏付けがあるものではありません。しかし、私が現場で当事者や支援者に説明していて、最も納得してもらえ、さらにその説明に基づき、最も効果的な支援ができる考え方です。

ですから、学問的な説明を期待している方は、少し期待外れでしょう。私は、このピンチを切り抜けるために使えるものなら何でも使うという立場を取ります。宗教でも、動物的なカンでもなんでもありです。

第3章では、このピンチを乗り切るための具体的な方法をお伝えします。

うつ状態というものの特性（感じ方、考え方、体調の変化、病状の一般的な流れ）、支援をする際の支援者自身が陥りやすい心の癖、客観的な支援の方法などを理解していただくつもりです。

ここで紹介されている対処法を読んで、「これでは自殺を完全には、防げない」と非難することは簡単です。それは、評論家の視点です。

現実には、自殺したいと当事者が思っているだけで、大きなマイナスなのです。常に自殺の危険性があるのです。私たちは、その可能性を少しでも少なくできるなら、何でもやらなければならないのです。たとえその方法が一〇〇点満点のものでなくても、他の方法より自殺を防げる可能性が大きければ、それを実行していく。不完全なものでも積み上げていくしかないのです。

いくら、対策を積み重ねても、マイナスはマイナスです。プラスを期待してはいけません。しかし人事を尽くしてマイナスをゼロに近づける努力を粘り強く続けていくことはできます。

このように、当マニュアルでは、現実問題にできるだけ対応するように、実践的な知識や考え方を展開していこうと思います。

本という形で世に問う以上、すべてのケースに当てはまるように工夫を凝らすのは、著者の役割です。しかしながら、私の現実に照らし合わせてみると、カウンセリングなどで支援するケースは、まさにケース・バイ・ケース。すべてに適合したアドバイスだけを紹介するとすれば、それは結局何も言わないことと大差がなくなります。

私は、研究者やコメンテーターではありません。限られた経験ではありますが、私が現場において効果的であったと考えられる考えや対処法をそのままお伝えしたいと思います。

その結果、読者のケースに当てはまらない場合や、逆にお叱りを受けるような結果を招くこともあるかもしれません。言い切ることは勇気がいることです。しかしながら、それが現場で働く私の務めだと認識しております。

自殺予防という現実的で難しいテーマを取り扱う本書が、これまで述べたような立場から書かれていることをご理解いただき、本書を上手に活用していただきたいと思います。

今、みなさんが置かれている切迫した状態を抜け出すため、本書が何らかの手助けになれば幸いです。

家族・支援者のためのうつ・自殺予防マニュアル――目次

はじめに　1

第1章　自殺したい気持ちや行為をどう捉えるか――19

Ⅰ　なぜ人は自殺をしてしまうのか……22

(1)　どうして死にたくなってしまうのですか――22
うつ病としての説明／感情のプログラムの誤作動という説明

(2)　うつ状態とはどういう状態なのですか――28
悲しみのプログラム／怒りのプログラム／不安のプログラム／驚き・興奮のプログラム／焦りのプログラム／うつ状態とは矛盾した一時しのぎの状態

(3)　うつ状態になるとどうして死にたい気持ちが生じてしまうのですか――35
うつ状態が深刻になると生じる無力感と自責感が絶望のプログラムの誤作動を招きやすい／個人的対処の癖がうつ状態を悪化させ、死にたい気持ちを生じさせる／うつには波がある（うつの波が高くなる）／うつの波と運命の波が重なる〝不幸な相乗効果〟（運命の波も高くなる）

(4)　最終的に自殺を決行してしまうきっかけは何なのですか――42
海水浴のたとえ／海岸沿いのペンションのたとえ／心筋梗塞のたとえ

(5) なぜあれぐらいのことで、死にたくなってしまったのでしょうか――50
(6) 私はどんなことがあっても死にたいとは思わない。死にたいという人の気持ちがわからないのですが――51
(7) 死にたいというのは本人の意思であるので、尊重すべきではないでしょうか――54
(8) うつ病以外の精神疾患と死にたい気持ちについて教えてください――55
(9) そもそも自殺は予防できるのですか――57
(10) 自殺予防とは、うつ病予防と同じなのですか――59

II 当事者のうつ状態の苦しさを理解する……63

(1) どうしてうつ状態になってしまうのですか――63
現代の日常の生活が十分ストレスフル／長い期間の疲労蓄積と年齢による回復力の低下
(2) うつは精神的な疲労が原因といわれてもピンときません。疲労とうつの関係を教えてください――69
疲労知覚システムの麻痺／疲労のボリュームアップ、感情のプログラムの発動による悪循環
(3) 普通の憂うつと〝うつ状態〟はどう違うのですか――78
(4) うつ病とうつ状態はどう違うのですか――82
(5) うつ状態を乗り越えるまでの流れみたいなものについて教えてください――85
落ち込み期／底期／回復期／リハビリ期

⑥ 一回うつ状態になった人は、その性格や考え方を直さない限り、またなりやすいのでしょうか――89
⑦ 同じような刺激（ストレス）を受けても、他の人は大丈夫なのに、ある人だけうつ状態になるのはなぜですか――92
⑧ ある人のうつと他の人のうつがまったく違うように見えるのはなぜですか――95
⑨ うつ状態は予防できないのですか――96
⑩ うつ対策として、早期発見以外に私たちが気をつけておくことがありますか――99
⑪ 心が弱いから、うつになり、死にたいと逃げてしまうのだとしか思えないのですが――105
ヒント１：当事者は逃げているのではない。疲れ切っているだけだ　106
ヒント２：心が弱いからうつになったのではなく、うつになったから心が弱いように見えるだけ　107
ヒント３：逃げているように見えるのは、本人の最大限の努力と評価してあげる　107
⑫ 自分の好きなことは喜んでやっている。でも嫌いなことや苦手なことをやっているとすぐに調子が悪いと言い出す。どうも、嫌なことから逃げているように見えるのですが――111
⑬ 休めと言っても休まない。やるなと言ってもやってしまう。結局無理をしてまた調子を崩す。それなら自分で好きなようにしろ。勝手にしろと思ってしまうのですが――113
⑭ 疲れているといっても、そんな風には見えないのですが――116

⑮ 大きなイベントは終わって今は安心していい時期なのに、なぜ今ごろ調子を崩すのですか？――119
⑯ 特に何も仕事してないのにどうしてうつ状態などになるのでしょう。やはり心が弱いか、あるいは仮病か、同情を誘っているようにしか見えないのですが――121
⑰ ストレス社会で生きるには、慣れるしかない、強くなるしかないと思うのですが――123
⑱ 言い訳ばかりして努力していない、がんばっていないように見える。本当に助けてあげる必要があるのでしょうか。かえって甘やかしてしまうのでは――126
⑲ 自分に未来はない、こんなことになったのはおまえのせいだと責められ暴力をふるわれることもあります――128
⑳ 新型うつとはどういう病気でしょう――132
㉑ うつは治りかけが怖いと聞きました。どうしてなのでしょう（リハビリ期の特性）――135
うつの波が大きくなる／身体と感情の上がり方の差、各感情や能力がバラバラに回復／周囲の感じ方と当事者の感じ方の差が大きい／運命の波が大きくなる／自殺の危険性がやや大きくなる
㉒ リハビリ期なのにすぐ無理して調子を崩しています。どうしたらいいでしょう（リハビリ期の焦り）――139
治らないのではないかという恐怖（不安）／何かしなくては……の焦り／魔法を求める／ゆっくり上がることの意味を本人も周囲も理解する／周囲の理解と支援
㉓ 治ってきているのに「自信がない・治っていない」というのが口癖です

（リハビリ期の自信のなさ）――146
マイナス記憶の積み重ね／活動したい、でも怖いというジレンマ／「完全に治る」幻想／「自信がない」にどう対処するか／支援者の元気づけと共感のバランスが大切／四〇回四〇〇回の法則
㉔やる気が起きない。生きる意味がない。何のために生きているのかわからない（リハビリ期の生きる意味問答）――152
㉕うつが長引いています。どうしたらいいでしょうか（長引くケースの理解）――155
㉖うつ状態になりやすい性格や遺伝はあるのでしょうか――158

Ⅲ　うつ状態への基本的対策（治療）

Ⅲ　うつ状態への基本的対策（治療）……160
⑴うつ状態は治るのでしょうか。どうすればいいのでしょうか――161
⑵病院ではどのような治療をするのでしょうか――163
⑶薬について教えてください――167
⑷カウンセリングだけで何とかならないでしょうか――171
⑸眠れないと訴えます。どうしたらいいでしょう。そのくせ昼間寝ています。それを見ていると腹が立ちます――173
⑹ほとんど食べません。拒否された感じです。心配で仕方がない――177
⑺いい医者やいい病院はどうやって探せばいいのでしょう――179

(8) 病院に連れて行くときの注意事項がありますか――181
(9) 違う病院を受診するたび診断名が変わるのですが、どれを信用していいのでしょう――183
(10) 医者嫌いにどう対処したらいいでしょう――186
(11) 今かかっている医師がなかなか自分のことを理解してくれないのですが――188
(12) 医師から双極性Ⅱ型と言われました。どうすればいいでしょう――190
(13) 高齢者のうつ――193

Ⅳ 家族や支援者の不安……195

(1) 精神科を受診させるのはどうも気乗りがしないのですが――195
(2) このまま夫が治らないと家計のことや子どもの教育、子どもの結婚のことが心配で仕方がない――197
(3) 最近夫婦の関係がなくなった。浮気をしているのではないかと心配――198
(4) うつ状態を見抜けなかったのは、私のせいでしょうか――200
(5) 愛する人が自殺未遂をしました。私は自分を責めています。怒りもあります。どうしたらいいでしょう――203
「私は、（未遂した人に）捨てられた」「私の存在は死にたいという気持ちを止めることはできなかった」と感じる／自殺未遂をされ、自分だけ苦しみから逃げた、裏切られたと感じる／自殺未遂をされ、自殺する気はなかった、アピールだったと感じる

(6) 自分が何とかしなければと焦ってしまいます。
こんなに甘やかされてばかりいると、一人前の大人になれない――206
(7) うつ状態の人に励ましの言葉は厳禁と聞きました。
どのような言葉をかければいいのでしょうか――209
(8) 自殺は運命的要素があることは理解できました。
しかしそれを当事者に説明してもいいのでしょうか――211
(9) 私はカウンセラーです。リストカットを繰り返す当事者を心配して、
夜も眠れなくなってしまいました。どうしたらいいでしょう――212
(10) 人事担当者として自殺予防に関して気をつけておくことはありますか――213
(11) 「ストレスチェック」で高ストレス者と判断された従業員に、
医師との面接の働きかけをしているが応じない。
仲間内で「死にたい」と漏らすこともあるらしい。どうすればいいか――215

第2章 うつ状態を悪化させ、〝死にたい気持ち〟を生じさせやすいもの

第2章 うつ状態を悪化させ、〝死にたい気持ち〟を生じさせやすいもの――219
Ⅰ 個人の持つ対処の癖（表面飾りとしがみつき行為）……221
Ⅱ 表面飾り……222

III しがみつき行為……224
(1) なぜしがみつくのか――224
(2) しがみつきの具体例――228
(3) しがみつき行為をやめさせること――231
(4) しがみつき行為にどう対処するか――233
(5) さまざまなしがみつき――236
リストカット(手首を切る、自分を傷つける)／過食・拒食／借金(特に消費者金融など)／ギャンブル(課金ゲーム)／SNSやインターネットゲーム／買い物／仕事／異性／引きこもり・不登校／夜更かし・夜遊び／怒り・暴力
IV 相性の悪い出来事……261
(1) リストラ・退職・退校、卒業――262
(2) 破産・多額の借金――264
(3) 結婚、出産、子育て――265
援助を受けられない出産・育児
(4) 就職――268
(5) 離婚・恋人との別れ・失恋――269
(6) 転職(転校)・転居、単身赴任、昇任――271

⑦ いじめ・パワハラ・セクハラ・DV——273
⑧ 対人交渉の仕事——274
⑨ 昼夜が不規則な仕事——275
⑩ 評価があいまいな仕事・自主的に動ける仕事——276
⑪ 人を助ける仕事、やりがいがあり張り切っている仕事、自分が自主的に請け負った仕事——277
⑫ 介護や精神疾患の人の援助、子どもの不登校・引きこもりへの対応——279
⑬ 何かがなくなる——280
⑭ 経済的不安——281
⑮ 事件や事故（のニュース）・知人の死（特に自殺）やペットの死——282
⑯ 身体の病気（風邪）・怪我——285
⑰ 秘密がばれて、破産や離婚になる可能性——287
⑱ 一区切り（荷おろしのタイミング）——289
⑲ 楽しいことの後——291
⑳ ネット仲間との交流——292
㉑ リハビリ期の早すぎる社会復帰——294
自信を回復したい／解雇されるのではないかという不安／周囲の反応をプレッシャーと感じやすい／仕事をもらいたい。しかしもらうと不安。仕事から距離をとれない／休みを取りにくくなる

（22）精神疾患──298

第3章 具体的対策──301

I どこをゴールとするか……302
II 兆候への対応では限界がある……304
III 三つの段階……308
IV 予防段階（プリベンション）……308
（1）うつについてみんなで知ること──309
（2）自分自身で不調をわかる知識（うつ状態をどう察知するか）──313
食欲不振・体重の減少／睡眠不足／疲労感／頭が重い・働かない／再びうつ状態になるのを予防する
（3）言い出しやすいきっかけ作り──321
（4）休みやすい雰囲気作り──323
V 危機介入段階（インターベンション）……324
（1）仕方のない自殺もある（覚悟を決める）──325

(2) 変えないことが第一――327
(3) 声をかけること――330
声かけのコツ／話を聞くことの意味／話を聞くときの注意事項
(4) 苦しみをわかってあげる（一緒に困ってあげる）――338
「苦しまなければ」妄想には〝美しい休み方の作法〟で／「一緒に困ってあげる」ことの効果／死にたい気持ちを言葉で確認する／何も話そうとしないとき
(5) 受診・休養の説得――344
(6) 支援の求め方――346
自分の心を落ち着けるため／具体的対処方法を探すため／具体的行動を依頼するため／自分の取った行動の責任を分担してもらうため
(7) 距離感の作り方（放っておくところ）――348
切羽詰まった場合の距離の取り方／支援者側のしがみつき
(8) インターベンションを学ぶ――352

VI 不幸にして自殺（自殺未遂）が起こった場合（ポストベンション）……353

(1) 自殺未遂への対応――353
(2) 残された人の気持ちの整理――354
(3) 企業・学校などでの対処上の注意事項――356
命の大切さの教育？／枝葉末節への対応

Ⅶ 自分自身の心のケア……360

第4章 ケーススタディ 363

Ⅰ リストカットへのしがみつきのケース……364
Ⅱ 新型うつと呼ばれるケース……366
Ⅲ 職場カウンセラーが当事者を長期間支援し続けるケース……369
Ⅳ 老人を支援するケース……372
Ⅴ アルコールへのしがみつきを支援する家族のケース……374
Ⅵ リハビリ期の独り立ちを支援する家族のケース……377

終わりに 381
改訂新版の終わりに 385
巻末紹介 388

改訂新版
家族・支援者のための
うつ・自殺予防マニュアル

第1章　自殺したい気持ちや行為をどう捉えるか

私たちが身近な人の「死にたい」という気持ちや行動に接するとき、まずわかっておかなければならないのは、〝自殺とは何か〟ということです。

通常私たちは、ある人から自殺したいと打ち明けられたとき、それは何らかの甘えであったり、あるいは一時の気まぐれであったり、あるいは家族を試そうとしているのではないかと考えがちです。あるいは、今悩んでいる問題が解決しない限り、自殺したい気持ちは消えることはないとも考えてしまいがちです。

ところが周囲の人々（家族や支援者）が、このような理解で接してしまうと、結果的に当事者を適切に支援できなかったり、へたをすれば逆に当事者を追い詰めてしまうことさえあるのです。

そこで本章では、〝自殺とは何か〟というテーマを、できるだけわかりやすく説明してみたいと思います。

まず**〝死にたい気持ち〟と〝自殺〟は一緒ではない**ということをわかっていただきたいと思います。死にたい気持ちがあっても、それだけで自殺に直結するのではなく、自殺するかどうかはその人を取り巻くさまざまな状況から影響を受ける部分が大きいのです。

たとえば、配偶者に対する愛情がなくなっても、それですぐ離婚というわけではありません。感情や思考が行動に移されるまでには、さらに複雑ないくつかの要因が重なってきます。本書ではこれを「うつの波」と「運命の波」という表現で説明していきます。

次に家族や支援者にわかっていただきたいことは、**「死にたい」気持ちの特性**です。

離婚の例でも、双方が嫌っていたら（その他の要素の影響はあるものの）離婚の確率は高くなります。ところが双方が相手を受け入れるようになれば、離婚の確率は低くなるでしょう。

本書は、自殺を何とか予防したいという視点に立っています。予防のためには当事者の「死にたい」気持ちに働きかけるのが、自殺の確率を低くする上で効果的なアプローチになるのです。

さて、「死にたい」気持ちに働きかけるためには、「死にたい」気持ちを持つ当事者の感じ方や思考の特性を知らなければなりません。

実は死にたい気持ちを持つ当事者も、自分の苦しい心についての説明を求めているのです。私は二〇〇三年『人はどうして死にたがるのか』（文芸社）という本を著しました。それは、そのような当事者が自分自身の心や体の状態を理解するための本です。その本では当事者の心の機微まで説明しなければならないので、かなり細かく解説しました。

しかしながら支援者は、そのような心理状態の細部まで理解する必要はありません。むしろ、支援者があまりにも当事者の苦しみを理解しすぎると、支援者自身が苦しくなって、余裕がなくなることがあります。支援者が理解すべきことは、当事者に必要な知識とは異なるのです。

そこで本書では、支援者の質問に答えていくという形で自殺という行為の持つ意味、死にたい気持ち、うつ状態の特性などを解説していきます。

わかってほしいことの三番目は、当事者を支える際、**支援者が陥りやすい〝感じ方、考え方の癖〟があるということです。**

「死にたい」という当事者を支えることは、支援者や家族にとっても、大変不安であり、気を遣い、エネルギーを消耗する作業です。

支援者自身がこの危機に際し、苦しさのあまりさまざまな対応をしてしまいます。気をつけておかないと、そのことが当事者を苦しめてしまう場合があるのです。

Ⅰ　なぜ人は自殺をしてしまうのか

（1）どうして死にたくなってしまうのですか

死にたい気持ちをどう当事者あるいは支援者に説明するかは、私の現場における活動において大変重要な意味を持ちます。現場では何が正しいかという基準より、何が役に立つかという基準のほうが優先されます。

また一つの説明が、必ずしもすべての人々に受け入れられるとは限りません。現実にはそのケースごとに、当事者や支援者が今の状態を受け入れやすいように工夫して説明することが必要になります。つまりすべてのケースに適応できるような万能の説明などないのです。ここでは、私の実践において比較的多くのケースで受け入れられてきた二つの説明をご紹介しましょう。

うつ病としての説明

一つは、死にたい気持ちを、うつ病の一つの症状として説明する方法です。うつ病は、脳内の神経伝達物質の量が変化してしまう病気です。脳の機能が低下し、感情のコントロールができなくなったり集中力や持続力がなくなったりします。また、不眠、食欲不振、頭の重さなどの身体症状も現れてきます（表1）。

これは病気ですから、誰でもなる（かかる）恐れがあるし、理由なくそうなってしまうものなのです。どんな健康な人でも、がんになるのを完全に避けることができないのと同じです。

死にたい気持ちは、うつ病の一つの症状として現れます。たとえば、風邪をひけば熱が出ます。喉が痛くなったり咳が出たりします。頭が痛くなる人もいるでしょう。これらが症状というものです。症状は意

表1　▶「うつ」の苦しさ◀

うつ状態には、一般的には以下のような症状があるといわれます。

・ほとんど毎日、ほとんど1日中、悲しく、落ち込んでいる。
・何に対しても興味や喜びを感じなくなった。
・1カ月で体重が5%減少あるいは増加した。食欲が極端に減少、増加している。
・不眠、悪夢などで苦しむ。あるいはだらだらと長時間眠る。昼も眠い。
・焦っている。もしくは反応が鈍る、感じない。
・とても疲れやすく、やる気も出ない。おっくうになる。
・自分は価値のない人間だと思う。異常に自分を責める。
・頭が働かない、決めきらない。仕事の能率が落ちる。
・死にたくなる。その行為を起こす。

しかし、これだけではなかなかイメージしにくいところがあります。私はむしろ、うつ状態の特質は、これらの項目の単品、単品の症状ではなく、

漠然とした不安、理由のない苛立ち、しみついた悲しさがある。

活動していないのに疲れ果て、休んでも回復しない。眠れない。食べられない。人を避けたい。それを自分でコントロールできない。自分が壊れそうで怖い。しかし、なぜこのようになったのか、自分自身で理解できない。説明できない。

周囲に訴えても、理解してもらえない。共感されない。だから、この苦しさから一生脱け出せないのではと絶望する。


などの状態によく表れていると考えています。

思の力でコントロールすることはできません。風邪をひいている人に、不謹慎だから咳をするな、もっと気合を入れて熱を出さないようにしろ、などと叱っても仕方がありません。

ところが、うつ病の症状の一つである死にたい気持ちに対して、私たちは「そんなことを思うもんじゃない」などと言ってしまいます。症状に対して、本人を責める形になってしまうのです。

「うつ病」という考え方で当事者の気持ちを理解する上で大切なポイントは、心が弱いから死にたい気持ちが出ているわけではないこと、意思の力で死にたい気持ちをコントロールすることはできないこと、の二つです。

ところが、この説明ではなかなか当事者の気持ちを理解していただけない場合があります。

身内がうつ病で死んでしまった、あるいは長引いたという経験を持つ人などは、そもそも「うつ病」という捉え方に、抵抗のある人も多いのです。精神疾患を十把《じっぱ》一絡《ひとから》げに考えてしまう風土も残っています。また、死にたい気持ちがうつ病の一つの症状であるということは理解できても、そもそも、うつ病になったのは、本人の心が弱いからだと理解してしまう人もいます。

そのような人々に対して、私は死にたい気持ちを〝精神疲労が極限にまで達した状態〟による感情のプログラムの誤作動であるという説明をしています。

このアプローチの場合、あまり病名そのものにこだわってはいけません。

インターネットで調べてみると、うつ病、双極性障害、気分障害、抑うつ障害、うつ病性障害、気分変調性障害、季節性うつ病、新型うつ病、適応障害……などと、いろいろな病名が出てきます。この中で正しい診断にたどり着けば、きっと正しい治療法を実施でき、たちどころに改善していく、そんなイメージを持ってしまいます。

そうすると、ドクターショッピングや診断名探しにはまり込んでしまい、それで逆に疲れ切って、絶望してしまうケースがかなり見受けられます。

実は、私たちのような支援の専門家でも、いろいろな診断名をしっかり覚えているわけではないのです。意味のあるものもあれば、医学的にそれほど意味のないものもある。診断名がきちっと決まったからといって、そもそもうつ状態の回復は、それほどたやすいものではなく、時間とある程度の苦痛が伴うものなのです。つまり、やることにそれほどの差はありません。

私は、医療の力を決して侮っているわけではありませんが、「魔法」のような過剰な期待を持つべきではないとも思っています。同じ人を複数の医師が診断し、異なる病名をつけるのは精神科ではよくあることなのです。

むしろ病名は、本人や周囲が落ち着くための一つのツールとしての意味が大きいようです。私は現場で本人や周囲の人に受診を勧める際、うつ病だなと感じていても、「慢性疲労症候群」や「自律神経失調症」「更年期障害」などの病名を出しながら、「一度お医者さんに行って、しっかり診てもらうといいよ」とお話しすることがあります。「うつ病」と言われるより、本人も周囲の人も過剰反応せず、冷静に対応してくれる確率が高まります。

さて、私が説明しようとしている状態とは、一般的にはうつ状態と呼ばれるものです。当事者の死にたい気持ちを本当に理解するためには、うつ状態について理解を深めていただくことが、回り道のように見えて、結局は一番手っ取り早い方法なのです。

そこで次は、うつ状態について私なりの説明をご紹介します。

感情のプログラムの誤作動という説明

これからご紹介する説明では、死にたいという気持ちを異常な思考・感情ではなく、人に備わった正しい反応（プログラム）であるということを前提にしています。

自殺と深くかかわるようになって、私は次のように考え始めました。

そもそも人が、自らの命を捨てるという行為をどう捉えればいいのだろうか。

自分の子を守るために自らの命を捨てる親の話は、現在でもよく聞く話であり、私たちも十分理解できます。その他にも、地球のピンチを救うために自分の命を投げ出すストーリーは、映画の中で繰り返し取り上げられています。

ということは、愛する者を救うために自らの命を投げ出すプログラムは、私たちの心の中にあらかじめ準備されていると考えられるでしょう。

自殺とは、このプログラムが誤作動した状態ではないのか……。

つまり、死にたいと思うことは当事者が「おかしくなった」わけではなく、ただ、そのプログラムが活動の時期と強さを誤ってしまった、誤作動してしまったと、私はそう考えるようになったのです。

私の中で象徴的なケースとしてイメージされたのは次のような状況です。

たとえば、ある原始人が家族と共に狩りに出かけ、不幸にも自分が熊に襲われ、かなりの怪我を負ってしまったとします。

この状態で、原始人が愛する家族を救うために取れる行動は、残り少ない自分の命を差し出し、愛する者が逃げるだけの時間を稼ぐことです。だから彼は自ら命を投げうつのです。

もともと人には、死にたくないという強い気持ちが存在しています。それを打ち消すだけの強力なプログラムが作動するのではないでしょうか。

私はこれを〝絶望・覚悟のプログラム〟と名づけました。というのも、生きたいという気持ちを打ち消すには、絶望するか死を覚悟する状態にならなければならないからです。

では、どういうときにそのプログラムが発動するのでしょうか。

私は数多くの「死にたい」という当事者の話を聞き、一方では実行された自殺をつぶさに振り返る経験を積み重ねてきた結果、死にたい気持ちにはまず、圧倒的な無力感が存在することに気がつきました。未来には何の可能性もなく、自分は何もできない。客観的な事実とは関係なく、死にたい気持ちを持つ人はそう考えています。もう一つの特徴的な思考・感情は、「自分が生きていると、みんなに迷惑をかける」という自分を責める気持ちです。

この事実と、私が発展させてきたストーリーを組み合わせると、この絶望・覚悟のプログラムの発動条件は、①自分の命が危なく、自分の能力では現状を打開できないこと、②自分の命を捨てることで愛する者たちが助かる可能性があること、の二つがそろうときであると考えるようになってきました。

熊に襲われて自分が怪我をした状態は①の条件を満たします。医療のない原始時代、その傷は致命的でしょう。であれば残りの命を種のために有効に使わなければなりません。原始人が自ら熊に飛びかかるか、熊に自分の肉体を与えることにより時間を稼げれば、仲間を救うことができます。これは条件②を満たします。そのほうが自分のDNAを残せるのです。

さて、自殺のテーマに戻りましょう。

絶望・覚悟のプログラムによる自殺は、苦しみから逃げるというより、自分が死んでみんなを助ける（自分がいないほうがみんなが助かる）と思って行動に移されているのです。

しかし、現実はどうでしょう。当事者が自殺などしてしまうと、周囲の人々は嘆き悲しみ、自分を責める日々が続きます。結果的に、絶望・覚悟のプログラムが現在において〝自殺〟という形で発動した場合、残された人々は救われるどころか、長年にわたり非常に苦しい思いを強いられるのです。だからこそ私は、プログラム自体は正しくても、発動の時と程度を間違えてしまった〝誤作動〟であると断言するのです（感情のプログラムの誤作動については拙著『人はどうして死にたがるのか』を参照してください）。

現代において、この絶望・覚悟のプログラムの誤作動はどんなときに生ずるのでしょう。この誤作動は日常的に発生するものではありません。この誤作動が生じやすい状態があるのです。それがうつ状態です。うつ状態になるにはいくつかのルートがあります。災害等で多くのショックを受けたとき、身体的な怪我や病気になったとき、更年期などホルモンの変調が激しくなったとき、アルコールや覚醒剤などの薬物を乱用したとき（病気の治療のための薬の副作用のこともあります）などですが、現代人の場合、最も多いのは、精神的なエネルギーを使いすぎて疲労困憊してしまったときです。

逆に言うと、このうつ状態にうまく対処すれば、当事者の絶望・覚悟のプログラムの誤作動を防止できるのです。

そのためには、うつ状態についてよく知る必要があります。次の項目ではうつ状態を理解するために、うつ状態のさまざまな特性をご紹介しましょう。

(2) うつ状態とはどういう状態なのですか

現代人のうつ状態とは、端的にいうと〝人が完全に疲労し、そのピンチの状態を何とか乗り切るために、感情のプログラムを総動員した状態〟であると表現できます（図1）。

もう少しわかりやすく説明しましょう。

原始人が生きるための活動を続けているうちに、たまたま疲れ果ててしまったとします。動物は完全に疲れ切ると、短時間の休憩では回復しなくなってしまいます。そのような状態の原始人が、このピンチをうまく乗り越えるためにはどうすればいいでしょうか。

神様は次のような非常事態プログラムを準備しました。

それは、悲しみ、怒り、不安、驚き・興奮、焦りのプログラムを同時に発動させるというものです。

図1 ▶うつとは◀

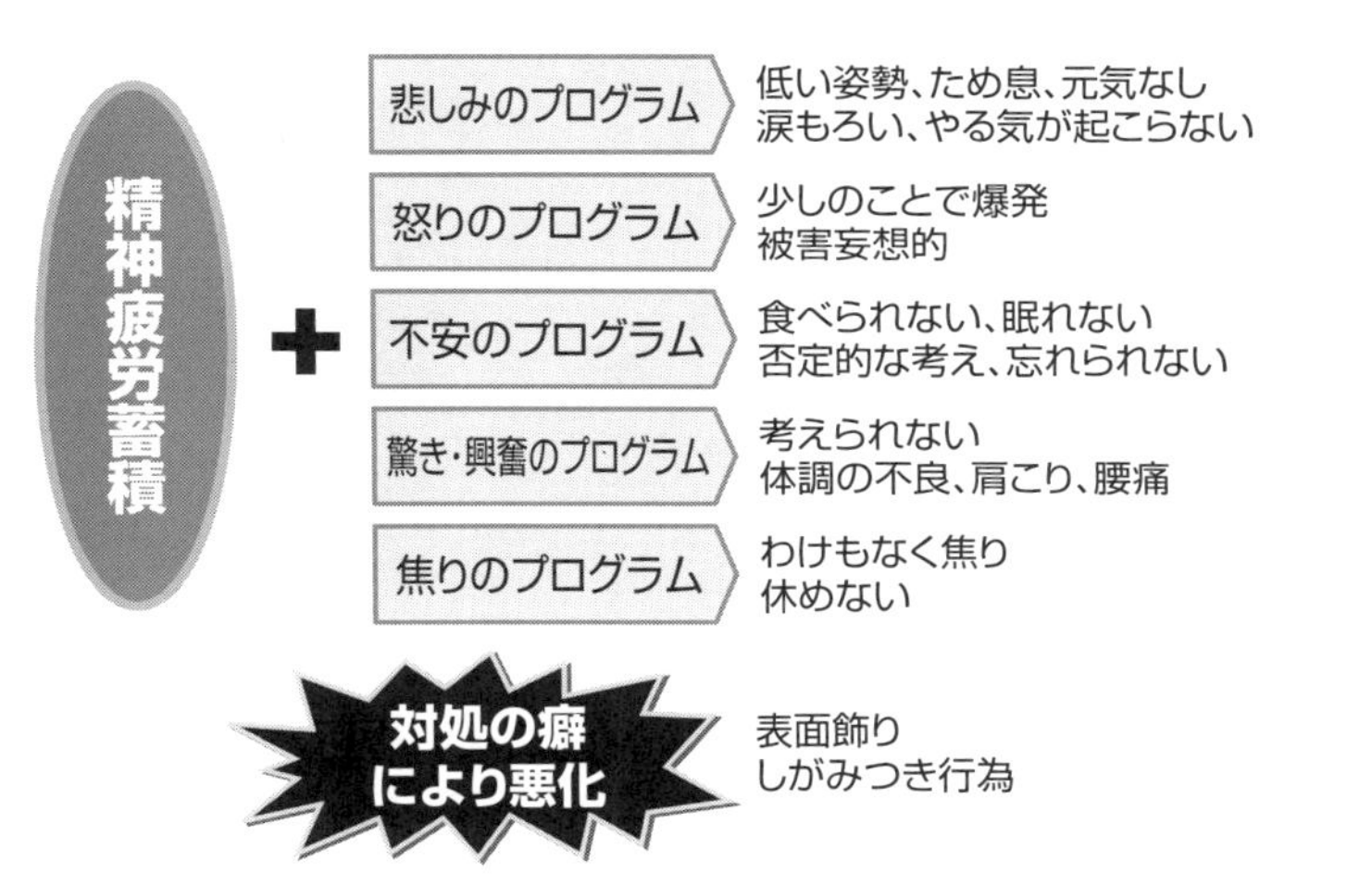

悲しみのプログラム

まず悲しみのプログラムの発動です。悲しみのプログラムとは、人が悲しいことに遭遇した場合、たとえば愛する人を失ったとき、失恋したとき、大きな怪我などにより自分の体力・能力が奪われてしまったとき、命の限界を感じたときなどに発動するプログラムです。

原始人が家族でウサギを追っているとき狂暴な狼の群れと出会い、妻と弟を失い、自らもある程度の怪我を負ったとしましょう。命からがら逃げ帰ってきたその原始人が生きのびるためには、どのような感情・思考のモードになればいいのでしょうか。

体力と仲間を失った彼は、一人では狂暴な狼の群れに対抗できません。見つかれば殺されてしまいます。この状態で神様が私たちに与えたプログラムは、引きこもるためのプログラムなのです。

安全な棲処《すみか》に引きこもる。そのためには二つのことが必要になります。一つはできるだけ気配を消すことです。姿勢を低くし、明るいところを避け、慣れ親しんだ比較的狭い場所に身をひそめ、できるだけ外にも出ないようにしたのです。そのためには食欲を減らし、興味を減らす必要がありました。

私たちが、現在でも悲しい気持ちになったとき、肩を落としうなだれ、人を避け自分の部屋に閉じこもり、食欲が減って何事にも意欲が湧かなくなるのは、このプログラムの影響なのです。

悲しみのプログラムの二つ目の作用は、救難信号を出すことです。

引きこもってばかりでは、いくら食欲をなくしたとしてもやがて飢えて死んでしまいます。もし狼に見つかれば、誰かに助けてもらわない限り、やはり命はありません。そこで悲しみのプログラムは、誰かに守ってもらおうと救難信号を出すのです。息をひそめていても、時折つくため息が周囲の人には聞こえます。涙を流すのも、言葉が使えなかった原始人が、自分のピンチを仲間に知らせるための重要な道具でした。

これに呼応するように、すべての人には、悲しい人を見ると助けてあげたいという気持ちが生ずるプログラムが組み込まれているのです。

さて、ここで問題にしているうつ状態では、疲労が極限にまで達しているため、疲労が回復するまでの間は、しばらく身をひそめ誰かの助けを借りなければならないのです。そのために悲しみのプログラムが発動しました。

うつ状態になると〝意味もなく〟悲しい気持ちになり、涙が流れてしまうことがあります。それほど大きなものを失っていないのに、取り返しのつかないものを失ったと感じてしまうこともあります。これは悲しみのプログラムがそうさせているのです。

怒りのプログラム

怒りのプログラムは、自分の縄張りを確保するためのプログラムです。自分の縄張りを侵す者に対し、威嚇し、必要とあれば攻撃します。

人がグループとして生活する以上、グループの中では助け合いだけではなく、グループ内での地位を求めて常に激しい競争が繰り広げられています。人が戦争（戦い）をやめられないでいる事実を私たちは認識しなければなりません。

原始人が弱った状態になると、そのことを察知した周囲のライバルから、攻撃される恐れが大きくなるのです。そこで近づくすべての人に対し、強い警戒心を持たなければなりません。

今、うつ状態になっている人が、何となく他人が怖い感じがしたり、近くの人にイライラをぶつけてしまったりするのは、この怒りのプログラムが発動しているからなのです。

不安のプログラム

不安のプログラムは、常に生命の危険にさらされていた原始人が、まだ発展途上の頭脳をフル活用して、未来の危険をシミュレーションするためのプログラムです。

するどい爪や牙、硬い甲羅や厚い皮膚を持たないという進化を選択した人類は、もっぱらこの不安のプログラムのおかげで、生命の危機を回避することができました。不安のプログラムがしっかり機能した者が、生き残ったのです。

不安のプログラムが働くと、私たちは将来の出来事の中で自分に不利な場面を取り出して、その展開を想像します。しかも常に悪い条件を想定して、シミュレーションを続けていくのです。もしその結果、命が危ないという結論に達したとすれば、その行為は避けなければなりません。

たとえば、ある谷で熊が出現したという情報が入ったとしましょう。原始人は隣の山に山菜を採りに行きたいと思っていたとします。もしその熊が隣の山まで進出してきたら……、もしそのとき自分が一人であったら……、もし逃げ道がふさがっていたら……と考えて、やはり命が守れない可能性があると判断した場合、慎重な原始人は山菜採りをあきらめたのです。

不安のプログラムのもう一つの大きな特徴は、夜眠らないようにさせるということです。夜は危険な狼や熊がうろうろしています。そこでしばらくの間夜はぐっすりと眠らず、警戒していなければならないのです。

さてうつ状態になると、先ほどから説明しているように、蓄積した疲労のために体力・気力が低下した状態になってしまいます。何かに襲われたら対抗できません。ちょっとしたミスが命取りになります。ですからもちろん不安のプログラムを強く働かせて、自分の身を守らなければならないのです。皮肉なことに、通常疲れていれば眠くなりますが、疲れ果ててしまうと不安のプログラムが働き、逆に眠れなくなってしまうのです。

驚き・興奮のプログラム

驚き・興奮のプログラムとは、原始人が藪の中で突然熊に遭遇したときに作動するものです。

目は暗闇でも物が見えるように大きく見開き、棍棒を握りしめる手には滑らないようにじっとりと汗がにじみます。出血が予想されるので毛細血管が縮み顔面は蒼白になります。血液は出血の際に固まりやすくするため、一瞬でどろどろの血に変わります。小さくなった血管に戦いのための多量の血液を流すため、心臓はドクドクと鼓動を早めます。首や肩の筋肉は衝撃に備え力が入り固くなります。一方、頭は、〝真っ白〟な状態になってしまいます。あれこれ考えている余裕がない。いわゆるカンで動いたほうが助かる確率が高いのです。また、これまで経験したことがないような状態で、軽率に動くことが逆に危険な場合、私たちの体は、硬直して動けなくなる、いわゆる〝固まってしまう〟状態になることもあります。極端な場合は、それ以上の情報入力を遮断するために〝気を失ってしまう〟ことさえあります。

うつ状態になると、この驚き・興奮のプログラムが薄くではあるが継続的に発動している状態になってしまいます。疲労によって危機的になっている自分を守るため、戦闘態勢を維持しなければならないからです。

そのため、さまざまな身体的な症状（肩こり、腰痛、膝の痛み、頭痛、微熱、吐き気、耳鳴り、頭重など）に苦しみます。さらに、真っ白な状態の頭で仕事を続けていると、「仕事がはかどらない」「自分がばかになったようだ」「自分は無能だ」と感じるようになってしまいます。

焦りのプログラム

焦りは、エネルギーが低下した状態に対する警告です。

原始時代は常に飢餓状態にありました。食料を得るためには大変な努力を必要としましたし、努力しても何も食べられない日々も多かったでしょう。得られる食料とそれを得るための活動量のはざまで、何とか命をつないできたのです。

このままだと外敵に襲われる、という場合の焦りは恐怖からきていますが、ここで問題にしている焦りはエネルギーが切れる焦りです。それは飛行機の燃料切れが墜落につながるような、残された時間と引き換えの命がけの焦りなのです。

単なる病気としてうつ状態になった場合は（p82）、この焦りは少ないでしょう。ところが現実には、精神疲労がうつ状態のきっかけになっている（あるいはうつ状態の結果として精神疲労が蓄積している）場合が多いので、この「エネルギーが枯渇する焦り」を感じるようになるのです。

この焦りは、本人には理由がわかりません。しかし、焦りは「行動しろ、さもなくば死んでしまう」という強いメッセージを含みますので、後で紹介する「表面飾り」や「しがみつき」、リハビリ期の早すぎる社会復帰の大きな原因の一つになります。

また、この焦りは自殺を行動に移してしまう圧力になってしまうこともあるのです。「ここまで弱っている。後どれぐらい持つかわからない。ならば、意味ある行動（死んで仲間を救う）を起こせるのは〝今〟

しかない」と、絶望・覚悟のプログラムの誤作動を誘うのです。

うつ状態とは矛盾した一時しのぎの状態

これまでのことをまとめてみます。まず何らかのきっかけで心身が疲労困憊してしまう。するとその危険な状態の自分を守るために、悲しみ、怒り、不安、驚き・興奮、焦りのプログラムが一斉に発動してしまう。これをうつ状態というのです。

通常悲しみなどの感情は、悲しい出来事によって引き起こされます。ところがうつ状態の感情は、特定の出来事がないのに、疲労困憊した状態を守るために発動してしまいます。だから、本人にも何となく物悲しく、やる気がなく、涙も出るのに、なぜそうなるのかわからないという不自然な感じがあるのです。しかも、悲しいという一つの感情ならまだ何とかなりますが、同時に怒りと不安と驚きが生じているのです。自分がコントロールできない感じになってしまうのです。

さらに、うつ状態には、それ自体に矛盾した仕組みがあります。疲労困憊しているのに、最後のエネルギーまで使って命を守ろうとしてしまう点です。

つまり、疲れているから引きこもり、人に頼り、休息するための〝悲しみ〟を中心とした「休憩しろ系モード」の他に、命が脅かされている危機状態を打開するためにエネルギーを使う〝怒り、不安、焦り〟を中心とした「対応しろ・動け系モード」が作動するのです。

順番的には、まずある出来事に対処するため、「対応しろ・動け」系統のプログラムが発動します。しかし消耗してきたことで、休憩しろ系のプログラムが発動するのです。すべてのプログラムが発動し続けると消耗が急速に進み、体はいよいよ危機であると認識し、別人になるほどすべてのプログラムが誤作動してしまいます（「別人モード開始期」p86）。この悪循環が消耗をさらにひどくし、ついに絶望・覚悟のプログラムが誤作動するに至ります。

このようにうつ状態の一つの特徴は、静と動が同居していることです。まさに、車のエンジンをふかしながらブレーキを力いっぱい踏んでいる状態なのです。

これも、本人と周囲にうつ状態を理解しにくくしている特徴の一つです。

いずれにしてもうつ状態とは、それを長く続けていることを前提とはしていません。

早いうちに、誰か支援してくれる安全な場所で、落ち着いて休息する態勢を取らなければなりません。自分を守ってくれる人や安全な場所が確保され、日々の生活が穏やかに進んでいくならば、エネルギーは徐々に回復し、一年ほど経てば本来の自分の姿に戻れるでしょう。

(3) うつ状態になるとどうして死にたい気持ちが生じてしまうのですか

うつ状態が深刻になると生じる無力感と自責感が絶望のプログラムの誤作動を招きやすい

うつ状態は大変つらいものです。ところが大変つらいから死にたくなるかというとそういうわけではありません。うつ状態の持つプログラムが死にたい気持ちのプログラム（絶望・覚悟のプログラム）を発動させやすいという特性を持つからなのです。

うつ状態がどのようにして絶望・覚悟のプログラムに移行するかは、いくつかの典型的なルートがあります。詳しく知りたい方は、拙著『人はどうして死にたがるのか』をお読みください。ここでは、大きな流れを説明しておきましょう。

うつ状態の基本は、疲労であり、悲しみ、怒り、不安、驚き・興奮、焦りのプログラムが発動している状態であることは前項でも触れました。

うつ状態になるとまず漠然とした不安や不眠に悩むことになるでしょう。そのうちにイライラとした感情をコントロールできない自分に気がつきます。何とかこれまで培ってきたストレス解消法で、この状態

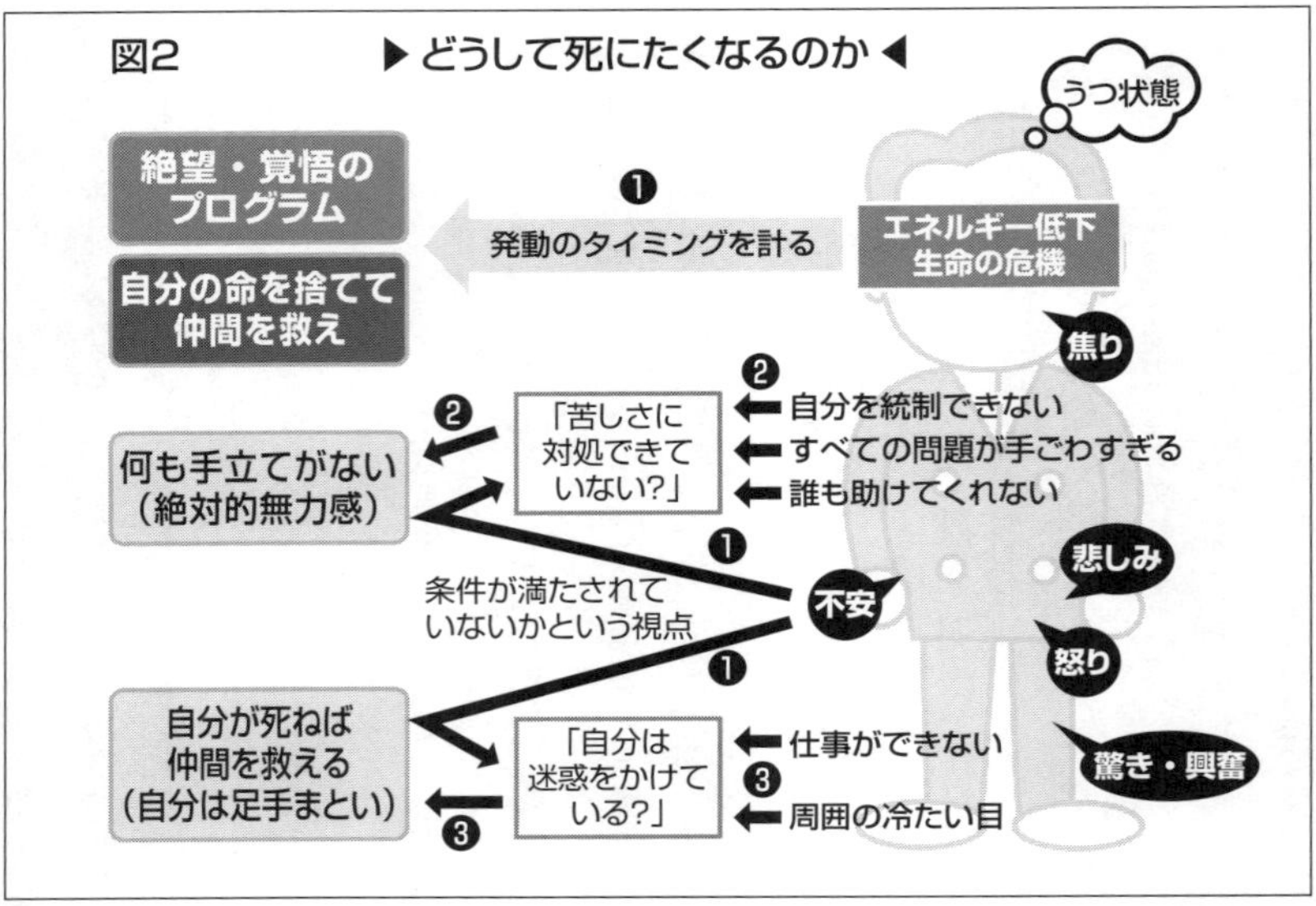

を打開したいと努力しますか、かえって疲労感は増すばかりです。そのうちに「どうも今回の苦しさを乗り越えることはできないのではないか」という無力感があなたの心を占めるようになります。同じころ、疲労感と悲しみのプログラムにより、物事に対して前向きに対処しようという気力が低下してきます。あきらめてしまう感情です。

このような状態の中で、うつ状態では本人の心を悩ませる出来事が重なってしまう傾向があります（p39参照）。

本来うつ状態（エネルギー低下状態）になると、種の保存に寄与するため、絶望・覚悟のプログラムを発動するタイミングを計ろうとしてしまいます。自分ができる最後の寄与（死）のチャンスを逃してはならないからです。そこに絶望のプログラムに付随する焦りがあるのです。

そこで、うつ状態になると、絶望・覚悟のプログラムが発動する条件がそろってはいないかという視点で世の中を見てしまいます。これは活性化されている不安のプログラムの担当です（図2―①）。

この視点で見ると、うつ状態で何もできなくなっている自分（外界に対する無力感）、その状態に対処できなくなっている自分（自分自身に対する無力感）が、絶望・覚悟のプログラムの発動条件の一つ〝絶対的無力感〟を満たしているように感じてしまう（しまいやすい）のです（図2—②）。

絶望・覚悟のプログラムのもう一つの発動条件は、「自分が死ぬことによって仲間を助けられる状態の存在」です。自分が仲間の足手まといになっている場合は、これが満たされます。

不安のプログラムの色眼鏡で見ると、家族や配偶者が自分のことで苦しんでいるという事実が、「自分がいなければみんなが楽になる」と捉えられてしまうのです。保険金などがある場合は、「自分が死んで家族が救われる」と思い込むパターンにいっそう陥りやすくなります（図2—③）。

個人的対処の癖がうつ状態を悪化させ、死にたい気持ちを生じさせる

うつ状態が死にたい気持ちに結びつきやすい二番目の理由は、うつ状態に対する個人の対処が、かえってうつ状態を悪化させエネルギーを消耗させることが多いからです。

つまりうつ状態とは、生理的な状態であるにもかかわらず、「生き方の問題、がんばりや根性の問題」と本人と周囲が捉えてしまい、これまでの人生で習得してきた対処法を繰り返してしまいます。その結果、その対処自体でさらにエネルギーを消耗するとともに、根本的な疲労への対応が遅れて深刻な事態に陥るのです。

軽いうつ状態であれば、死にたいという気持ちまで進行することはそれほど多くありません。うつ状態に気づかず、むしろそれを悪化させる対処法を続けることで、死にたい気持ちまで進行させてしまうのです。それはまるで、うつ状態が悪化するための加速装置のようです。

このことについては、「表面飾り」「しがみつき行為」として別の項で詳しく説明してあるので、そこを読んでみてください（p221）。

うつには波がある（うつの波が高くなる）

うつ状態が死にたい気持ちにつながりやすい理由の三番目は、うつ状態の波の性質にあります。うつ状態の基本は〝波〟なのです。常にずっと苦しいわけではありません。苦しい波とそれを越えた後の比較的安定した時期があります。

死にたいという気持ちも常に生じ続けているわけではありません。本人は「ずっと死にたいと思っていた。死ぬことを考えない日はなかった」と言うかもしれません。しかしそれは、多くの場合、「死にたいと思うことがなくなったわけではない」という事実を表現しているのです。

実際に自殺をしてしまった人の行動をつぶさに振り返ってみたり、自殺未遂をした人に後で聞いたりしてみても、死にたい気持ちと生きたい気持ちが交互に現れ、せめぎ合っている様子がわかります。死にたい気持ちの波が一五分後には収まり、さらにその一五分後にはまたやってくるというパターンもありました。

よく、「来週のことを準備していたから（一カ月後の行事の話をしていたから）、彼が本当に死ぬことを考えていたとは思えなかった」という話を聞くことがあります。死にたいという波と戦っていても、その波が収まっているときには生きていくことを考えていますから、未来の話をしたからといって、死にたい気持ちが存在しないわけではないのです。

このうつの波の存在については、本人も周囲も気づいていないことが多いのですが、何の理由もなくうつの波に飲まれて、最終的に自殺をしてしまう人が案外多いのです。私たちは自殺をする直前には何らかの大きなショックがあるだろうと予想しますが、実際にはそんな大きな出来事がなくても死んでしまうのです。うつ状態のつらい波は、明け方ごろに襲ってくる場合が多いことが知られています。このため実際の自殺も、その時間帯に集中してしまいます。

私はこれを「うつの大波に飲まれる」と言っています。

その直前や前夜に何か大きな出来事があったとか、誰かからショッキングな電話があったなどという事実がなくても、うつ状態の〝朝の大波〟に飲まれて亡くなってしまう人が、私の経験では全体の三分の一ほどはいるように思います。事前に何の兆候もないのですから、本人も周囲もこれを避けることができないのです。

うつの波と運命の波が重なる〝不幸な相乗効果〟（運命の波も高くなる）

うつ状態と死にたい気持ちとの関連で重要なポイントの四つ目は、うつ状態になると、本人がショックを受けるような出来事に遭遇する確率が高くなるということです。私はそれを、前項の〝うつの波〟と区別して〝運命の波〟が高くなると表現しています。

運命の波が激しくなるのは、うつ状態になると、非常に傷つきやすい状態になってしまうということに関連しています。

傷つきやすい、疲れやすいと表現してもわかりにくいので、私はあえて数字で表現しています。うつになると、元気なときと比べて、三倍、傷つきやすく疲れやすくなってしまうのです。これを三倍モードと呼んでいます。

もし仕事量が三倍、仕事の時間が三倍、ノルマが三倍、いざこざが三倍だったらどうでしょう。うつの人はそんな感じで日常の生活を送っているのです。

現実にはこの三倍は、いろいろな方面での「掛け算」として襲いかかってきます。

まず出来事に対する反応の大きさが、元気なときに比べて三倍大きくなります。元気なときだったらそれほど悲しむこと、驚くこと、不安がることでもない、そんな出来事に対し、うつ状態にある人は大変大きな反応を示してしまいます。これが最初の〝三倍〟です（図3）。

図3　▶うつの3倍モード◀

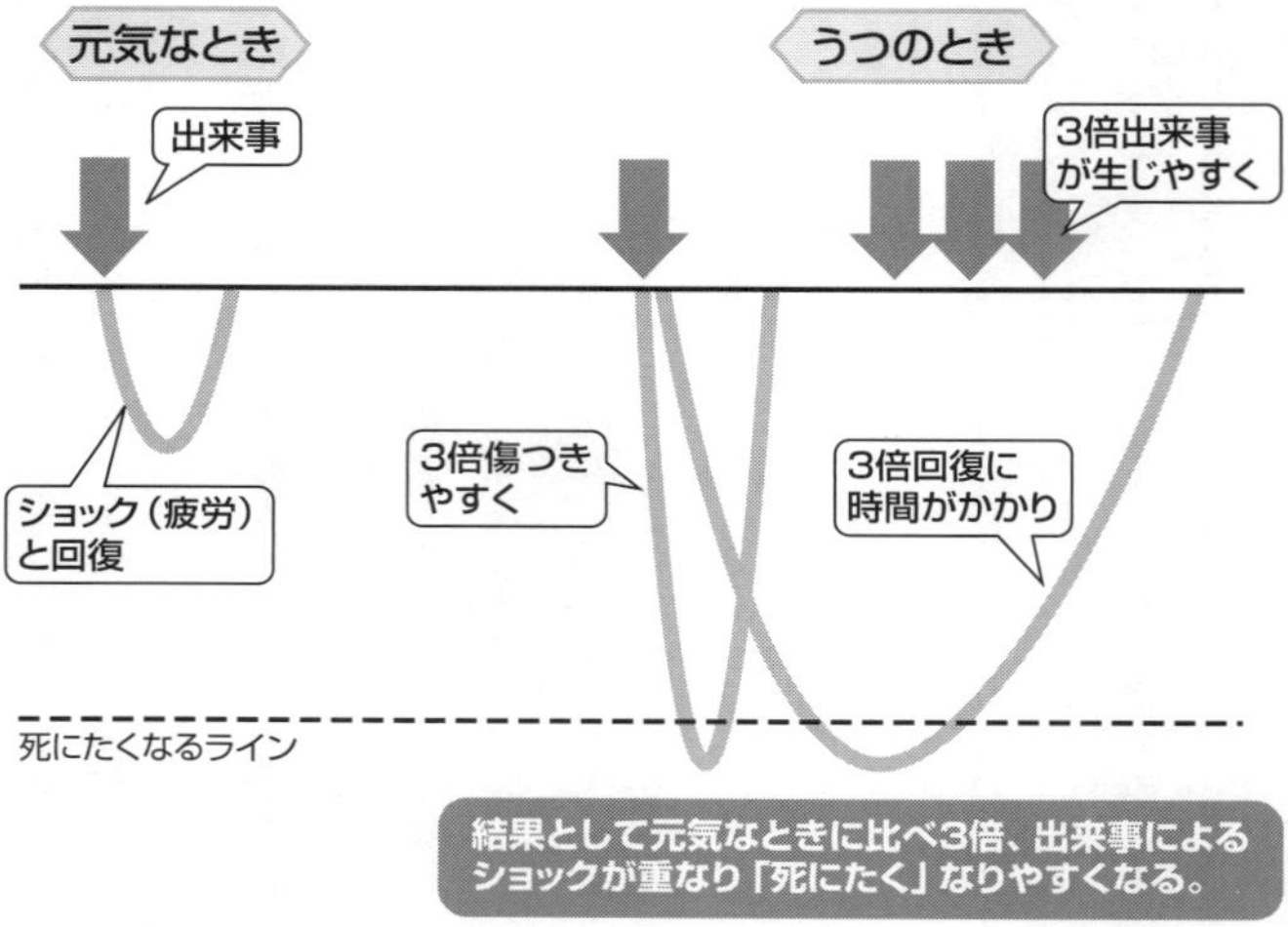

次の三倍は、回復にかかる時間の問題です。

元気なときであれば、確かにショッキングなことがあったとしてもある程度の時間があれば回復します。ところがうつ状態のときは、回復までにかなりの時間を要してしまうのです。あなたが何らかのことを不安に思っていたとしましょう。たとえば明日の仕事。この不安は、明日の仕事のめどがついたときには終わるのが普通です。ところがうつ状態では、明日の仕事のめどが立ち、さらに当日その仕事がうまくいった後でも、漠然とした不安が続くことがあるのです。

つまり、いったんある感情が発動してしまうと、それが収まるまで元気なときの三倍の時間を要してしまうのです。

これは、単に回復に時間がかかるというだけのことではすみません。実はこの間、エネルギーが大変低下した状態が続くことになり、その間にまた新たな出来事が重なる確率が高くなるのです。それは結局三つ目の三倍に関係してきます。

三つ目の三倍は、ショッキングな出来事（運命の波）が元気なときに比べて、三倍多く発生しやすいということです。

ショッキングな出来事が重なると、うつ状態が悪化し〝死にたい気持ち〟にまで発展しやすいのです。

どうしてうつ状態になると、大きな出来事が重なりやすいのでしょう。それはうつ状態のいくつかの特性に関係しています。

うつ状態になると、頭が働かなくなる。その結果、これまで普通にやれていた仕事ができなくなってしまう。根気もなくなり、周囲の信頼を失いがちになる。また感情のコントロールができず、人間関係のトラブルを招きやすい。

こうして、仕事や人間関係がらみの出来事がいつもより多く発生してしまうのです。

つまりうつ状態では、元気なときの当事者に比べて、トラブルが発生しやすく、いったん発生すると傷つきやすく、さらに回復までに長い時間がかかってしまう。その結果〝運命の波〟が重なり「死にたい気持ち」に達してしまいやすいのです。

ですから、うつ状態がひどいときに死にたい気持ちが生じ、それが実行されるのかというとそうとも言い切れない部分があるのです。うつ状態の経緯については、p85に図で示していますが、うつ状態の〝ひどさ〟という面で見ると、底期が一番ひどい状態なのでしょう。ところが〝うつの波〟という性質は、落ち込み期や回復期・リハビリ期に比べて顕著ではないのです。ちょうど海の底が深いときは波があまり目立たないのと同じです。

さらに底期には外に出歩く気力もなくなり、自然に社会との接触が少なくなる結果、外界から受ける刺激も減少します。周囲も当事者の不調に気がつきやすく、支援を受けるチャンスも多くなります。つまり運命の波も低くなるのです。

逆に、リハビリ期などでは次第に社会に復帰し、運命の波の影響を受けやすくなります（運命の波が高

図4　▶うつの波と運命の波◀

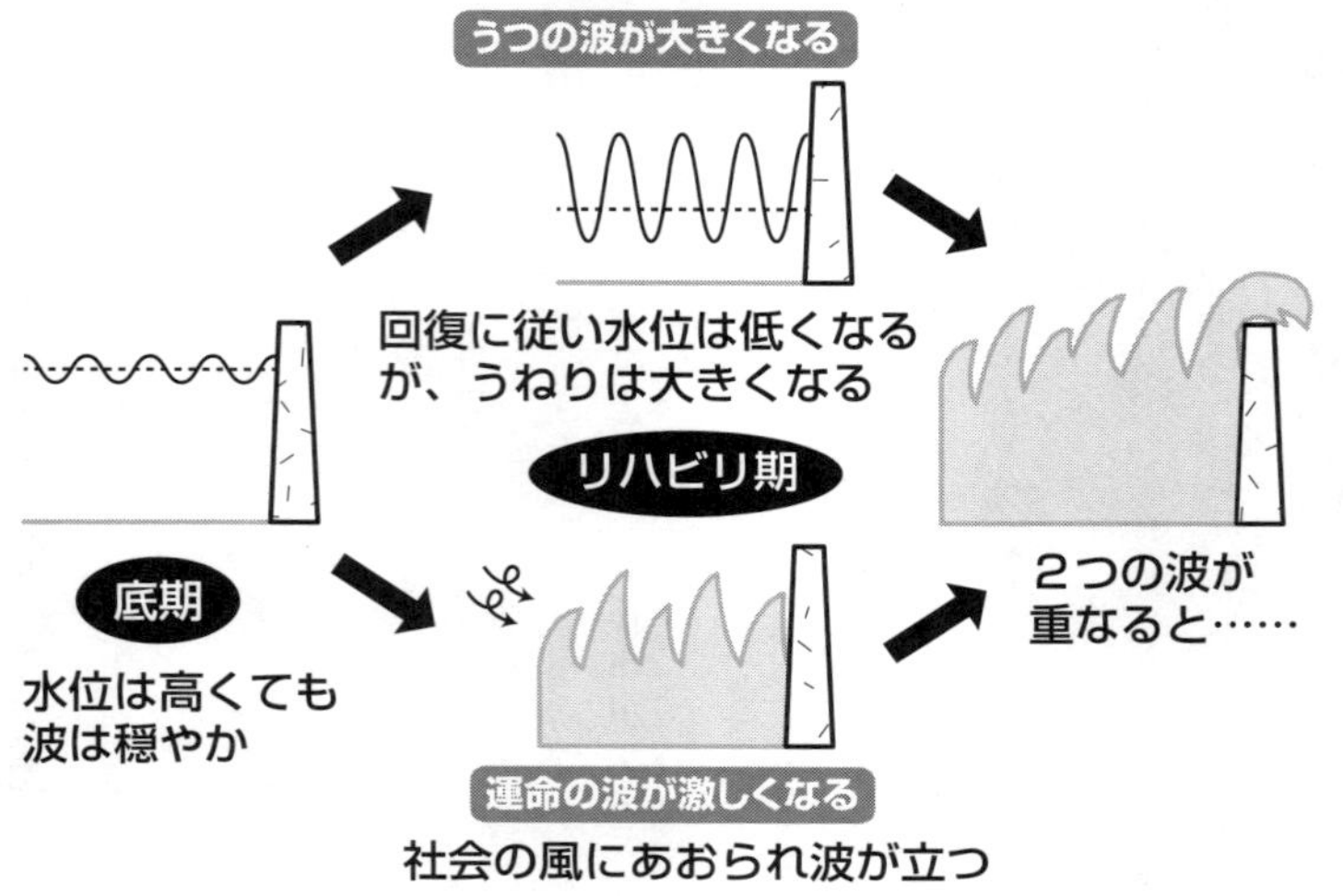

うつの波が大きくなる
回復に従い水位は低くなるが、うねりは大きくなる
リハビリ期
底期
水位は高くても波は穏やか
2つの波が重なると……
運命の波が激しくなる
社会の風にあおられ波が立つ

くなる）。しかもうつの波も激しい時期で、その二つが重なって、大波となってしまうことがあるのです（図４）。

死にたい気持ちが強く生じる、それはうつの波と運命の波の不幸な相乗効果です。さらにそれを実行に移すかどうかは、運命の波が大きく関係しています。死にたくなったそのとき、そこに支援してくれる人がたまたま存在しているか、たまたま誰かが声をかけてきてくれるか、たまたま助けを求める電話が通じるかどうか、まさに、運命の要素が強いのです。

交通事故や災害は不幸な偶然の重なり合いによって起こります。自殺にもうつ状態の大波と運命の大波小波が重なって起こる不幸な事故という側面があるのです。

（４）最終的に自殺を決行してしまうきっかけは何なのですか

自殺や自殺未遂が行われた場合、それが未遂に終わった場合でも、私たちはその原因を確かめたくなります。

どうして自ら命を絶とうとしたのか。そこには相当のきっかけや苦しみがあるはずだ、と考えてしまいます。

この思考が、自殺の後、周囲の人を苦しめる原因になります。もしかしたら、自分が自殺の原因になってしまったのではないかという自責の念に苛まれるからです。

しかし私たちのチームが二〇〇例以上の自殺をつぶさに検討してみたところ、自殺が実行されるときに、周囲が理解できるような明らかなきっかけがある場合もありますが、むしろそのような理由やきっかけの見当たらない場合のほうが圧倒的に多いという事実が浮き彫りになりました。

では、なぜそのとき自殺を思い立ち、行動に移してしまったのでしょう。

その答えは、前項で触れた〝うつの波〟と〝運命の波〟にあります。

うつ状態では、早朝に苦しさの波が訪れることが知られており、そのうつの大波に飲み込まれて、亡くなる方が多いことを説明しました。このことはそれほど知られている事実ではないので、その場合でも、周囲は〝何らかの理由〟で自殺したのだと考えてしまうのです。

仮に前日にその人がとても明るい様子であれば、その自殺は不可解な死として周囲の人の心に強く残ってしまい、「人は何を考えているかわからない」という人に対する不信感、「自分は何の力にもなれなかった」という無力感に苛まれることになってしまいます。逆に前日にちょっとした口論でもあれば、単純にそれがきっかけだと理解されてしまうでしょう。口論した相手は一生そのことを悔やんでしまいます。

しかし、冷静に振り返ると、そんなことぐらいで死ぬような人ではなかったはずなのです。確かにその口論で不快になったのかもしれません。うつ状態も手伝って死にたい気持ちが生じたかもしれません。しかし、果たして行動に移したかどうか。

このように冷静に振り返ると、自殺が行われる背景には、あるショックな出来事↓死にたい気持ち↓自殺という単純な因果関係ではなく、むしろそのような因果とはまったく無縁の「波」の存在を想定しないわけにはいかないのです。それがうつの波です。

こんな事例があります。

うつ状態がひどく、入院しました。薬と休養の効果が比較的早く表れ、二週間ほど経つと、だいぶ元気になってきたのです。医師はまだまだと判断していたのですが、本人のたっての希望で退院することになりました。

本人は、その足で職場へ行って、今後の復帰を力強く語ります。

上司も本人の元気な様子に安心しました。ところが……。

彼はその翌朝、たまたま家の中に誰もいなくなった空白の時間帯に自殺してしまったのです。「ごめんなさい。疲れました。こんなだらしない親父で申し訳ない」。文字の崩れた走り書きの遺書がありました。

これは病院を出る前からの覚悟の自殺ではないかという人もいるかもしれませんが、私には少し違うように見えます。覚悟の自殺なら、本人の性格や仕事振りからもしっかりした遺書を書くのが普通です。しかもこれから自殺するのに、上司に職場への復帰をアピールする必要はありません。

私は、彼は本当に復帰したい、復帰できると感じていたと思うのです。ところがまだ回復期にあり、落ち込みの突然の波（うつの波）がやってきた。退院交渉や上司との折衝に必要以上のエネルギーを使ってしまった反動で、今度の波は大きかったのです。

このうつの波に、運命の波が重なります。

うつの波が激しい時期（回復期〜リハビリ期）に、職場復帰をし、必要以上に張り切って見せた。張り切った手前それができそうもない自分に戻ったことの自己嫌悪感、絶望感が大きかった。自殺をしようと思ったときたまたま誰もいなかった……。うつの大波に、このようにいくつかの運命の波が重なってしまったのです。

海水浴のたとえ

うつの波と運命の波の関係を説明するのに、私はいくつかの比喩を使います。

あなたが、海水浴に行ったとしましょう。天気予報では波浪警報が出ています。しかしあなたは、陸から見てみるとそれほど危険ではないと思えました。自分は毎日スイミングスクールで鍛えているという自負もあります。

それでも用心して、水際でためらっていましたが、次第に慣れて少し沖に出てみます。水は臍《へそ》ぐらいです。時折来る波がむしろ体を浮かせてくれて、ちょっとしたスリルがあり、楽しいくらい。これなら大丈夫と思って遊んでいます。

ふと沖を見ると大きな波がやってきます。今回も大丈夫だと、たかをくくっていたら、その大波に足をとられバランスを崩し水中に引き込まれてしまいました。慌てて立とうとするが足元の砂が消えて、足がつかない。あなたはパニックに陥ります。

波が来る（うつの波）そのときにつかまるものがなかった（運命）。その周囲に人がいなかった（運命）。そのときに流木が流れてきてそれに当たってしまった（運命）。溺れたあなたを助ける救命士がいなかった（運命）。

大波に飲まれてしまったのは、誰のせいでもなく、運命なのです。もしその波がこなかったら、あなたは自分の運命の危機に気がつくことなく、海水浴を楽しみ、充実して帰宅するでしょう。

では、溺れてしまうことが運命なら、私たちにはそれを予防するための方策が何もないのでしょうか。いいえそうではありません。海の本当の怖さを知っているなら、私たちは波の高いとき、台風が接近しているとき、満潮のときなどには、海に近づきません。

逆に波を甘く見ていると、飲み込まれます。がんばれば波など怖くないと思う人、水泳の得意な人ほど飛び込んでしまい、命を落とすこともあるでしょう。

うつの波の恐ろしさは、これと同じようなものなのです。

うつ状態とは、台風が近づいている状態なのです。時折大きな波が不意にやってくる。だから、努めて危険な場所は避けるべきなのです。

うつ状態では、社会という荒波の海から一時的に距離を取り、安全な環境で体力の回復を待つ必要があり、その勇気を持つ必要があります。荒波に漕ぎ出すのが本当の勇気ではありません。それは、海の恐ろしさを知らない素人です。本当に海を知り勇気ある漁師たちは、決して自然を侮ったりしないものです。

海岸沿いのペンションのたとえ

また、今度は支援者の立場で、この比喩を発展させてみましょう。

あなたは、海沿いのペンションの宿泊客です。

海の様子は、高い堤防にさえぎられて、ペンションからはわかりません。

ところが堤防の向こうでは、潮位が上がる時間と今日の風にあおられた大波が重なってきていたのです。防音装置のあるペンションの窓越しに見る堤防には、何ら変化がありません。しかしその向こうでは、今にも波は堤防を越えようとしているのです。

もし、最低の潮位であれば、ペンションの客は、「穏やかな海だった」という印象を持って帰ることになります。

しかし、最高に潮位が上がると、堤防から波が乗り越えてくるのです。あなたはそのとき初めて、「大変なことだ」と海の状態を知ることになります。

うつ状態は、周囲の人にしてみれば、このペンションの宿泊客にとっての海のようにわかりにくい、察知しにくいものなのです。もちろん、わかりやすいうつ状態もあり、すべてのうつ状態が周囲の人に察知できないというものではありません。

しかし、「人が死ぬほど苦しんでいるのだから、きっと察知できるものだ」と認識していると、足をすくわれたときのショックが大きくなりすぎ、自分を責めてしまいます。

私の経験では、死にたいと思うようなうつ状態の人の苦しさに、周囲の人が気がつくのは、自殺が行われたケースのうち五割程度です。しかも、気がついたとしても「ある問題で悩んでいる（困っている）のだから、ある程度苦しいのは仕方がない。まさか自殺までは考えていないだろう」と判断し、対処にまでは至らないのが一般的です。結果的に何らかの対処に至ったのは二、三割だというのが私たちの研究データです。

さて、では大きな波が高い塀を乗り越えてペンションまで届いたとき、その「きっかけ」は、何でしょうか。直前の波までは塀を越えず、その後の波も越えなかった。その波が越えた理由を一言で説明できるでしょうか。海洋学者や流体力学の専門家が集まっても、きっと「複雑な要素が重なって……」と歯切れが悪いでしょう。潮位が上がっており、前の波の引き際と次の波が重なり合って、波よけブロックの形状と複雑に関係し……云々。

結局たまたまで、いわば運命なのです。

死にたいと思う人は、一〇〇人の中に常に二、三人、あるいは五人以上というデータもあります。しかし、周囲のほとんどの人はそれに気がつきません。私たちが気づいていないだけで、死にたいほど苦しんでいる人は、毎日私たちのそばで生活しているのです。

堤防の向こうではかなり荒れた波が幾度も堤防を越えようとしているのです。そしてたまたま、うつの波と運命の波が重なったとき、私たちにも察知できる形で、それが表に現れてくるだけなのです。

心筋梗塞のたとえ

死にたいという気持ちを出来事との一対一の関係で捉えてしまう癖は、大変根強いものです。ある講演会の質問を受けたところ、「私の主治医は、私が死にたいと言うと、どうして死にたくなるのですかと聞いてくるのです。今日、先生（下園）が話してくれた内容は精神科のお医者さんは知らないのでしょうか」と聞かれたことがあります。私が話した内容は私独自の仮説であり、一般的な精神科医がそのような対応でみなさんに接してくれるとは限らない、ということでお茶を濁しましたが、精神科医でも自殺についてはあまり詳しくない方が多く、どうしても「死にたい原因」→「自殺行為」と捉えてしまうのです。専門の医者でもそうですから、支援者のみなさんがこの考え方からなかなか抜け出せないのも無理はありません。しかし、この一対一の発想を捨てない限り、当事者の苦しみをうまく理解できないものなのです。

そこで、くどいようですが自殺の原因についてもう一つ私がよく使う比喩を紹介しておきます（私はしつこい、いえ粘り強いのです）。

それは心筋梗塞になぞらえたたとえです。

心筋梗塞と虚血性脳卒中は、合わせるとがんの死亡率を超えてしまうほど怖い病気です。いずれもアテローム血栓症と呼ばれる血管の病気が主な原因です。

ある方が心筋梗塞で亡くなったとしましょう。

一般的には、心筋梗塞と聞いただけで「なるほどそれで死んだのか」と納得する人も多いでしょう。

しかし心筋梗塞の原因は血管が詰まってしまい血液が流れなくなってしまうことです。そのことを知っている人は、何が原因で最終的に血管が詰まってしまったんだろうと考えてしまいます。直前まで何の兆候もない場合など、やはり「何がいけなかったのか」と考えてしまいます。心筋梗塞になる原因としては、過度の疲労、睡眠不足、激務、恒常的なストレスなどが挙げられます。そこで、日曜日に運動したのが悪かったのかとか、お酒を飲んだのがいけなかったのか、あるいは親子喧嘩をしたのが悪かったのだろうかなどと考えてしまいます。

ところがアテローム血栓症ができるまでには、一般的には次のような経緯をたどります。まず加齢や食生活の影響で動脈の柔軟性がなくなります。さらにコレステロールなどが動脈の内壁にくっつき、こぶのように盛り上がってしまうプラークができます。このプラークが何らかのきっかけではがれたり、裂けたりすると、そこを補修するためにかさぶたができてしまいます。このかさぶたが血管をふさいでしまうのです。いつプラークが裂けてはがれるかは運次第です。さらに、その亀裂を修復するためのかさぶたが、血管をふさぐほど大きくなるかどうかも運次第です。さらに、ある亀裂で発生した血栓のかけらが、他の部分の発達中の血栓に引っかかって完全にふさいでしまうこともあります。これまた運次第です。

人間が生きて活動する以上、血圧を高くしないですむ方法などありません。ある程度血液がドロドロしているのも、怪我に対抗するためには仕方のない機能なのです。年をとれば体の機能が衰え、血管の柔軟性がなくなるのもこれまた仕方がないことです。

心筋梗塞で命を失うとき、たった一つしか原因が考えられないといったことはありません。すでにいくつかの危険な状態が存在していたのです。ただ気づかれていなかっただけです。

だからこそ私たちは、気づくために健康診断に通うのです。

うつ状態と自殺の関係は、心筋梗塞で死亡する場合に似ています。

うつ状態は、血管が硬くなり血液がドロドロになっている状態です。体中の血管の中で至るところにプラークができているのでしょう。死にたい気持ちの発生は、プラークに亀裂が生じた状態にたとえられるかもしれません。それが血管全体をふさぐ血栓に発展するかどうかは、運次第です。

ただ、私はうつ状態のほうがまだ、対処しやすいと考えています。というのもいったん硬く、もろくなった血管はなかなか元には戻りません。ところがうつ状態は、適切な休養をとれば、かなりの確率で回復するのです。心は体より柔軟なのです。

(5) なぜあれぐらいのことで、死にたくなってしまったのでしょうか

自殺未遂をした人に話を聞いてみると、「それは大変でしたね」と心から共感できるときと、「そんなことで死にたくなって、実行してしまったのですか」と少々驚いてしまうことがあります。

これは、前項で述べたうつの波と運命の波に関連しているのですが、支援者の理解のためにもう少し詳しく説明しておきます。

私たちは、うつ状態でないときでも、大変ショッキングな出来事に遭遇すると死にたくなってしまいます。強烈な失恋をしたとき、愛する人を突然失ったとき、長年勤めてきた愛着のある仕事を失ったとき(リストラ・倒産)、ひどい責め苦に遭ったとき(借金の取り立て、暴力団などの執拗な嫌がらせ)などです。

これは、急激にうつ状態になっていったと見ることもできますが、確かに、一つの出来事で絶望・覚悟のプログラムが発動してしまうことがあるのです。

また、一つひとつはそれほど大きな衝撃でなくても、重なると大きなダメージを受ける場合もあります。たとえば、家を火事で失い落ち込んでいるところに、たまたま会社の都合でリストラされる。職を失ったことで予定していた結婚が破談し、恋人とも別れてしまう……。

このように、つらい出来事が重なってくると、死にたくなってしまうのも理解できます。

これらは、他の人にも理解しやすい現象です。つまり元気な人(一般的な他者もこのレベル)でも、

「そんなことがあれば、死にたくなるのも無理はない」と共感できる内容なのです。

うつ状態になったことのない人は、こうした共感しかできません。

だから、人が「死にたい」と言うと、それ相当の出来事（ストレス）を想定してしまうのです。ところがうつ状態の人が世の中の出来事にエネルギーを消耗していくさまは、ｐ63で説明するように、日常的な（客観的には）小さいことの積み重ねであることが多いのです。この場合、一般の人にはどうしても、「そんなことで……」という思いが生じ、それは「根性が足りないのではないか、我慢や努力が足りないのではないか」という当事者を非難する気持ちに発展していきます。

リストカットして薬を飲んで救急車で運ばれてきた少女が、看護師さんから「何かつらいことがあったの」と尋ねられて、「アルバイトに行きたくなかった」と答えていたシーンをＴＶで見たことがあります。当事者は、自分でも「どうしてこんなことで……」とか「自分がコントロールできない」という自信喪失に陥っています。

そこで周囲の人が「そんなことで……」という顔をしてしまうと（口ではごまかしても）当事者はすぐ察知してしまいます。そして「やはり、自分は努力が足りないのだ」と自分を責め、休息を取ったり相談するなどの対処（弱音を吐くことになる）ができなくなってしまうのです。

(6) 私はどんなことがあっても死にたいとは思わない。死にたいという人の気持ちがわからないのですが

うつ状態になると、これまで説明してきたとおり、

① これまでのように頭が回らなくなる。気が回らなくなる。
② 感情もコントロールできず、いつもと違う反応をしてしまう。
③ ひどく疲れているので、行動や反応が遅くなる。

④　少しのことでも、大変傷ついてしまう。立ち直りも遅い。

という変化が生じます。これが周囲に気づかれるかどうかは別にして、いつもの本人とは違う状態になってしまっているのです。私は、これをうつ状態の〝別人モード〟に入る、と言っています（p86）。うつ状態になった人は、一見その人のように見えますが、別人になってしまっていると考えたほうが、うまく対処できるからです。

同じ外見のコンピュータでも、いつの間にかこれまでとは違うプログラムがインストールされている。別人プログラムが作動していると思ってください。

さて、別人になってしまうことの最も極端な例が、「死にたい」気持ちの出現です。

本来人は、自分の生命を守ろうとするのが普通です。殺されるのは怖いし、無意識にも安全を確保しようとするのが人間です。火に触れれば、手を引っ込めるし、何かが飛んでくれば、身をかがめてそれを防ごうとします。

だから、誰だって「死にたくはない」のです。

それが別人モードになると、先に説明した絶望・覚悟のプログラムの誤作動により「死にたい」と本当に思うようになってしまうのです。死にたいとは思わないし、死にたいという人の気持ちがわからないというあなたでも、うつ状態になり別人化が進むと、そう思う〝別人〟になっていくのです。

あるとても明るく親分肌の中年男性がおりました。何事にも積極的で仕事もよくでき、精神的にもタフで、楽天的で小さなことは気にせず、とても豪快な感じのする人でした。みんながいつも頼りにしていたのです。

ところが、そんな彼が自殺してしまったのです。

単身赴任、新しい仕事、新しい人間関係、年老いた両親をめぐる兄弟間のトラブル、そして保証人になっていた同僚の借金がのしかかってきたこと……。後で調べると、いわゆる小さな出来事が積み重なり、だんだん疲労困憊していき、別人化していった様子が明らかになってきました。

彼は、生前「人間は、死ぬ気になったら何でもできるんだぞ」というのが口癖でした。それを聞いて育った娘さんは、どうしても父親の死を理解できず、受け入れるまでに長い年月を要しました。

そんな人でも、自殺してしまうのです。別人になってしまうのです。

ですから、当事者の「死にたい」気持ちを理解してあげてほしいのです。元気な人からは理解できない状態になっている、そのことを理解するだけで、当事者は救われます。

実際、死にたいと思うのは、それほど珍しいことではないのです。

私たちの調査では、ここ一年の間に死にたいと思ったことのある人は、二〇人に一人ぐらいの割合で存在しました。カウンセラーの私の感覚では、一生のうちに「死にたい」と思う人は、三分の一ぐらいはいるのではないかと思っています。

これほど頻繁に起こりうることであるにもかかわらず、「俺には絶対にありえない」と感じてしまうのは、「死にたい」と思わないときには「生きたい」が圧倒的に強烈だからでしょう。こんなに生きたいと思っている（死ぬのが怖いと思っている）自分が、死にたいと思うわけがない、という発想です。

そう考えること自体はよくわかりますが、しかし現実は違うのです。

死にたい気持ちを乗り越えた人が、「いや、まさか自分が死にたいと考えるようになるとは夢にも思わなかったのですが……」と振り返るのが普通なのです。

別人化とはそういうことなのであり、それがうつ状態の怖さなのです。

風邪をひいている人が熱を出している、それを責めても仕方がありません。熱が出て、咳が出て、体中がだるい当事者のつらさをわかって初めて、横に寝かせて水を飲ませ、頭を氷で冷やしてあげるという当事者の助けになる支援ができるのです。

うつ状態でも、死にたいという症状や、何でも不安に思ってしまう、元気が出ない、やる気が出ないという症状に対し、「がんばれ」とか「そんなことを考えるな」とそのことを責めないでほしいのです。そうではなく「そう考えてしまうんだな。今はそんな別人状態なんだな。その別人が落ち着けるには、どんな支援があるのだろう」と考えていただきたいのです。

(7) 死にたいというのは本人の意思であるので、尊重すべきではないでしょうか

死にたいという気持ちを持っている人の周りには、それは本人の意思なのだから自由にさせてあげればいいのではないか、という意見を持つ人もいるでしょう。尊厳死という考え方もあります。

しかし私は、長年自殺にかかわる仕事をしてきた結果、どうしてもそうは考えられないようになってきたのです。

これまで説明してきたように、死にたい気持ちは、本人の意思にかかわらず、感情のプログラムの誤作動として生ずるものである、そう思えるからです。

そう考えると、たとえ今の当事者がもっともな理由で死にたいと訴えたとしても、まずは背景にうつ状態がないかを確認する必要があります。うつ状態さえ脱すれば、たとえ状況は変わらなくても、今と違うように考えたり感じたりする可能性が高いからです。

仮にもし本当に死にたいのなら、そういう意思が固いのなら、うつ状態から脱出した後でも、その人が死ぬチャンスはいくらでもあります。ですから今は、とりあえずその人の別人モードを想定して、うつ状態に対する対処を開始してほしいのです。

ここまで読んでもどうしても、死にたいやつは死なせてあげればいいと考えてしまうあなた、あなたは

だいぶ疲れているのかもしれません。あなた自身の疲労がたまっているとき、この状態を何とか終わりにしたいと思うあなたの気持ちが、そう考えさせている場合があるのです。無理もありません。死にたいという人を支えるのは大変な仕事なのですから。

そのような場合は、うまく調整をしてあなた自身が休憩できる環境を整える必要があります。当事者からしばらく離れてみることをお勧めします。心配でしょうが、そんなあなたが当事者に接していること自体が、逆に当事者を苦しめてしまうことがあるのです。あなた自身をケアすることは結果的に当事者をケアすることにもなる。一〇〇%の対処法などありません。今できるのは、まずあなたが当事者から距離を取り、いつものあなたを取り戻すことかもしれません。他の人の助けを借りてみてください（p196 Ⅳ家族や支援者の不安参照）。

(8) うつ病以外の精神疾患と死にたい気持ちについて教えてください

うちの息子は統合失調症で、うつ病ではないのですが、なぜ死のうとするのでしょうか、という質問です。

どの精神疾患でも、当事者は毎日大変つらい思いと戦っています。精神疾患を抱えて生活するということは、精神的な疲労から蓄積疲労を起こしやすい状態なのです。

ですからまず、精神疾患の症状に〝疲労によるうつ状態〟がかぶさったとき、死にたい気持ちが生じると考えることができるでしょう（図5）。

統合失調症でなくても、たとえば発達障害は生活でいろいろなトラブルに遭いやすく、怒られることも多いので、ストレスも多くエネルギーを使い消耗しやすくなります。躁うつ病は、躁で活動しすぎ、エネルギーを消耗しすぎてうつになりやすくなります。パニック障害や不安障害も、日常の生活で大きなエネ

図5　▶精神疾患と死にたい気持ち◀

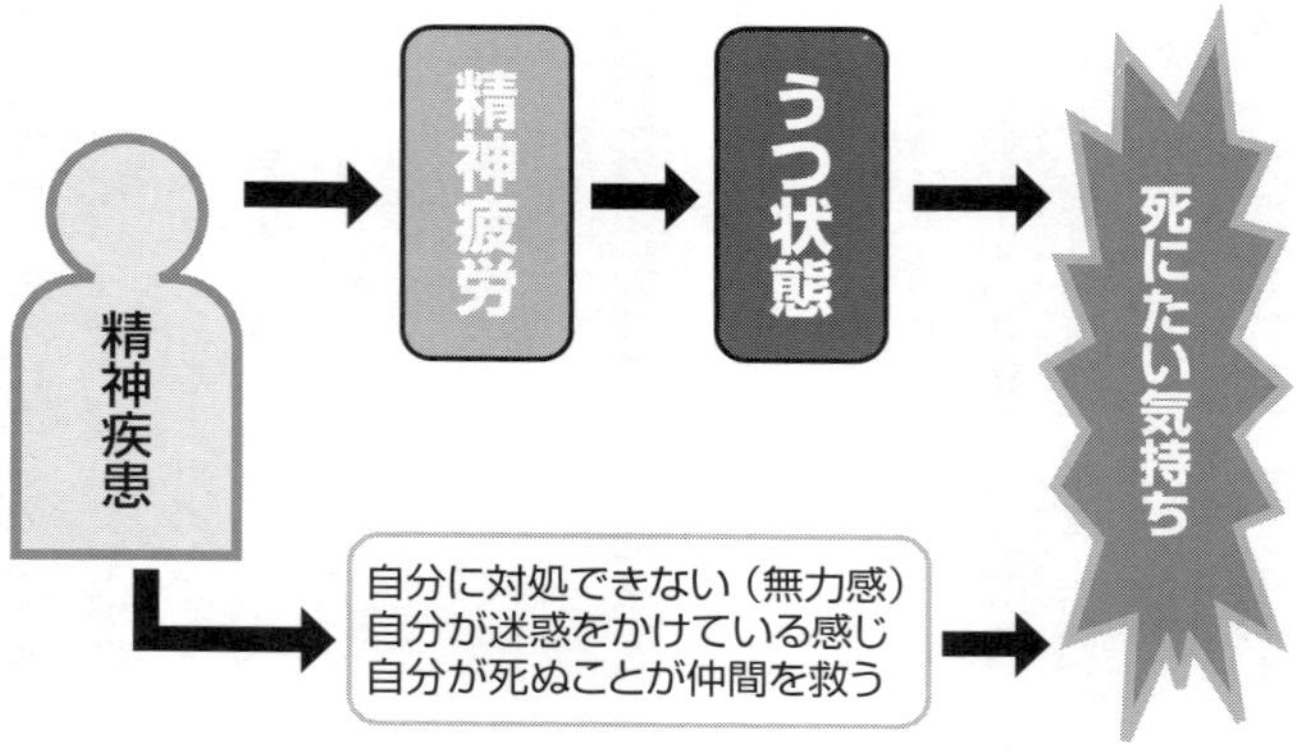

ルギーを使ってしまいます。どうしてもうつ状態に陥りやすいのです。

二つ目は、うつ状態がかぶっていないのに、「死にたい」気持ちが生ずるケースです。

たとえば統合失調症の妄想が強くなると、「自分は国家から監視され、命を狙われている」と信じており、その恐怖から「自分には何もできない」という無力感を強く持ってしまうことがあります（それだけでも大変精神的に消耗する事態なので、急激にうつ状態になり、死にたい気持ちが生ずることもあります）。

さらに、「おまえは嫌なやつだ、おまえなど死んだほうがみんな喜ぶ」という幻聴を何百回も聞いてしまうと、弱っている心は「自分がいないほうがみんなのためなのだ」という自責感を呼び覚ましてしまうことがあるのです。

いずれにしても、周囲の人は本人に今の苦しさを表現させ、理解し（そんなことはないと否定せず）、本人が安心できる環境作り（一見こっけいに見えても）を支援してあげてください。そして一刻も早く医師と連携してください（p323）。

（9）そもそも自殺は予防できるのですか

支援者が当事者と接するとき、このような素朴な疑問が浮かび上がります。特に支援がうまくいっていない感じがするときにそう考えやすくなります。すると、今やっている自分の努力が無駄のように感じてしまうでしょう。

もちろん、私はそう考えることを全面的に否定するものではありません。万が一当事者を自殺で失うことがあったとき、「自殺はもともと予防できないものなのだ」という考えは、あなたの自責の念を緩和してくれるでしょう。

しかし私は、当事者を何とか救おうとしている今の状態で、「自殺など予防できるものではない」と考えるのは、マイナスのほうが大きいと思うのです。それは、通常支援する人があなた一人だけではないからです。グループで支えようとするとき、誰か一人がそのような発言をしてしまうと、他のメンバーの気持ちが落ち込んでしまいます。

そこで、こう考えていただきたいと思うのです。

「自殺は完全に予防できるものではない。しかし自殺してしまう確率を少なくすることはできる」と。WHO（世界保健機関）も「正しい対応をすれば、自殺率を三〇％低くすることができる」と言っています。私は個人的には、もっともっと救えると思っています。

自殺はうつの波と運命の波の相乗効果で発生してしまうと説明しました。ある人がピンチに陥りつつあるとき、どんな出来事が生ずるか、その人を支援してくれる人が近くに存在するか、支援してくれる人の力量と時間的余裕があるかなどは、運命です。これは避けようもない。受け入れなければならないのです。

しかしうつの波は、それの特性を知り適切に対応することによって、かなりの割合で抑えることができるのです。私たちはそこに活路を見出して、支援するのです。

交通事故をゼロにするには、今の交通システムでは難しいでしょう。もちろん引きこもって外に出なければ交通事故に遭う確率を限りなくゼロに近づけることができるかもしれません。うつ状態でも絶対自殺させないということを追求するなら、精神科の閉鎖病棟にでも入れて監視しておけば、とりあえず自殺を防ぐことはできるでしょう。しかし、当事者も支援者も本当に望んでいるのは、そんなことではありません。

現実の社会で、苦しみながらも〝自分の力で生きていく〟当事者の姿に戻ってもらいたいのです。

では、現実的にはどうするか。

交通事故を恐れて引きこもるのではなく、交通事故を避けるために、さまざまな工夫や努力をしていくということになるでしょう。

交通ルールを守るとか、安全運転をするとか、危険なルートを避けたり、車の安全装置（シートベルト、エアバッグ）の性能を向上させるなどの工夫です。

これらの工夫に当たるのが、自殺予防においては、うつ状態を知り適切な対処をするということなのです。

工夫をしても交通事故を完全には避けられない。もらい事故はありうる。完全に事故を避けることができないのと同じように、完全に自殺を予防することもできない。しかし、私たちにできることがあることもまた事実なのです。

人事を尽くして天命を待つ。これがカウンセラーとしての私のモットーであり、常々支援者に伝え努力をしていただいているところなのです。

これまでのことを、逆の方向から見ると、「自殺は完全には防げない」ということになってしまいます。自殺予防マニュアルで書くには不適切な内容かもしれません。

しかし、私は支援者にこのことをぜひ深く認識しておいていただきたいのです。当事者が自殺するかもしれないと怯えるあなた（支援者）は、あなた自身が非常に焦って、自分の感情のコントロールを失っている場合が多いのです。あなたが配偶者や家族の場合だといっそう気が動転しているでしょう。あまりにも「自分が何とかしないと」とすべての責任を感じすぎている場合もあります。しかしながらその焦りが、逆に当事者を苦しめてしまうケースもあるのです。自殺を完全に防ごうと思えば思うほど、あなたの行動が切羽詰まったものになり、逆に愛する人を苦しい局面に追いやることが多いのです。

非常に難しいことではありますが、あなたが愛する人から距離を置くことが、愛する人の自殺の可能性を低下させる場合が多いことを覚えておいてください。

つまり、愛する人を自殺から救うには、愛する人に対するアプローチに終始するだけではなく、あなたを含めた周囲の人が自殺に対する透徹した考え（覚悟のようなもの）を持つ必要があるのです。

あなたが、「神様ではないので、病気には勝てない。でもできるだけの努力はしよう。もしだめでもそれは運命」と覚悟を決めてくださること、これが現状を乗り越えるための第一歩であることが多いのです。

(10) 自殺予防とは、うつ病予防と同じなのですか

うつ状態への対策が、自殺予防の大きな柱であることは間違いありません。

しかし、〝うつ病予防〟と言うと、どうしても健康管理や医療の問題と考えがちです。

ところが私は、自殺予防はそれだけではなく、個人のこれまでの生き方（表面飾り、しがみつき。p

221）の問題でもあり、これからの生き方（リハビリ期の乗り切り方）の問題でもあり、さらに運命の波（治療の間の出来事、サポートしてくれる人とのめぐり合い、寿命）などの問題だと考えているのです。

私たちは、出来事があるとその原因を一つに絞って理解したいという癖があります。一つに絞れると行動しやすいからです。この癖は私たちが不安になればなるほど、強く現れます。

この「一原因→結果」の理解の仕方は、たとえば簡単な道具の調整や機械の修理などにはうまくいきます。もし原因が一つでない場合でも、一つひとつの原因をクリアしていけば対応できるのです。

また、身体医学も大部分、この思考パターンで対処できました。病原菌を特定できれば、抗生物質で対処する、悪い個所を見つけてそれを切除する、などです。

ところが、人の心、そしてそれが影響する人の行動は、一つの結果を一つの原因に結びつける思考法がなじまないのです。

たとえば、ある人が結婚できない原因を、一つで言い表せるでしょうか。結婚できないのは、結婚する気がない。相手がいない。適齢ではない。周囲の人々が反対している。生活の基盤ができていない。上の兄弟に遠慮している……。

「結婚する気がない」にしても、親の結婚生活に幻滅した、子どものころの性被害のトラウマ、今仕事がおもしろい、誰かに縛られたくない……のように複数の要素が絡んでいる場合が普通なのです。

一対一対応なら〝診断〟が必要で、正しい診断ができれば、問題はすぐに解決します。

しかし人間の心や行動は、単純に診断したところで何の意味もないのです。

たとえば、結婚できない理由として、誰かが「仕事に未練があるからだ」と診断したとしましょう。その人が仕事を辞めれば、結婚できるのでしょうか。いくら仕事を辞めても、相手にめぐり合わなければ結婚などできません。

同じように自殺も当事者だけの問題ではなく、周囲の人、社会の雰囲気、運命などが複雑に絡み合って起こる社会事象なのです。

ですから、たとえ医療につないでも、それで一〇〇％予防できるというものではありません。喧嘩や事故を一〇〇％予防できないのと同じことです。

しかし、何もできないかというとそうではなく、本人にも、周囲にも、運命にも働きかけることで、自殺の危険性の確率を下げていくことはできるのです。

これまでの、自殺予防対策は、本人の努力に依存する傾向が大きかったと思います。というのも自殺は本人の意思であると思われていたからです。

周囲にできることは、その行為の兆候を把握し、直前で制止する（説得する）ということでした。兆候に頼る方法では、効果が少ないばかりでなく、むしろ害のほうが大きいことは別の項でも触れています（p304）。

いずれにしてもこれまでは、本人の考え方や行動を変えていこうとする対処法でした。

ところが実際は、当事者はうつ状態にあり、自力で何かをするにはほとんどエネルギーが残っていません。しかも切羽詰まっているので、実りのない行為にしがみついていることが多いのです。変えられないのです。

そんなとき、自殺の可能性を低くできるのは、うつへの対処（うつ病予防）を開始できるように支援する周囲の努力、当事者なりの対処の癖に反応しすぎない周囲の努力、そして運命の波をできるだけ少なくする周囲の努力なのです。

もちろんうつ状態から回復する作業には、本人の努力も必要です。しかし、本人が努力しやすいような環境を作ることは、周囲の人にもできる作業です。本人が何もできない状態であるからこそ、周囲の人々の行動が大きな意味を持ちます。

つまり自殺予防はうつ病予防だけではなく、周囲の人に、うつ状態や死にたい気持ち、当事者や周囲の人が陥りやすい癖などについて理解してもらう作業が、もう一つの大きな柱となるのです。

この考え方は、自殺という社会事象を扱うためには不可欠の思考だと思っています。ところが、そこにうつ状態という医療の分野が大きくかかわってきています。そして、医療の考え方は「一原因↓結果」が主流で、医師はその思考法でトレーニングを受けています。

また、会社などの運営も「弱点の発見、改善」という「一原因↓結果」パターンに慣れ親しんでいます。そのため、これまでの自殺予防は、どうしても原因探しが主流になりがちでした。その真の原因を探し出せば、すぐにでも効果が現れ、自殺は一〇〇％予防できるという無意識のイメージを持っている医師や組織が多かったのです。

「一原因↓結果」で対応できる事象なら、原因を探ることに必死になるべきでしょう。ところが、このような複雑な社会現象は、一つの要素が変われば、他の要素も変化し、全体が思ったような方向には動かないことがあるのです。

そのような場合、いくつかわかっている関係性から、「これを動かすと、おそらくこう動くだろう。Aのように動いたら、こうしよう。Bになったらこうしよう」という、決めつけでない柔軟な対応が必要となります。

これからは、社会事象として、本人のうつ状態への対応と周囲の人々への働きかけ、組織体の雰囲気作りなどを並行して、辛抱強く実施していく必要があるのです。一〇〇％は予防できないが、少しでも予防できる確率を高めていこうという現実的な対応が求められています。

図6 ▶ 感情のプログラムは精神エネルギーを消耗させる ◀

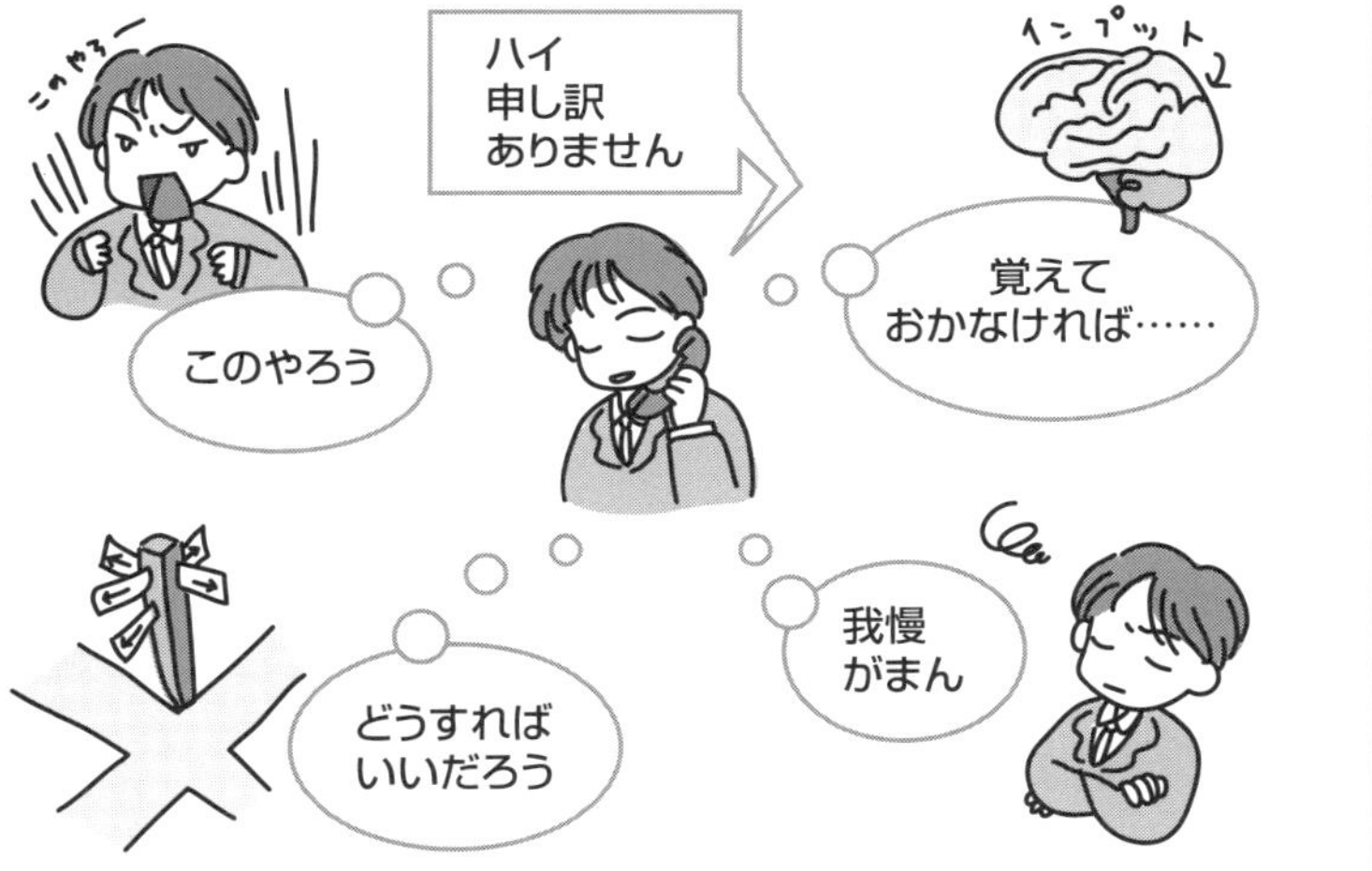
このやろー
このやろう
ハイ
申し訳
ありません
インプット
覚えて
おかなければ……
どうすれば
いいだろう
我慢
がまん

Ⅱ　当事者のうつ状態の苦しさを理解する

（1）どうしてうつ状態になってしまうのですか

うつ状態は死にたい気持ちに進行しやすい状態であり、死にたい気持ちは苦しさから逃げるためのものではなく、絶望・覚悟のプログラムの誤作動として生じるものである。そのことは理解できたとしても、「そもそもその原因となったうつ状態になるきっかけは何なのか」という疑問が生じるかもしれません。

そのような方に、次のような説明をしています。

現代の日常の生活が十分ストレスフル

うつ状態は疲労ですから、活動量が回復力よりも多くなったときに蓄積していってしまいます。この場合の活動量とは、難しい問題を解くような頭脳労働をイメージします。ここは間違いやすいところなので、詳しく説明することにします。

私たちの頭が活発に働くのは、仕事や勉強をしているときばかりではないのです（図６）。

最も頭のエネルギーを使うのは、感情のプログラムが発動しているときだと言えるでしょう。あるテレビ番組でディレクターが、やせるために自殺の名所、富士の樹海で、二泊三日一人きりで過ごすという企画がありました。このディレクターは過去にも一日で引っ越しを二回手伝うなどの企画を経験しています。ところがこの富士の樹海の企画は、ただそこで寝ているだけにもかかわらず、過去のどの〝やせ企画〟よりもずっと体重を落とすことに成功したのです。体はほとんど動かさず、何の生産的な頭脳労働もなく、ただ恐怖を感じていただけで彼の体重はなんと二泊三日で三キロも減ってしまったのです。

感情のプログラムの発動がいかにエネルギーを消費するかを如実に物語る企画でした。

精神的な疲労が蓄積しやすい出来事の二番目は、環境の変化への対応です。たとえば引っ越し、転職、結婚・離婚、出産、移動の激しい旅行などです。新しい環境に適応するために、私たちはかなりのエネルギーを消費してしまうのです。

そのときには緊張していて、疲労を感じることもあまりないのかもしれません（驚き・興奮のプログラムの影響。p290）。しかしながら疲労は確実に生じていて、回復力が衰えていたり回復のためのゆったりとした時間の余裕がない場合、次第に蓄積量が増えていってしまうのです。

疲労の蓄積しやすいパターンの三つ目は、人間関係上の問題です。人間関係は感情のプログラムを刺激します。また、簡単に終わる問題ではないことが多いのです。

いじめやパワーハラスメント（職責上の立場を利用した嫌がらせ）、ドメスティック・バイオレンス（ＤＶ）などに遭うと、私たちはあっという間に消耗してしまいます。そこまでではなくても、気を遣う人間関係を数多く抱えていると私たちは大変疲れてしまうのです。

疲労が蓄積しやすいパターンの四つ目、これは現代社会の歪みによるもので、現代日本がうつ社会と呼ばれる理由の一つだと思っています。

それは情報の氾濫と、価値尺度の崩壊によるものです。

たとえば前述のいじめでも、今は、現実とSNSなどの二つの世界で発生します。特に一般的に匿名性が高く、グループ内のみのコミュニケーションも成立するインターネット社会では、負の感情をそのまま吐き出すことが多く、それらの言葉で傷ついて自殺に至るケースが目立ちます。あるいは、個人の価値観に基づく正義感が暴走し、ある特定の目立った人を集中的に攻撃するという事象も多発しています。

攻撃されるだけではありません。たとえば二〇〇〇年以前なら自分の住む場所を探すとしても、それは駅前の不動産屋に行って四～五件の物件から選択することで終わったのです。というよりそれしかなかったのです。ところが現在では、ネットで検索すると数百件もの物件がヒットしてしまいます。情報が多すぎて、かなり消耗してしまうのです。それは家探しだけではなく、仕事探し、配偶者探しをはじめ、すべての買い物、はては休日にどこに行くかにまで悩まなければなりません。選べる喜びは、その他の選択肢を捨てる不安にもつながり、現代人の日常生活を大変疲れるものにしてしまっているのです。

この種の疲労をさらに深刻にしているのは、社会の一般的な価値尺度の崩壊です。以前の日本には良きにつけ悪しきにつけ、男はこうすべき、女はこうあるべき、若者はこうするべき、年をとったらこうあるべきなどという社会通念、価値観がありました。職業も配偶者も自分一人で選択するのではなく、親がその選択の大部分を支援してくれたものです。

何も昔の日本の堅苦しい風習がいいと言っているわけではありません。自由になったのは素晴らしいことです。ところが私たちはその自由と引き換えに、自分の人生を選択していくため、多くのエネルギーを消費する作業をこなさなければならない時代になってきた――、そのことを指摘したいのです。

これらのことは私たち現代人の、日常生活での出来事そのものです。そんな普通の出来事がたまたま重なったときに、私たちはうつ状態になってしまうのです。

図7　▶ライフイベントのストレス◀

100	配偶者の死	38	家計の悪化	23	上司とトラブル
73	離婚	37	友人の死	20	労働環境変化
65	別居	36	転職	20	転居
63	懲役	35	夫婦喧嘩増加	20	転校
63	近親者の死	31	100万円以上の借金	19	趣味の変化
53	けがや病気	30	預金等の消滅	19	宗教の変化
50	結婚	29	仕事の責任変化	18	社会活動変化
47	失業	29	子どもの独立	17	100万円以下の借金
45	離婚調停	29	親戚とのトラブル	16	睡眠リズム変化
44	家族の病気やけが	28	個人的成功	15	同居人の変化
40	妊娠	26	妻の就職・退職	15	食習慣の変化
39	性的困難	26	入学・卒業	13	長期休暇
39	家族の増加	25	生活リズム変化	12	クリスマス
39	新しい仕事	24	習慣の変更	11	軽微な法律違反

合計150以下：30%、150〜300：50%、300以上：80%の人が、次の1年に大きな病気をする。

長い期間の疲労蓄積と年齢による回復力の低下

普通の日常生活をしているだけなのに、うつ状態に陥ってしまうことがあるという事実を理解するために、もう一つ認識しておかなければならないことがあります。

それは蓄積した疲労が表面に現れるまでに、かなりの年月がかかるということです。

図7は、日常の出来事が、その後一年間における心身トラブルにいかに関係するかを示すものです。点数が高いほど、それから一年の間に心身の病気にかかる可能性が高くなることを表しています。

ここで重要なのは、トラブルがあってすぐに調子が悪くなるのではなく、半年から一年間ぐらい後で体調を崩すことが多いのです。通常、人は自分の体調の良し悪しを、直前の出来事、さかのぼってもせいぜい一〜二週間前の出来事や変化に求めるでしょう。ところが本当はもっと長い時間をかけて影響が現れてくるのです。このようなチェックリストを利用してそれが初めてわかります。

ただしこのデータは、一九六〇年代にアメリカで行われたもので、今の感覚と少し違うかもしれません。興味のある人はインターネットで検索すると、最近の日本での研究も発表されています。

三九歳のときのことです。私は念願であった新居を購入しました。引っ越しをし、新しく家具を買いました。予定よりも車庫が小さかったので結局車も買い換えることになりました。家を買うまでは、と我慢していたパソコンを購入し、インターネットにも接続しました。

同じ時期に偶然転勤があり、新しい人間関係の中で、まったく新しい仕事をすることになりました。その仕事のおかげで、持たないと決めていた携帯電話を持つことになりました。

これらは私にとっては、大変うれしい変化です。念願の新居、最新の設備、やりがいのある仕事……。もちろんそのころからメンタルヘルスの仕事をしていた私は、「これは大きな変化が連続しているな。気をつけなければいけないな」と漠然と意識していました。しかしそれほど深刻な認識ではなかったのです。

私の変化を先ほどの表で、点数化してみると、軽く三〇〇点を超えます。

しばらくしてから、当時のことを客観的に振り返ってみると、本当はかなりのストレスがかかっていたことに気がつきました。初めて持つことになった携帯電話を使いこなすにも、分厚いマニュアルを読まなければなりません。もちろんインターネットもそうです。設定をするために数日を費やすのが当たり前の時代です。新しい家電には照明器具一つにも説明書がついています。さらに買い換えた車にはナビゲーションをつけました。これを利用するためにもかなりのエネルギーを使ったのです。四〇歳を超えて、新しい仕事に追われながら、がらりと変わった生活環境の中で、普通の日常生活を送っていくのにもエネルギーを使う毎日。「楽しい」「うれしい」という表面の感情の底で「いやー、大変だなぁ」と感じていたのも事実です。

図8　▶年齢と回復力◀

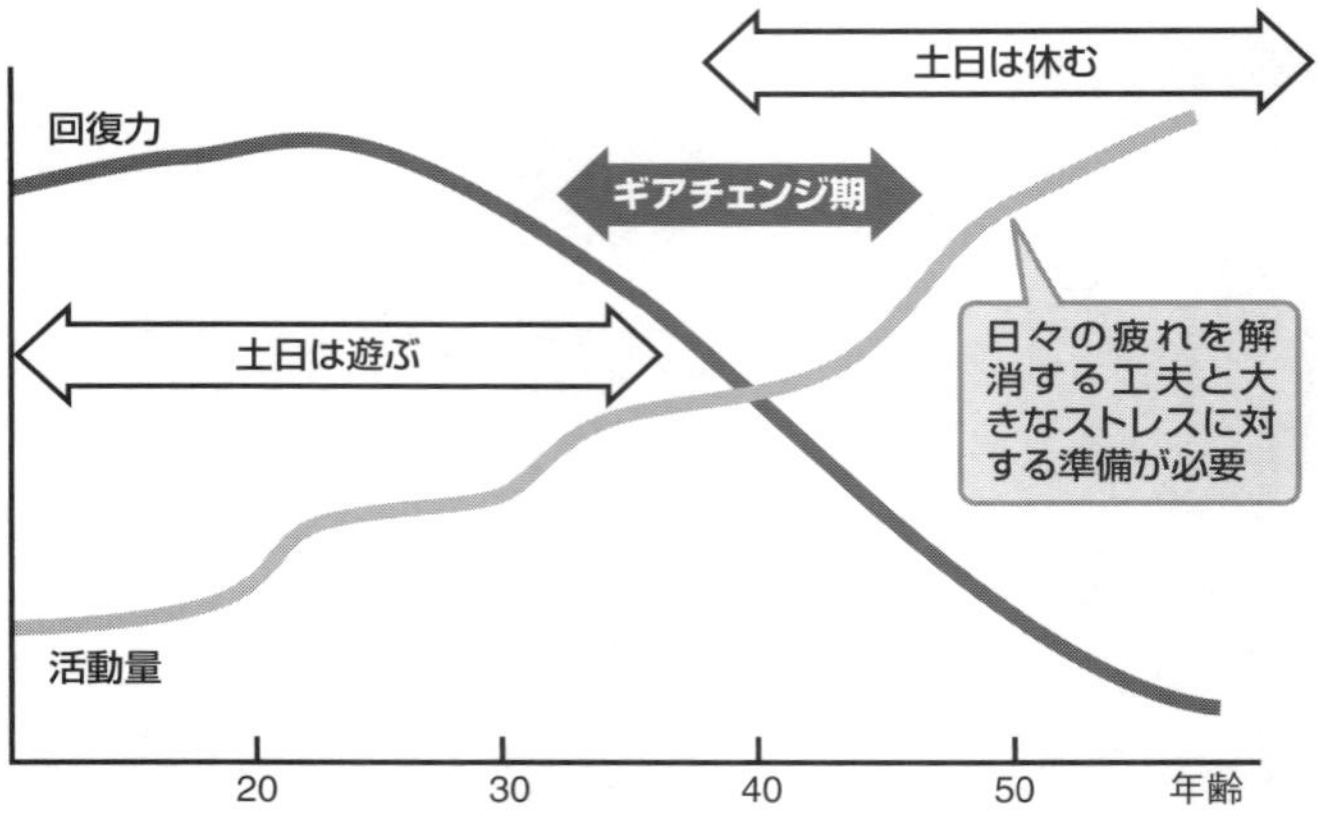

そんな生活にも慣れて一年ほど経ったころ、私はうつ状態になってしまいました。いつも一緒に仕事をしている精神科医に相談し、薬をもらい、一カ月間仕事を完全に休みました。もちろん直前にも仕事が立て込んでいたことは事実です。しかし今振り返ると、あの一年前の大きな環境の変化が、私のうつ状態の布石になっていたことは明らかだと感じています。

人は、生き物です。それも私たち自身が考えているより、大きな周期の波によって左右される生き物です。五年間の精神的な安定度は次の五年間の身体的な健康状態を左右するという研究もあります。

もう一つ理解しておかなければならないのは、年齢の問題です。年齢は疲労の回復力に大きな影響を与えます。体力面では、年齢による疲労回復力の低下を意識しない人はいません。ところが精神的な疲労についてはなかなかこのことに自覚が及びません。うつ病や自殺は年齢と共にそのリスクを増大させます。これは、活動量の増加よりも回復力の低下のほうにより大きな原因があります（図8）。

私たちは、自分自身の心身の動きを、もっと動物として理解しなければならないのです。私たちはコンピュータや機械ではないということを忘れないで、当事者に、また支援者自身にも接してほしいのです。

(2) うつは精神的な疲労が原因といわれてもピンときません。疲労とうつの関係を教えてください

これまで絶望のプログラムの誤作動という観点から「死にたくなる気持ち」のプロセスを考えてきました。その説明の中で、精神的疲労が、感情プログラムの誤作動に大きくかかわっているということも指摘してきました。

また、疲労により傷つきやすくなってくると、問題の客観的な大きさは変わらないのに、当事者にとっては一つひとつの問題がとてつもなく大きな、解決不可能な問題のように見えてきてしまいます(p39三倍モード)。現代人のさまざまな問題を、その人にとって対抗不可能な、〝強大な敵〟にしているのは、実は精神疲労で弱くなってしまった自分自身なのです。

同じ問題を抱えていても、死ぬ人とそうでない人がいるのも、個人的な性格や能力差ではなく、この状態(うつ状態)の症状として〝生きていける自信〟を失っているかいないかの差なのです。つまり、私たちにとっての本当の敵は、私たちの知らない間に私たちを蝕み、いつもの自分でなくしてしまう〝精神疲労〟にあると言えます。

ここでは、その精神疲労について、もう少し詳しくお伝えしようと思います。

疲労知覚システムの麻痺

精神疲労について理解するには、私たちに馴染みの深い肉体的疲労の仕組みから考えてみるのがわかりやすいと思います。

さて、どうして〝疲れる〟システムがあるのでしょうか。

また、原始人の話に戻ります。原始人は食料を求めるため、多くの労働を強いられていました。少ない食事で苦労の多い狩猟や採集行動を続けていると、そのうちにエネルギーを使い果たしてしまい、生存自体が危うくなります。そこで、ある程度の段階で活動を止めるためのシステムが必要になりました。これが疲労のシステムです。

活動すると、筋肉や脳の中にいわゆる疲労物質が発生します。これが発生すると、〝疲労〟を感じます。疲労感は、原始人に活動を継続させる意欲を低下させます。それでも活動を続けていると筋肉や頭脳自体が動かなくなります。つまり、疲労のシステムは、活動の停止、活動の抑制を司るシステムなのです。

ところが、このシステムは実はもう少し複雑です。

二人の原始人が、獲物を追いかけて、四〇〇メートル走り、疲れてしまいます。原始人Aは、獲物から距離を開けられてしまい、とても捕まえられそうにもありません。彼はそこで追いかけることをやめ、獲物を逃してしまい、強い疲労感だけが残りました。

もう一人の原始人Bは、あと少しで獲物を捕まえられるところでした。彼は、(おそらくその時点でAと同じだけ疲労していたにもかかわらず)さらに一〇〇メートル追いかけて、とうとう獲物を捕まえました。BはAに比べてさらに長い距離を走ったにもかかわらず、あまり疲労を感じていません。獲物に舌鼓を打ちました。

これと同じようなことは、日常私たちもよく経験しています。楽しい仕事、やりがいのある仕事、成功した仕事は、そうでない仕事より疲れません。

自分が主体的に取り組んだ仕事はあまり疲れないけれども、いつ終わるともしれない、言われるままの仕事は、とても疲れてしまいます。

私たちは、いつも客観的な事実をそのまま認識しているわけではないのです。たとえば、おなかがいっぱいでも、脳の空腹中枢を刺激すればおなかが空いた感じがしてまた食べてしまいます。疲れ果てていても、覚醒剤を打つことにより疲労が回復した気分になり、また活動してしまいます。私たちは必ずしも、事実をそのまま受け取っていないのです。

疲労システムが、単なる活動量を直接に反映したもの以上のシステムになっている理由は、先の原始人の例を見れば、明らかです。

もう少しがんばれば獲物を捕まえられるときは、疲労を感じてはいけないのです。そしてその結果、獲物を得られたとすれば、その活動方法は生きていく上でとてもよい方法であるということになりますから、原始人は、それを覚えなければなりません。そこでは、疲労の不快感より、獲物を捕らえられた達成感や食料を得られた満腹感のほうが強いのです。そのことにより、その活動方法が学習されます。

一方、失敗したほうは、強い疲労感が残り、不快感が伴います。その結果、その方法は避けるように学習されます。つまり、原始人Aは、あまり狩猟が得意ではなく、彼が生きのびるためにはむしろ木の実や果物を採ることに労力を注ぐのが、効果的なのです。

このように、疲労システムは、最終目的である食料の確保のために大切な働きをしてきました。

この疲労システムの働き方を考えると、疲労システムには次のような段階が想定されます（図９）。

まず、活動により疲労物質が発生するシステムです。次にそれを伝える（あるいは遮断する）システム。後者のシステムを疲労の知覚システムと呼びましょう。

知覚システムは、認知（たとえば、うまくいきそうかどうかの認識や感じ方）によって大きな影響を受けます。

この疲労の仕組みを押さえた上で、いよいよ精神疲労の話に移りましょう。

肉体疲労の場合、体の一部が疲労した場合はそこだけが疲労を感じ、他の部分を活用することで、運動

図9　▶疲労のシステム◀

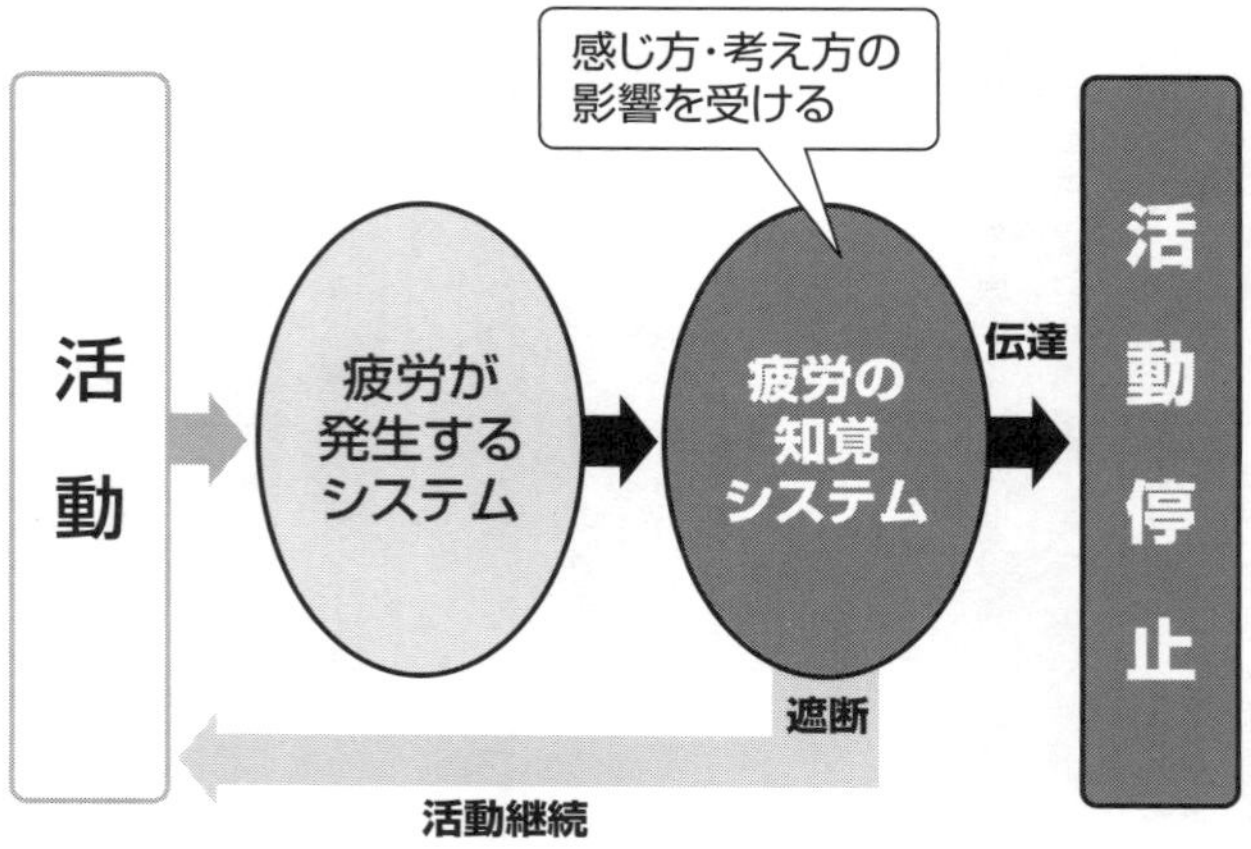

を継続することができます。右手が疲れたときは左手を使えばいいわけで、これは筋肉システムの過剰使用を避けているだけです。つまり肉体疲労の感じ方は、部分的独立性を持っているといえるでしょう。

では、精神疲労は頭が疲れているから頭に疲労を感じるのかというと、そういうわけではないのです。

原始時代は、獲物を捕まえたり、縄張りを守るために戦ったりすることが、主な活動の場でした。そのような場面では、頭脳労働と肉体労働が同時に生起していたのです。ですから、頭脳（精神）が疲労する場合とは、通常その肉体全体が活動したときであり、肉体全体に疲労を感じさせることによって、その個体全体の活動を止めるようになったのです。つまり精神疲労は頭で発生しても、体全体の疲労として感じるのです。

さて、現在の私たちの環境ではどうでしょう（図10）。

私たちの社会には、頭脳労働があふれ返っています。一方、機械力の発達のおかげで、肉体労働の割合は極端に減ってきました。精神疲労が、肉体疲労

図10　▶精神疲労蓄積の悪循環◀

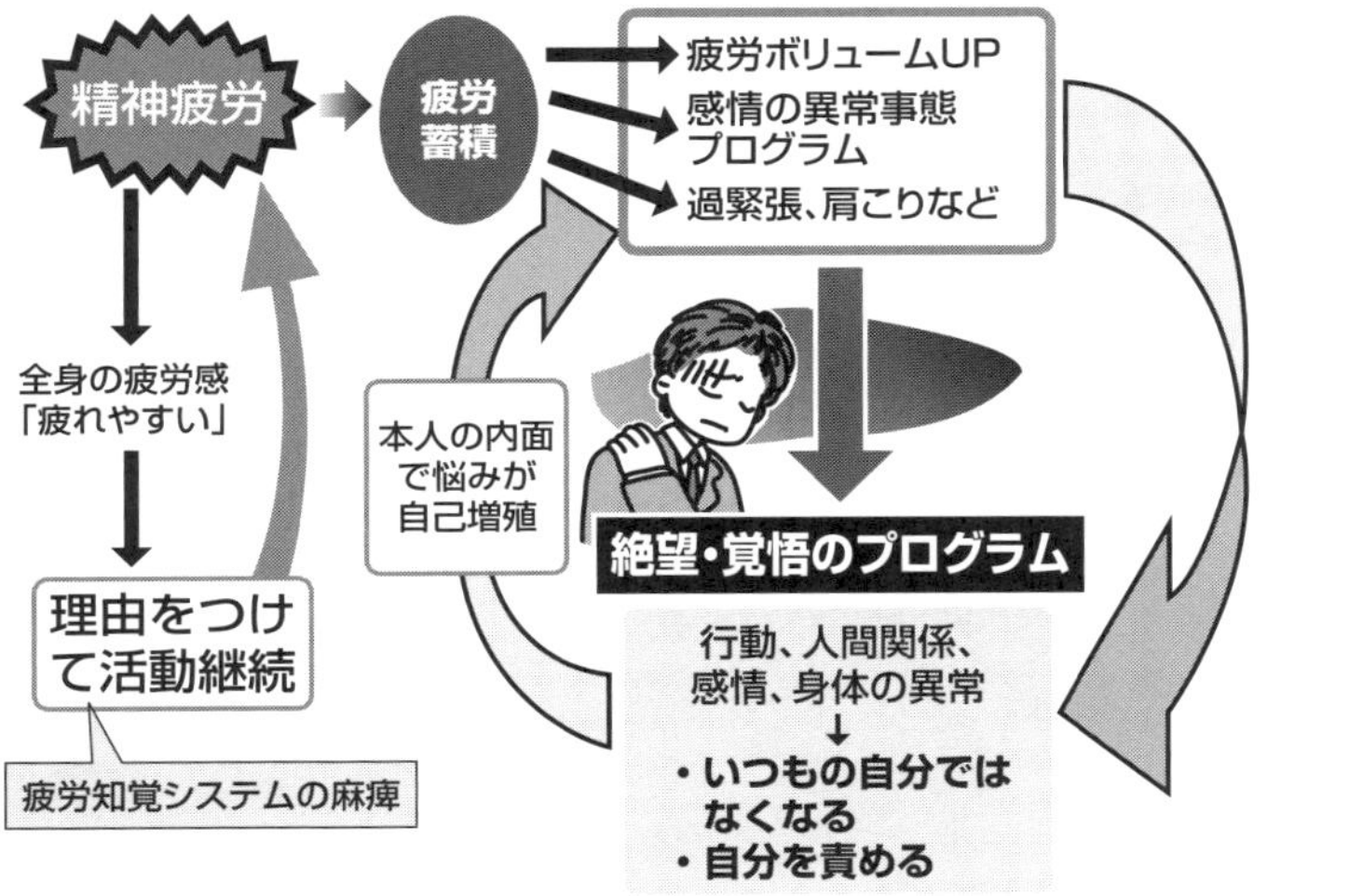

より大きいという偏った状態が生起しています。しかし、疲労のシステムは、体全体に疲労を感じさせるようになります。

ところが私たちはどうしても、体の疲労＝体（肉体）の活動という考えから離れられません。

疲れた感じがするのは肉体疲労をしたからだと思い込んでいる現代人は、この精神疲労からの疲労感に対して、「それほど、運動しているわけではないのに……、何かの間違いだ」「体の調子が悪いのかな。ビタミン剤でも飲むか、整体にでも通うか」「ただ、デスクで仕事をしているだけなのに。運動不足かな。それとも年かな」と自分の感覚を否定して、活動（精神活動）を継続していきます。現在の健康ブームや癒しブームもこの〝よくわからない疲労感〟がその背景にあるように思えます。

疲労のシステムは、感じ方・考え方により、大きな影響を受けます。現代人の精神活動と肉体活動のバランスが取れていない状態を、「疲れるわけがない」とする私たちの感じ方・考え方が〝疲労感〟を鈍くしてしまっているのです。感じていても、それが過剰な精神活動のためだとは考えないため、活動を止めることができません。

これを疲労知覚システムの麻痺と呼びます。

「体を動かしていないのに、疲れるわけがない」という考えの他にも、次のような認知が、知覚システムを麻痺させます。

「以前も同じような作業をこなした。だから今回も大丈夫だ」

「他のみんなも大変なのに、自分が疲れるわけがない」

「楽しい仕事（やりがいのある仕事）をしていれば、疲れるわけがない」

「任務である。疲れていられない」

「年を取れば、考え方を変えることができ、疲れないようになってきているはずだ」

しかし、どのように自分自身に説明しても、疲労物質が発生していること自体に変わりはありません。

「精神的に疲れる→疲労感を体全体に生じる→体の疲れはない、疲れているわけがない、これぐらいで疲れていてはいけないと感じる（認知の誤り）→活動を続けてしまう→疲労感がいっそう強くなる」という悪循環を通じて、精神疲労は知らぬ間に蓄積されていくのです。


疲労のボリュームアップ、感情のプログラムの発動による悪循環

このように無視された疲労は、本来の〝行動の停止、抑制〟の働きを十分に機能させることができず、そのまま活動が続けられ、蓄積されていきます。すると次のような影響が生じてきます。

まず、疲労感の変化です。

じわじわと、よくわからない疲労感が、強まってきます。平日は変わらずに仕事をしていても、休日は寝ているだけの時間が多くなります。運動する元気がなくなり、階段を避けるようになります。栄養ドリンクやビタミン剤に手が伸びます。子どもにつきあうとか、買い物につきあうと疲れ果ててしまいます。

主婦の場合、家族が家を出た後、ふとんにもぐり込むことが多くなります。家事が思うようにはかどらず、イライラが募ります。

これは、疲労システムの中の〝疲労の発生システム〟が、最大限に働き出していることを示しています。精神活動を停止する必要性を感じ〝疲労感〟を出したにもかかわらず、相変わらず活動が継続されています。そうすると、疲労の発生システムが、今度は疲労の度合いをもっと強く感じさせて、何とか活動を止めようとします。疲労感のボリュームが大きくなるのです。TVの音量ボリュームが大きくなりつつあることをイメージしてください。つまり、少しの活動でも、以前より多くの疲労を感じる状態になっていきます。つまり、疲れやすくなるのです。

絶望・覚悟のプログラムが発動するような人は、この疲労感がとても大きく、ほんの少し歩いただけでも、その場にへたり込んでしまうほどです。

疲労が蓄積した場合の二番目の影響は、感情のプログラムの一斉発動と、それによる悪循環の開始です。疲労が、毎日の生活の中で処理できる範囲を越えると、先に述べた感情の非常事態プログラム（悲しみ、怒り、不安、驚き・興奮、焦り）が発動し始めます。危機的状態だと判断されるからです。その結果、すでにエネルギーを消耗している状態にもかかわらず、さらにエネルギーを使ってしまうという悪循環が発生するのです。

この危機を打開するために〝対処しろ・活動しろ〟系の感情のプログラム、つまり怒りや不安、驚き・興奮、焦りが強力に発動するのですから、何かしていないと落ち着かないのです。

わたしたちは普通心配事があっても、それをずーっと考え続けてはいられません。疲れてボーッとしてしまうのです。それで「まぁ、なるようにしかならない」とか「放っておくしかないな」と思うようになるのです。

ところが、うつ状態の人は、普通なら疲れて考えるのをやめるところでも、引き続き考えてしまうのです。逆にいうと考えることをやめられない。仮に、体は動いていない、つまり休んだ状態でいても、頭の中はフル回転しているのです。

たとえば、不安のプログラムは、世の中を「何をやってもうまくいかない、いきっこない」「誰も自分を助けてくれない」「きっと自分をおとしめようとしている」「みんな、自分のことをダメなやつだと思っている」という前提で見ているので、それに対処するためのシミュレーションを一時も休めません。

客観的な世界は変わらないのに、自分自身の中で悲観的な危険な世界を作り、それを維持してしまうことで、さらに精神疲労を加速させてしまうのです。

また、すでに表れている体の変化も深刻になります。悲しみのプログラムの食欲不振、不安のプログラムの不眠、驚き・興奮のプログラムの継続的な作動による肩や腰の痛み、消化器系の不調などが強くなってきます。

これまでにない不眠や身体症状の苦しさ、強い不安・怒り・むなしさ。さらに、頭が回らない、判断が鈍るなどの症状。そしてそれに対して何もできない自分。崩れていく人間関係。これらが同時に自覚されるとき、「自分自身をコントロールできない」「自分は、うまく対処できない」と感じることになります（無力感）。具体的に何も行動を取れていないこと（この苦しい状況を打開できないこと）に、強烈な焦りを持ってしまいます。焦りは、いよいよエネルギーが底をつくという焦りです。

さらにこれに「それは自分ががんばっていないからだ」「自分がダメな人間だからだ」と自分を責める気持ち（自責の念）が加わると、いよいよ精神疲労が加速し、絶望・覚悟のプログラムが誤作動してしまうのです。

このように、疲労感知システムの麻痺は、うつ状態が悪化していく過程に大きく影響しています。

麻痺しているから休息できず、うつ状態が深刻になるのを止められないのです。

ところが皮肉にも私たちの現代社会は、競争社会です。がんばることを奨励する社会であり、大人になったらそこで生きていけるように、子どものころから弱音を吐かないで我慢することをトレーニングされてきました。また、がんばっていない者は仲間から見放されるという日本的な不安もあります。

つまりこれまでずっと疲労感知システムを麻痺させるトレーニングをしてきたのです。むしろ上手に麻痺させることのできる人が、明るい人、パワフルな人として社会に適応してきたのです。

しかし、人は機械ではありません。疲れることもあるのです。これまでの方法がうまくいかなくなってきたそのとき、本当は柔軟に対処する姿勢が必要なのですが、残念ながら人のもう一つの特性として〝ピンチになるとこれまでの方法にしがみついてしまう傾向〟があり、どうしても疲れてしまっている弱い自分、人に後れをとっている自分を認めることができなくなってしまうのです。

当事者の方にはこう説明していただきたいのです。これまでは、高速道路を走るためのトレーニングをしてきた。それはそれで大変重要で、今までのあなたの成功を支えてきた。しかし今は、その走り方ではうまく走れない悪路にさしかかっている。砂漠や山道を走るラリー用の車は、Ｆ１レース用の車とはタイヤもスプリングもエンジンも違う。もちろん走り方も変えなければならない、と。

これまでのやり方にこだわらず、今の当事者の体の状態に合わせた走り方で〝今〟を乗り切らなければならないのです。これまでの走り方は捨ててしまうわけではありません。また、高速道路に戻ったときはその走り方をすればいいのです。しかし、今は、これまでとは違う走り方を工夫する必要があります。

いずれにしても、当事者にも支援者にもわかっていただきたいのは、うつ状態に陥ると、疲労を十分感じられなくなってしまっているということです。行動のブレーキが利かないのですから、つい（周囲にはそう見えなくても、本人にとって）オーバーワークになってしまうのです。それを当事者はコントロールできません。それは意思の問題ではないのです。知覚するシステムが麻痺しているのです。それがうつ状態の一つの特性なのだと理解しておいてください。

うつ状態の人を見て、なぜこれぐらいのことができないのか、なぜこれだけで調子を崩すのかと感じてしまうのは、元気な人の発想です。すでにうつ状態の人は、ブレーキが利かずに消耗しきっているのです。だから今の〝大したことのない仕事〟でも大きな障害になってしまうのです。

もともとは、そんなことで疲れる人ではありません。怠けているのでもありません。ただ、疲労の知覚システムが壊れた結果、疲労しきっているだけなのです。

(3) 普通の憂うつと〝うつ状態〟はどう違うのですか

私たちはよく〝風邪〟をひきます。風邪といえば、のどが痛い、頭が痛い、おなかが痛い、熱が出る、だるい、咳が出る、鼻水が出るなどの症状を思い浮かべます。さて、風邪をひいた理由は、明確でしょうか。どういう経路でどういう経緯で風邪をひいたのか、みなさんはそれほどこだわらずに、「風邪だね。二~三日寝ていれば治るよ」と言われれば安心して、休んでいます。

つまり風邪という名称は一般的に先に挙げたような状態そのもの(だけ)を指している名前なのです。風邪の状態がしばらく続き、いろいろな検査をして〝結核〟という診断が下ると、発症の経緯や仕組みがわかっている病名になり、その病名に応じた治療が始まります。

このように、私たちが日ごろ聞いている〝病名〟の中には、単に状態だけを表して、その原因や経緯がわかっていないものもけっこう多いのです。自律神経失調症などはその代表です。だからと言ってその病名が無意味なわけではありません。発症の経緯がわからなくても、何らかの対処の方法はあるのですから、症状の塊ごとに、治療方法の一般化もできるのです。

乱暴に言うと、掃除機の調子が悪いとします。ある音がする場合（症状）、本体を蹴っ飛ばせば元に戻るという経験を積むと、それが対処法になります。基本はこれと同じです。

さて、うつ状態ですが、これは風邪と同じように〝症状〟についた言葉です。症状の概要はｐ23を参考にしてください。

では、私たちは失恋をしたときに落ち込みますが、これとうつ状態はどう違うのでしょうか。

失恋をしたらどうなるでしょうか。

眠れない。食べられない。やけになる。泣く。意欲がなくなる。何事に対しても興味がなくなる。脱力感。ため息……。

これらは「悲しみのプログラム」の働きによるものです。悲しみのプログラムというのは、原始人が仲間を失ったり、自分が怪我をしたりしたときのためのプログラムです。そのような場合は、しばらく安全な棲処に引きこもり、気配を消すことが必要でした。ですから悲しいとき、私たちの姿勢は自然に低くなり、活動する意欲（食欲・興味・性欲）も減ります。引きこもりは誰かに援助してもらわなければ成立しません。助けを求めるための救難信号が、ため息、元気のない顔や姿勢、涙なのです（ｐ29）。

では、失恋して悲しいときと、うつ状態とはどこが違うのでしょうか。

まず一つ目は、うつ状態は悲しみだけではないということです。

ｐ29で紹介したように、うつ状態と呼ばれる人には、悲しみに加え、強い怒りと不安、それに驚き・興奮、焦りのプログラムによるさまざまな身体症状と心理的反応があります。それにうつ状態のもとになった強い疲労感もあります。

二つ目は、出来事が終わっても、その状態が終わらないということです。

たとえば失恋の場合、もしある女性が失恋し（悲しみのプログラム主体）死にたいと思っていても、そこで昔から友だちだった男性が、「大変だね。つらかったね」と優しくしてくれたら、次第に恋心が芽生えてきたりします。よくあるパターンですが、そうこうしているうちに元気になってしまいます。

ところが、もし彼女が悲しみのプログラムだけではなくて、それをきっかけにうつ状態になっていたら、新しい恋人ができても彼女の状態はあまり変わりません。もちろんうれしいとは感じます。ところがやたらに不安な気持ちや、イライラや疲労感、死にたい気持ちなどが簡単になくなることはないのです。

つまり、通常私たちがこうした気持ちを感じるとき、それに先行するある出来事（ストレス）があります。それがなくなると、感情のプログラム（単一）も終了します。ところがうつ状態になると、本人が思っている「これが原因だな」ということが解決しても、状態はあまり改善しないのです。出来事への対処ではなく、〝状態〟そのものに対するケアが必要になります。

たとえば、ナイフを足に刺したとしましょう。ナイフを抜いたら大丈夫でしょうか。違います。ケアが必要なのです。傷の手当が必要であり、それには時間がかかります。


ところで、死にたい気持ちとの関係で、普通の憂うつとうつ状態に違いがあるのでしょうか。

悲しみのプログラムだけでも、死にたくなることがあります。失恋して自殺してしまうのは、古今の物語を繙《ひもと》くまでもありません。悲しみが死にたい気持ちにつながりやすいのは、「自分には価値がない」という思考が、絶望・覚悟のプログラムを刺激するからです。p36の図2の形式で説明してみましょう（図11）。

恋人にふられると、自分には価値（魅力・競争力）がないと感じます。その状態をDNAの危機と認識した絶望・覚悟のプログラムは、発動の時期を計るため絶望・覚悟のプログラムの発動条件に当てはまるようなものがないかチェックします。何も手立てがないのではないか？　自分は足手まといになってはい

図11　▶失恋が主体の場合の「死にたい」気持ち◀

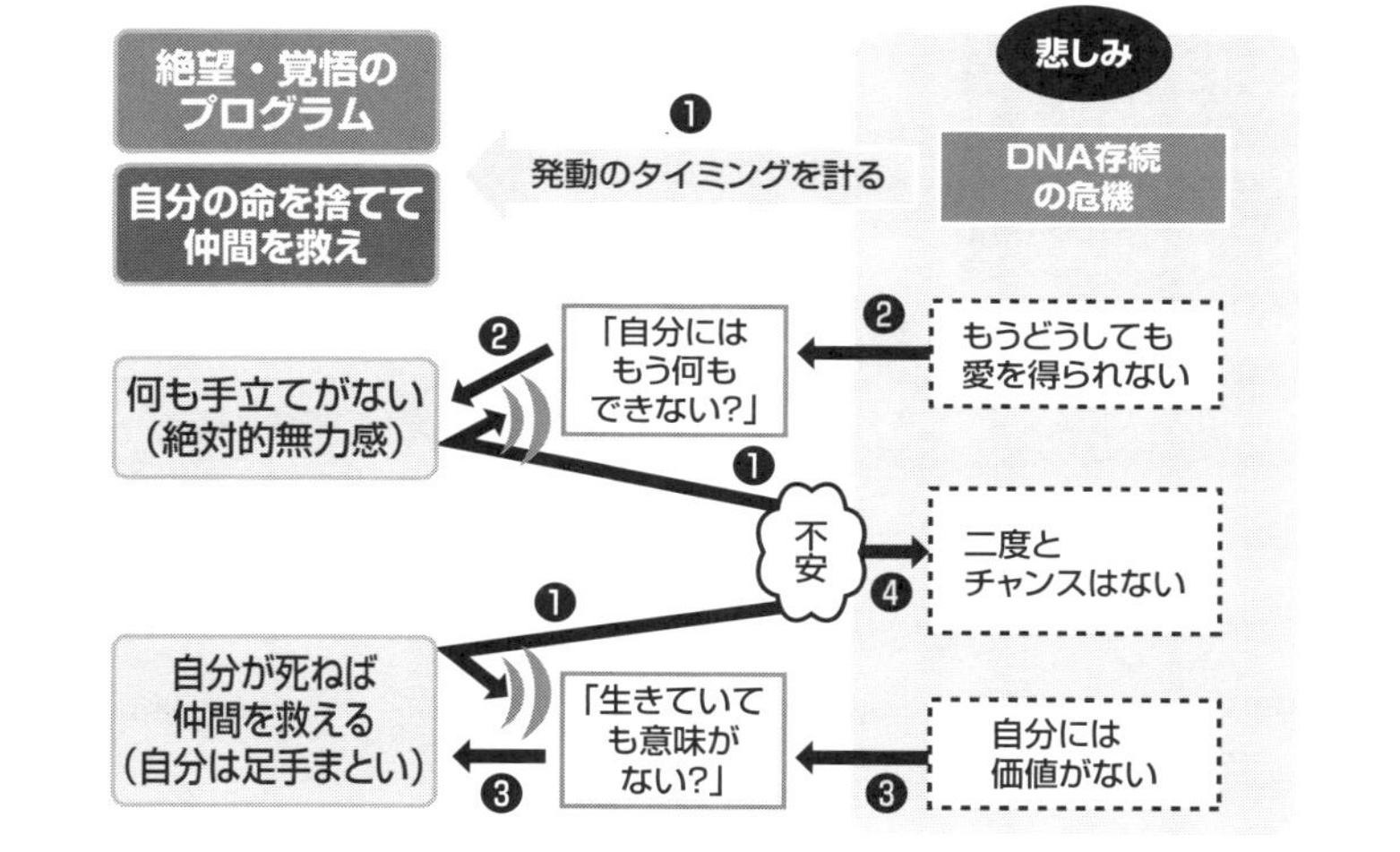

ないか？　というあの二つの視点です。その不安の視点で再び今の状態を見てみると、「何も手立てがないか」という問いに、「もうどうしても愛を得られない」という今の思いが、そのとおりだと答えてしまいます。「みんなの足手まといになっているか」の問いには、「自分には価値がない」という思いがYESと答えるのです。二つの条件がそろってしまい、死にたい気持ちが生じます。

いったん絶望・覚悟のプログラムが発動すると、感じていた絶望感をさらに不安があおります。それが「もう恋愛するチャンスは二度とない」という未来を閉ざす思考になります。これが、失恋して死にたくなる流れです。

ところがうつ状態の場合、その思考（価値がない）に加え「苦しい状態が長く続きそれをコントロールできない」「だらしない（がんばっていない）自分はみんなに迷惑をかけている」という無力感や自責感が、「自分がいなくなってみんなを助ける」という思考に移行しやすいルートを作ります（図12）。

図12▶失恋にうつが重なる場合の「死にたい」気持ち◀

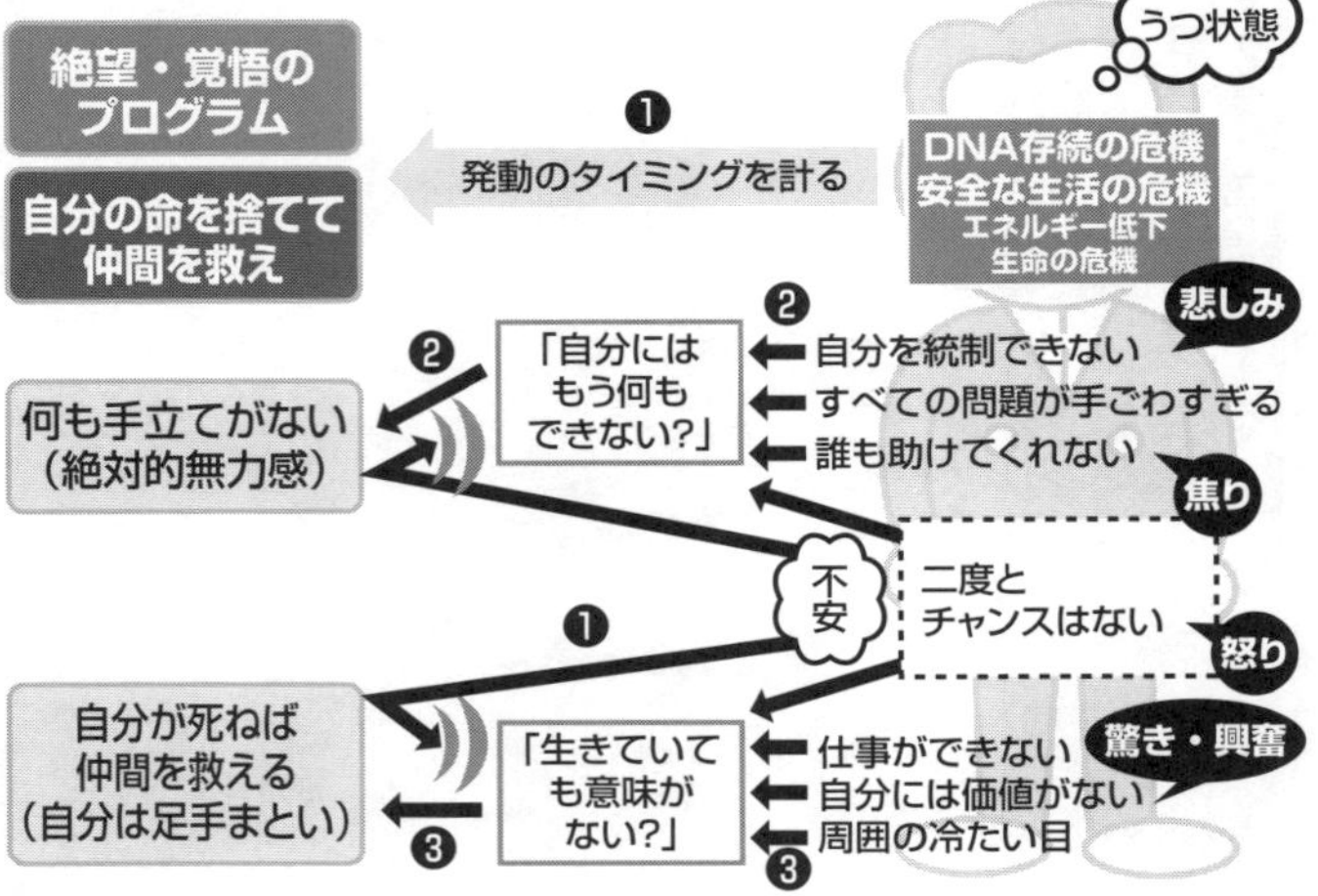

しかも、うつ状態の回復までに時間がかかることを考えれば、単一プログラムの発動の場合に比べて、自殺の危険性がかなり高まってしまうことが理解できるでしょう。

（4）うつ病とうつ状態はどう違うのですか

平たく言うと、疲労やストレス（きっかけ）もなくうつ状態になってしまう病気を「うつ病」と呼んでいます。

疲労したピンチの状態を守るための最終安全装置がうつであるとすれば、その安全装置のスイッチが壊れると、何もないのにうつ状態になってしまうわけです。

人間ですから、組織や機能が壊れてしまうことがあります。それを病気と言っているのです。

もし、単純にスイッチが壊れてうつ状態になったのなら、たまたまそれに効く薬があります。抗うつ薬です。病気だけならこれがよく効きます。一、二カ月服薬するだけで、症状がきれいになくなるケースもあるのです。

こういうケースを精神科では、「うつ病だった」と考えるのです。

ところが、これはうつ状態に本人が早い時期に気がつき、うまく精神科を受診することができたケースです。ほとんどの場合は、これまで何回か説明したようにうつ状態に周囲も自分自身も気がつかず、気がついたとしてもストレートに精神科を受診できないでいます。精神科の敷居が高いのが一つの理由です。もう一つの理由は、たとえば内科で受診しても身体症状だけに対処して、うつ状態を見逃してしまうケースがあるからです。

いずれにしても、うつ病発症によるうつ状態がかなり放置されてしまうのが一般的だと考えてください。すると当然疲労が蓄積してきます。つまり、うつ病だけなら薬だけでもスイッチを切り替えられるのですが、それに伴う疲労が蓄積してしまうと、〝休息〟しないことには、スイッチを切り替えても回復してはこないのです。

この意味からも、うつ状態の不調を早期に発見し早期に対処することが、いかに大切かがご理解いただけると思います。

そして、当事者も支援者も「うつ病」なのか「うつ状態」なのかについてあまりこだわる必要はありません。これは医師がどのように認識するかだけの問題で、対処はほとんど変わらないのです。薬と休養と環境の改善です。あとは治ってから、あるいは数カ月経ってから「うつ病」だったとか「ストレス（疲労）によるうつ状態だった」などと言えるのです。

このように、現場で働く私たちにとって、その人が「うつ病」なのか「うつ状態」なのかはあまり深い意味を持ちません。ところが一般の人は、これ（診断名）にこだわってしまいます。

身体病の場合は、原因や悪化経緯が比較的明らかになっているものがあります。そういう病気の場合、診断が変わると対処法も変わるので〝誤診〟すると、大変なことになります。一般的には診断名にこのイメージを持ってしまうのです。

ところが精神科の診断は、心の不調の原因がまだはっきり解明されておらず、精神科医ごとに変わってしまうのです。

それは、ある人物について、「物静かで奥の深い人」「暗くて人を恐れている人」「自分の内面の思考だけに集中しやすい人」などと見る人によって評価が分かれるのと基本的には同じなのです。少女連続殺害犯の宮崎勤の精神鑑定が、三人の立派な精神科医が診て三通りの鑑定が出たことも、それぞれが誤診ではなく、いろいろな見方（診断）が出てしまう分野だということを物語っているのです。

この診断に対するこだわりは、一般人よりむしろ医療関係者のほうが強く、看護師や医師に説明するときに、一苦労してしまうことがあります。

また、「うつ病はうつ状態の重症のもの」という捉え方も、多くの人が陥りやすい誤解の一つです。そんな人は、うつ病と診断されただけでとても落ち込んでしまいます。

逆に、うつ状態と診断されたからといって、軽いわけではありません。特に自殺ということを考えると、うつ状態でも十分その危険性があるのはこれまで説明したとおりです。

また、薬を申請するために処方箋に、「うつ病」と書かれてあったのをたまたま見てしまった患者が、「先生はそうは言っていなかったのに」とショックを受けてしまった、ということがあります。

医師は薬を出すときにどのような薬を使うか、あるいは使うことになるかを判断して、保険がうまく使えるように、病名をつけて処方することが多いのです。大した理由はないと思っていただいてけっこうです。

それでも、気になる人は、薬についてとことん医師に聞いてみればいいのです。

図13　▶うつ状態の経緯◀

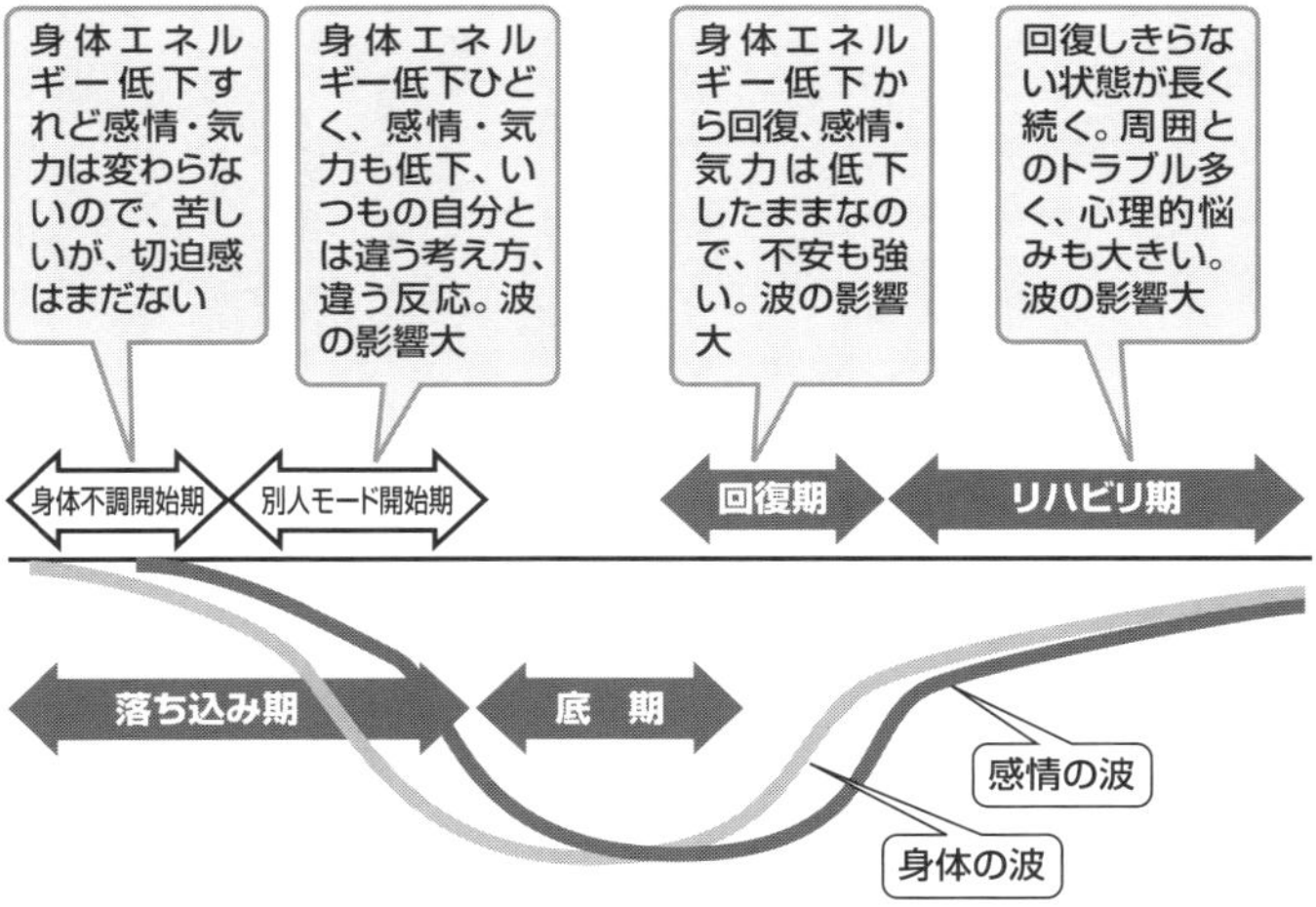
身体エネルギー低下すれど感情・気力は変わらないので、苦しいが、切迫感はまだない
身体エネルギー低下ひどく、感情・気力も低下、いつもの自分とは違う考え方、違う反応。波の影響大
身体エネルギー低下から回復、感情・気力は低下したままなので、不安も強い。波の影響大
回復しきらない状態が長く続く。周囲とのトラブル多く、心理的悩みも大きい。波の影響大
身体不調開始期
別人モード開始期
回復期
リハビリ期
落ち込み期
底　期
感情の波
身体の波

(5) うつ状態を乗り越えるまでの流れみたいなものについて教えてください

うつ状態になり回復していく流れを私は大きく、落ち込み期、底期、回復期、リハビリ期の四つの段階に分けて説明しています。

落ち込み期

予防のためには、この落ち込み期を詳しく理解することが重要なので、私はさらにこれを、身体不調開始期と別人モード開始期に分けて考えています。

多くのケースにかかわってきた結果、私は人がうつ状態になるときの表面上の兆候や特徴は、身体のエネルギー曲線と感情のエネルギー曲線に分けて表現してみるとわかりやすいことに気がつきました(図13)。

上の図のように、感情の曲線は身体の曲線に比べて、遅れて動きます。

その動きの差によって、うつ状態の症状が変化していくのです。

まず、**身体不調開始期**を見てください。

この時期は身体エネルギーがかなり低下していますが、感情のエネルギーはそれほど落ちていません。この時期に身体の不調が表れます。食欲の低下、体重の減少、不眠、頭痛、吐き気、腰痛や肩こり、疲れやすさ（疲れが残る）の他にも、めまい、耳鳴り、動悸などあらゆる症状が発生する可能性があります。ところが感情のエネルギーが落ちていない、つまり焦って対処しようという心の切迫感は湧かないのです。自分なりにその症状を理解し、納得してしまいがちです。

さらに、心のエネルギーが落ちていないので、我慢することもできます。少々の痛さや苦しさは我慢し、多少眠れなくても食べられなくても、活動を続けてしまいます。それで表面上のパフォーマンス（活動量）は維持できていますから、周囲はまったく変化に気がつかない場合も多いでしょう。

次は**別人モード開始期**です。

これまでに何回か説明してきたように、うつ状態とは別人になってしまうことと理解できます。この別人らしさが強くなってくるのが、この時期です。身体エネルギーは相当低下し、疲労感と心身の不調が強くなり、本人は意識しなくても無意識がそれを〝危機状態〟と認識し、悲しみ、怒り、不安、驚き・興奮、焦りなどの感情のプログラムが一斉に発動してしまいます。その結果、いつもの当事者とは違う思考や反応をしてしまいます。これが別人状態です。

身体不調開始期には、我慢することで毎日をキープしていたのですが、だんだんそれができなくなってきます。それを当事者は「我慢が足りないからだ」と考えてしまうのです。この思考のために援助を求めることができなくなるのも、この時期の特徴です。これを私は**「がんばっていない」妄想**と呼んでいます。

この時期には、うつ状態の気分の上下の影響が強く（うつの波）、また別人化したことによるトラブルも多くなった上（運命の波）、支援も求めない（対処の癖）ため、自殺の危険性が高まる時期です。

底期

身体曲線も感情曲線も低下している状態。疲れ果てている状態です。死にたいという気持ちにもちろん強いのですが、この時期は活動することもできず、家で休むか、病院などで入院している時期に当たります。その結果うつの波はあっても、運命の波の変動が少なくなるため、別人モード開始期などに比べると自殺の危険性はやや低下します。

回復期

底期で休息ができてくると回復が始まりますが、まず身体曲線のほうが上がってきます。活動するようになったり、会話が多くなったり、笑顔が見られるようになったり、食べられるようになったりします。周囲はそれを見て、「だいぶ元気になった」という印象を受けるでしょう。ところが、感情曲線を見ていただくとわかるように、感情面はほとんど回復していないのです。

つまり、不安が強く、怒りをコントロールできず、訳もなく物悲しく活力も感じられない。当事者にとっては、「治らないかもしれない」という不安がまだまだ強い時期なのです。

そんな時期に、周囲が「もう大丈夫だね」などと言うと、当事者は「もう支援を受けられない」とか「責任を負わなければならない」と感じてしまって、苦しくなってしまいます。

この時期は、別人モード開始期と同じように、うつの波の影響が強い時期でもあります。

リハビリ期

身体症状が七割ほど回復してくると、入院している人でも退院する場合が多いでしょう。

ところが、この時期から身体曲線の伸び率が頭打ちになります。

当事者にとっては、このままの調子で治っていくのだろうと思っていたのに、急に停滞が始まったと感じる時期で、まだ感情曲線も上がりきっていないため、「治らないのではないか」という不安（「治らないのではないか」妄想）がかなり強くなってくる時期です。

図14　▶うつの流れ◀

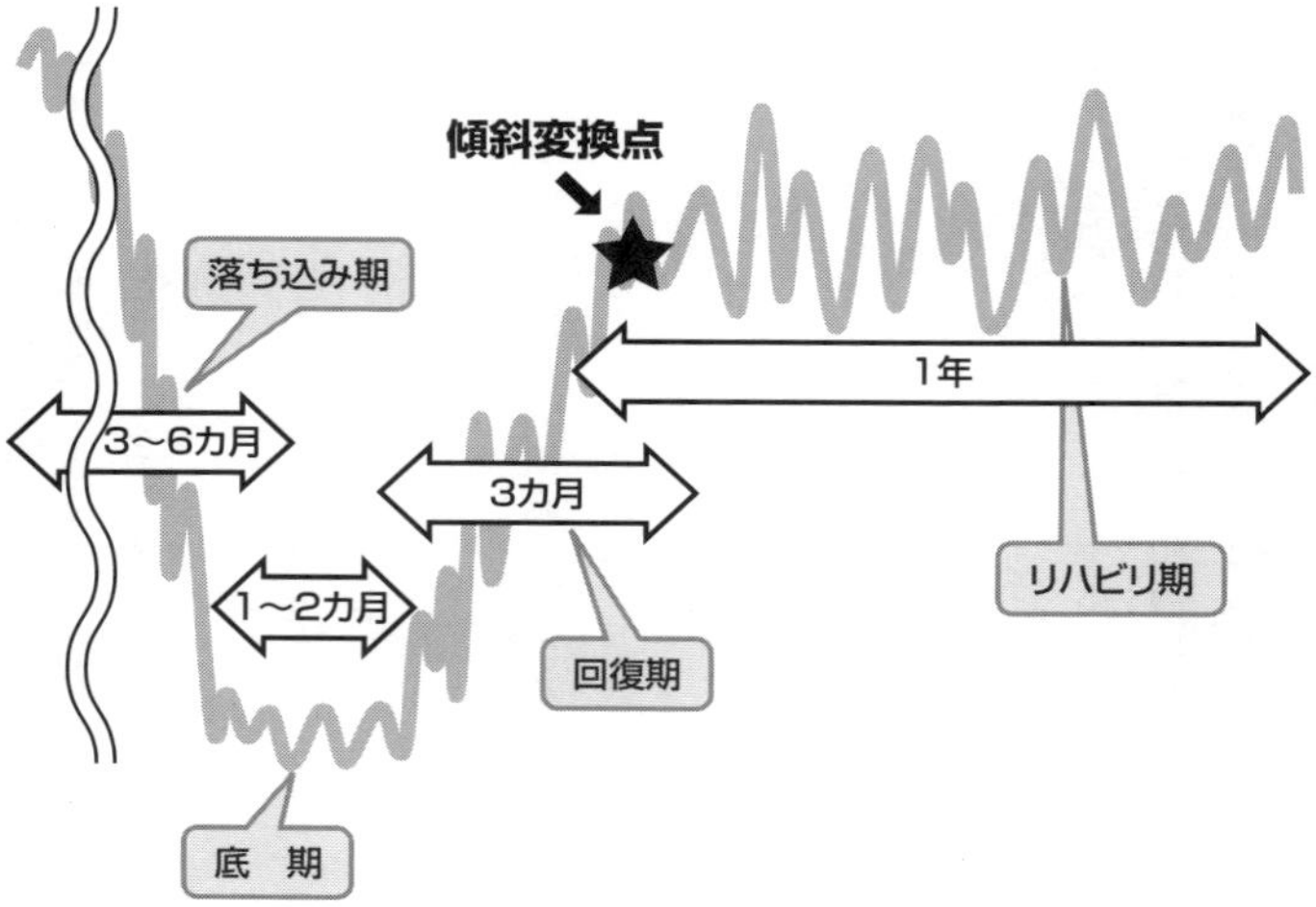

回復期に引き続きうつの波の影響が大きい上に、社会や職場に復帰していく過程でさまざまな現実的な障害に立ち向かわなければならない時期、つまり運命の波も大きくなる時期です。

この時期も自殺の危険性が高まります。「うつは治りかけが怖い」と言われたり、退院後の自殺が多いのもこのためです。

この流れはどれぐらいの時間をかけて進んでいくのでしょう。もちろん個人差はあります（と言うより個人差が大変大きいのです）が、一つの尺度を持っていただくために、あえて数字で表現すると、落ち込み期が三カ月から半年、底期が一～二カ月、回復期が三カ月、リハビリ期が一年とイメージしてください（図14）。

うつ状態というのは、「心の風邪だ」などと聞いたことがあるかもしれません。私は、これは大変誤解を招く比喩だと思っています。うつ状態は確かに心の風邪のように誰でもそうなりえますが、風邪のように一週間で治るものではありません。長引くのです。

私は、うつ状態は「心の骨折だ」と表現しています。骨折をしたときをイメージしてください。まず骨折してしまったら、病院に行きます。必要だったら入院します。そして入院から帰ってきた後もギプスをはめています。もともとの力仕事ができるまでに一年くらいかかります。骨折の場合は、退院してもギプスをはめていますから、本人のつらさが周囲にもわかりやすいのです。ところがうつ状態のほうは、本当は心にギプスをはめているのですが、その心のギプスは本人にも周囲にも見えません。ですから、周囲がどう接していいかわからなかったり、自分自身も焦りから早急に社会に復帰したりして、失敗するケースがけっこう多いのです。

ありがたいことに、最近では「うつは心の骨折」という私の表現がかなり市民権を得てきたようです。どんどんこの表現を使っていただき、うつのつらさと回復期間に関する誤解を解いてほしいと思います。回復期・リハビリ期はその過ごし方に特に注意が必要なので、p295を参考にしてください。

(6) 一回うつ状態になった人は、その性格や考え方を直さない限り、またなりやすいのでしょうか

ひどい状態がようやく落ち着き、当事者も支援者もほっと一息つけそうなころ、この疑問が湧いてきます。

特にリハビリ期の当事者にとっては、とても深刻なテーマです。

結論から言うと、本書のいたるところで出てくるように、誰でもうつ状態になりえるのです。ですから性格や血統のことはあまり考えないほうがよいのです。確かに、うつになりやすい性格や遺伝を学術的に分析することはできます。そのような分析ではほんの少しの差が出ることはあるでしょう。しかしその差は、単なる一般論でしかありません。

あなたがある地域の出身だとしましょう。その地域出身の人は何かの病気にかかりにくいというデータ

があっても、あなたがそうだとは限りません。全体を表す数字を気にするより、今は、当事者の状態だけをしっかり見て対応することのほうがずっと意味があります（参照p158）。

もし、うつを性格や血筋のせいにしてしまうと、当事者は「今回は何とか運良く乗り切れたが、性格が変わらない限りまた自分はうつになるのだ」と考え、不安を消すことができません。これが回復を遅らせてしまいます。

とは言え、治りかけてきた今、再発のことは心配です。どう考えればいいでしょう。

うつになった人が、免疫ができて二度とうつにならないのかというとそんなことはありません。しかし、ではうつになりやすくなったのかと言うと、これもそんなことはないのです。

うつの専門書の中には、うつは再発しやすいと書いてあるものも多いと思います。

これは、病院から見た視点です。社会の中で当事者のリハビリを見ている私にとって、それは再発しやすいのではなくて、単に治りきっていないだけだと感じます。医師は、リハビリ期の途中でもう治ったとしてしまうのです。確かに入院することもなく、強い薬の力を借りなくても眠れますし、いつも不安に苛まれるということもありません。つまり、医師にはもうそれほどやることがなくなってしまうのです。つい、もっと深刻な症状の患者に関心が向き、リハビリ期のうつ状態の患者は、「治った」ことにされる場合が多いのも無理はありません。

しかし、そのような医師でも、治ったと診断した患者が突然自殺して、とてもつらい思いをすることも多いのです。医師は、それを「再発した」と言うのです。

うつはリハビリ期が難しいのです。しかしそれは再発ではありません。しっかり治すと、次にうつになる確率は他の人と変わらないのです。

単なる確率論でなく現実的な話をすれば、今回の経験を上手に生かせれば、次にうつになる、あるいはうつが悪化することを、より予防することができるようにもなります。このように、つらい体験があってもそれを人生の糧とできる力は、レジリエンスと呼ばれ、昨今心理学の中でも注目されている分野です。

うつ体験をレジリエンスの方向で生かせるかどうかは、周囲の人が感じている「悪い性格や考え方」を治す必要があるかというと、必ずしもそうではありません。周囲の人が感じている悪い性格は、うつの原因というより症状であることが多いからです。ほとんどの場合、治るにしたがって消えていくか、残っても〝個性〟の範囲に収まっていきます。

レジリエンスとして機能するかの最も大きなポイントは、当事者が今回のうつ体験をどう捉えているかです。

うつ体験を「恥じるべき、隠すべき、許せない体験」と捉える人は、どうしてもその体験を前向きに捉えることはできません。後悔と不安と恐怖がつきまとってしまうのです。それを必死で忘れて日常を生活していても、心の奥底で怯えてしまっています。

一方、うつ体験を「大変だった病気の体験」と受け止められる人は、その原因や兆候をしっかり振り返り、自分の人生における意味を考えます。そして生き方を自分なりに修正していけるのです。

前者は、恐怖を無理やり忘れて生活しているので、また蓄積疲労がたまりやすくなります。一方、後者は生活をコントロールできるし、またうつっぽくなってきたとしても、早い段階で気がつき対処することも可能です。うつについては、明らかに後者のほうが、強くなったと言えるでしょう。

支援者の方は、本人に、うつになったことを隠さないようにアドバイスしてあげてください。そのためには、まず支援者が、うつを「恥ずべきこと」と思わないことです。本書をよく理解し、まずはご自分の思考を整理していただくといいでしょう。

そのうえで、当事者から本項のような質問を受けたら、こう考えてみたらとアドバイスしてみてくださ

図15　▶ストレス（蓄積疲労）の表れ方◀

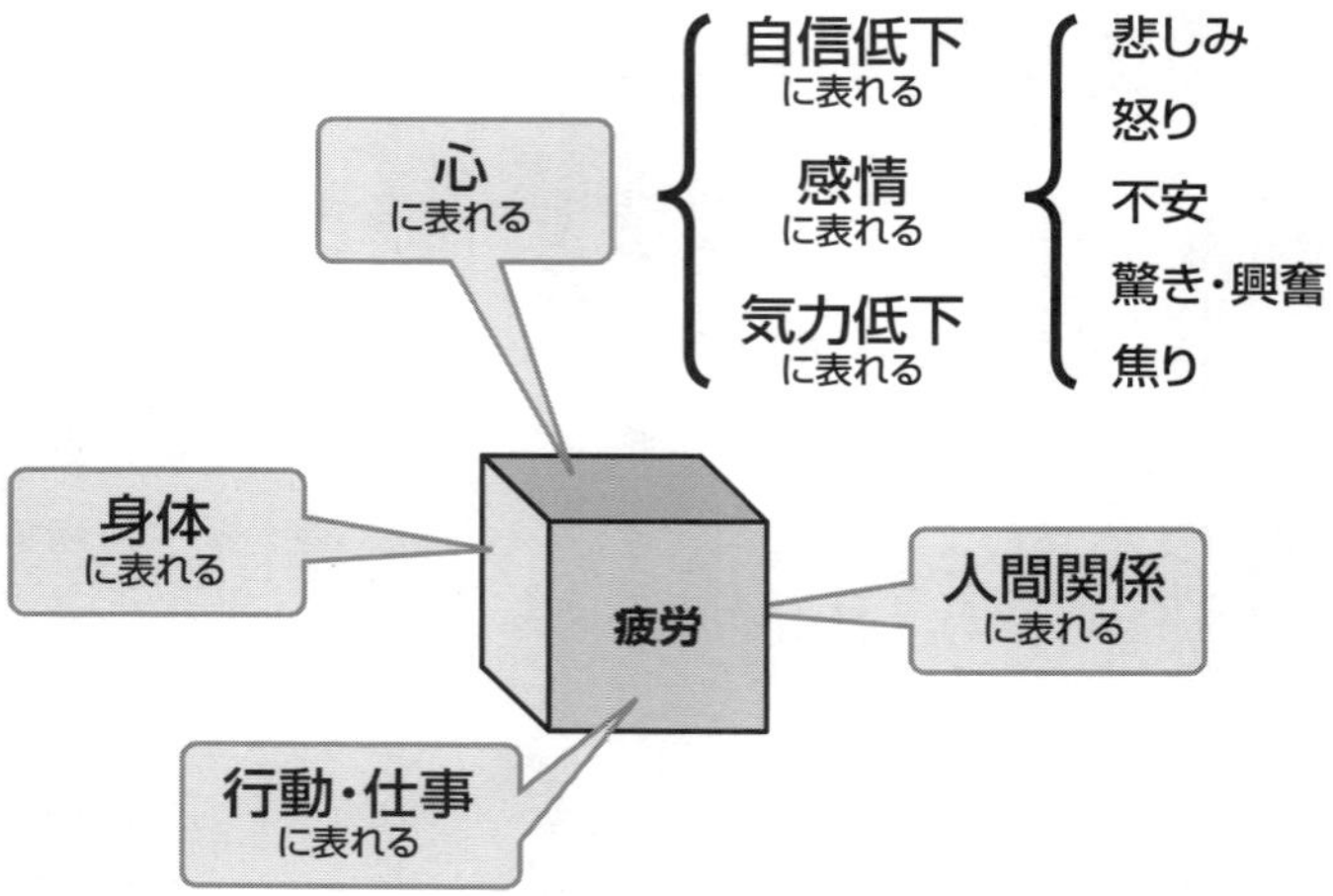

い。

「君は、一度うつの国に行ったことがある。行き方も帰り方も知っている。うつの国が近づくと自分の体がどのように変化し、どのような感じ方になるのかも知っている。だから他の人より、うつの国に近づかないように注意することができるのだ」と。

(7) 同じような刺激（ストレス）を受けても、他の人は大丈夫なのに、ある人だけうつ状態になるのはなぜですか

この疑問の背景には、結局うつになるのは、個人的に心が弱いからではないかという意識があります。人の体が非常に複雑で、調子が悪くなるときさまざまなバリエーションを持ってしまうことが、うつ状態をわかりにくくしている原因の一つになっています。

私は疲労の蓄積に際して人には、上の図に示すような四つ変化が表れると考えています。四つのどの部分が大きく見えるかによって印象はだいぶ変わってきます（図15）。

たとえば転勤を境に、新しい仕事や人間関係、環境の変化に対応するため疲労が重なってしまった人の場合を考えてみましょう。

Aさんは、半年後に潰瘍になってしまいました。大変疲れやすくなっています。

Bさんは、以前の職場では大変人望があったのですが、今の職場ではどうしても人間関係がうまくいきません。

Cさんは、転職してから仕事を覚えられなくなりました。簡単な仕事でも、ミスばかり。以前のような根気もありません。

Aさん、Bさん、Cさんともトラブルはあるのですが、いわゆるうつ状態ではありません。強い怒りや不安があったり、不眠や食欲不振が続き、自己嫌悪の状態に陥っているわけではないのです。

転勤から半年後にうつ状態になってしまったDさんは、自分の不調を自分自身で許せず、体調が悪くても休まず、人間関係は自分が我慢することで何とか持ちこたえ、仕事の能率の低下は勤務時間を延ばすことで対処してきました。その結果うつという最終安全装置が働いてしまったのです。

死にたい気持ちを持つうつ状態の人と接していて痛感するのは、その人たちの心の強靭さです。彼らは自分が弱っているにもかかわらず、さまざまな苦しみから決して逃げようとはしなかったのです。今も死にたい気持ちと戦い続けています。心が弱い人はうつ状態にはなれないのです。

ところが、体を壊した人には、「そこまでがんばったんだな」という評価が与えられ、うつ状態になった人には、「甘えているのではないか」という評価が与えられやすいのです。

一つの出来事で突発的に自殺してしまう、そういう場合にはいわゆる心の弱さと見られても仕方がない部分があるかもしれません。

ところがうつ状態で亡くなった方を見てみると、いったいどんなきっかけで最終的に死を決断したのかがわからない場合が多いのです。そしてそのような方の生前は、大変強い精神力を持って活動していたと、振り返られる場合が一般的です。ＳＴＡＰ細胞の笹井芳樹さん、マラソンの円谷幸吉選手、ウクレレ漫談の牧伸二さん、世界的コメディアンのロビン・ウィリアムズさん……、おそらく普通の方々よりも知性があり、精神力も強く、楽天的な思考をしていたと思われる人でも、うつ状態になると別人になり自殺を考えてしまうのです。

この他にも、ある種のストレス（疲労）には強いが、他のストレス（疲労）には弱いという個人差もあります。

たとえばある人は、仕事のストレスには強いが、温度差に極めて弱い。ある人は人間関係のストレスには強くても、先が見えない状態ではイライラが抑えられない……。

一見、現代社会のストレスに弱いといわれる引きこもりの人々が、大震災などでみんなが気落ちしているときに、一人黙々と復旧作業を進めていたという事例もあります。

ですから、うつ状態で死にたいと思う人に対して、自分より心が弱いなどと画一的なパターンで捉えるのをどうかやめていただきたいのです。

理由はどうあれ、今、目の前にいる当事者は、その人なりの感性で、社会を目いっぱい、逃げずに戦ってきた結果、疲れ果ててしまっているのです。その症状として、死にたい気持ちが出ているのです。

「がんばったんだね」

「大変な思いをしたんだね」

という言葉は、軽々しく使うと「わかっていないくせに……」と捉えられてしまいますが、じっくり話を聞いた後に使うのなら、うつ状態の当事者の心をどんなに軽くしてあげられるかということをわかってほしいのです。

（8）ある人のうつと他の人のうつがまったく違うように見えるのはなぜですか

息子が受診したところうつ状態だと言われたそうです。会社で何人かうつ状態の人を見たことがあるのですが、息子は、そんな様子もなく元気ですし、本当にうつ状態なのかという疑問が湧きます、というご質問です。

うつ状態というのは、p23で紹介したとおり、症状の総称です。

いろいろな風邪があるように、いろいろなうつがあるのです。たとえばこう考えられます。

コンピュータが壊れることを例に取ります。故障の修理を担当する人が、いろいろなコンピュータを見てきた結果、大きく二つのパターンを見つけたのです。

一つは、動作が緩慢になったり、途中で動かなくなるケースです。プログラムそのものは動くのです。うまくいくときは何の問題もないのですが、調子の悪いときは起動もしません。

そういうグループに付した名前が「うつ病」とか「うつ状態」なのです。

一方、もう一つのグループは、文字化けしたり、映像や音響が乱れたり、命令していない他のプログラムが走り出したりするグループで、「統合失調症」と名づけられました。

一つのコンピュータが、どちらに区分されるかは、故障の修理を担当する者の便宜的な区分にしかすぎません。治すときにはその区分にとらわれず、一つひとつの症状をよく見て対処することが必要です。

ですから、うつ状態と区分された人の中にも、さまざまなタイプがあるのです。

前の項目でも説明したとおり、疲労がたまったときは、身体・行動・感情や思考に異常が現れます。どこに強く現れるかは個人差があります。さらに感情・思考の中でも、悲しみ、怒り、不安、驚き、焦りのどれが強いかでも印象はかなり異なります。

さらに、うつ状態への個人の対処法、表面飾りやしがみつき行為で、もっと印象が変わってしまうのです。

精神科医が、うつ状態と判断するのは、たくさんのコンピュータの壊れ方を見てきた結果の判断です。表面だけでなく、会話し、これまでの行動のパターンや体調などを総合的に分析した結果です。

ですから、おそらく息子さんは相当疲れている、しかしあなたにはそれがそう見えない、という状態だと思います。本書の関連部分を読んでみて、息子さんの苦しい状態をわかってあげてください。

ちなみに、コンピュータのスピードが遅くなる、途中で動かなくなる（うつ系統の故障）ときに、真っ先にやるのは、バッテリーの充電と、再起動です。

それをやらずに、細かい設定をいじくりすぎると、問題を複雑にして、根本的な対処が遅れます。人間のうつ状態も、同じです。まず休憩させ、ゆっくりと再起動する。それだけでいいのです。プログラムや細部設定をいじる必要はないのです。

(9) うつ状態は予防できないのですか

これまで説明してきたように、うつ状態は、疲労の蓄積と病気（うつ病）でなることが多いのです。病気は、完全に予防する方法は見つかっていません。がんを完全に予防するのが難しいのと同じです。明るく楽しい生活をしていれば決してうつ病にならないかというと、どうもそうではないようです。がんの場合と同じように、予防にエネルギーを注ぐのではなく早期発見に留意し、うつ状態が悪化しないうちに対処するという方法を取るほうが現実的でしょう。

もう一つの精神的な疲労の蓄積によるうつ状態は、現代社会を生きている限り、完全に予防することは難しいと言わざるをえません。もちろん年齢とともに回復力が低下するため、うつ状態に気をつけなければばなりませんが、気をつけていても知らない間に疲労と回復の収支が崩れて、疲労が蓄積してしまうこともあるのです（ｐ99）。

この場合も、うつ状態になることを恐れて社会生活から遠ざかるよりも、うつ状態が深刻になる前に気がついて、対処するほうがずっと現実的で、効果があるのです。

ところが、この早期発見が難しいのです（ｐ202）。

うつ状態は、根本が疲労ですから、休みさえすれば治る症状です。ですからそれほど難しい状態ではないのです。しかし、うつ状態をなめてはいけないのは、これまでお伝えしてきたようにうつ状態の一つの症状に「死にたくなってしまう」があるからです。

もう一つうつ状態で怖いのが、うつ状態が悪化していくのを本人も周囲も気がつきにくいということです。死亡率が高く早期発見しにくいというのは生活習慣病と同じです。

三つ目の怖さは、いったんその状態になってしまうと、回復に一年単位の時間がかかり、その間のリハビリが難しいということです。

ここでは、二番目の怖さ、「うつ状態の悪化がわかりにくい」ということについてもう少し説明しておきましょう。

うつ状態の進行は、大きく四段階に分かれますが、最初の落ち込み期はさらに身体不調開始期と別人モード開始期に分かれます（ｐ85）。

この身体不調開始期は、身体症状が現れるが、感情は元気なままの状態です。そんなとき私たちは、さまざまな不調があってもそれを何らかの理由をつけて、当たり前のこと、大したことではないと片付けてしまいがちです。心は苦しくないのでどうしても切迫感がなく、結果的に少しぐらいの体調の悪さは、我慢することで乗り切ってしまうのです。

私もうつ状態になったことがありますが、私の経験では、胸のちくちくした痛みと、背中が重い感じ、吐き気、食欲低下（体重減少五キロ）、不眠が兆候だったようです。

だったようですと書くのには理由があります。そのときは気がつかないのです。胸の痛みは「もしかしたら心臓？」と気になりましたが、何回検査しても異常はありません。「逆流性食道炎の一つの症状として、そういうケースもあります」と説明を受け、それで納得しようとしていたのですが、結局はその痛みが鎮まったのは精神科を受診し、安定剤を飲むようになってからです。

背中が痛いのは年のせいだと思い、吐き気や食欲の低下や不眠は、仕事が忙しいからだと理解していました（体重が落ちているのに気がついたのは、治療がうまく進み回復期に入ったころです）。またこの時期はまだ感情のパワーは残っているので、気力で苦しさを我慢して、日常生活を維持することができてしまうのです。本人もそれで対処できていると思いたいし、周囲に相談しようとも思いません。だから周囲も本人の中で進行しているうつ状態になかなか気がつけないのです。

それでは、早期発見のためのポイントは何でしょうか。

一つ目は、うつ状態についてよく知ることです。疲労との関係を理解しておくと、身体症状が出てきたとき、もしかしたら……と考えることができます。

二つ目は、不眠状態を観察することです。不眠以外の症状は、私の例のように当事者が都合のいいように解釈して納得してしまう可能性があります。ところがどのように自分で解釈しても、苦しさをごまかせないのが、不眠です。

不眠が二週間続いたら、「おかしい」と思ってください。

不安のプログラムで説明したように、通常は疲れたら〝眠くなる〟ものです（p31）。それが〝疲れているのに眠れない〟のは、それだけ体が異常を感じているということなのです。体は正直です。体の信号

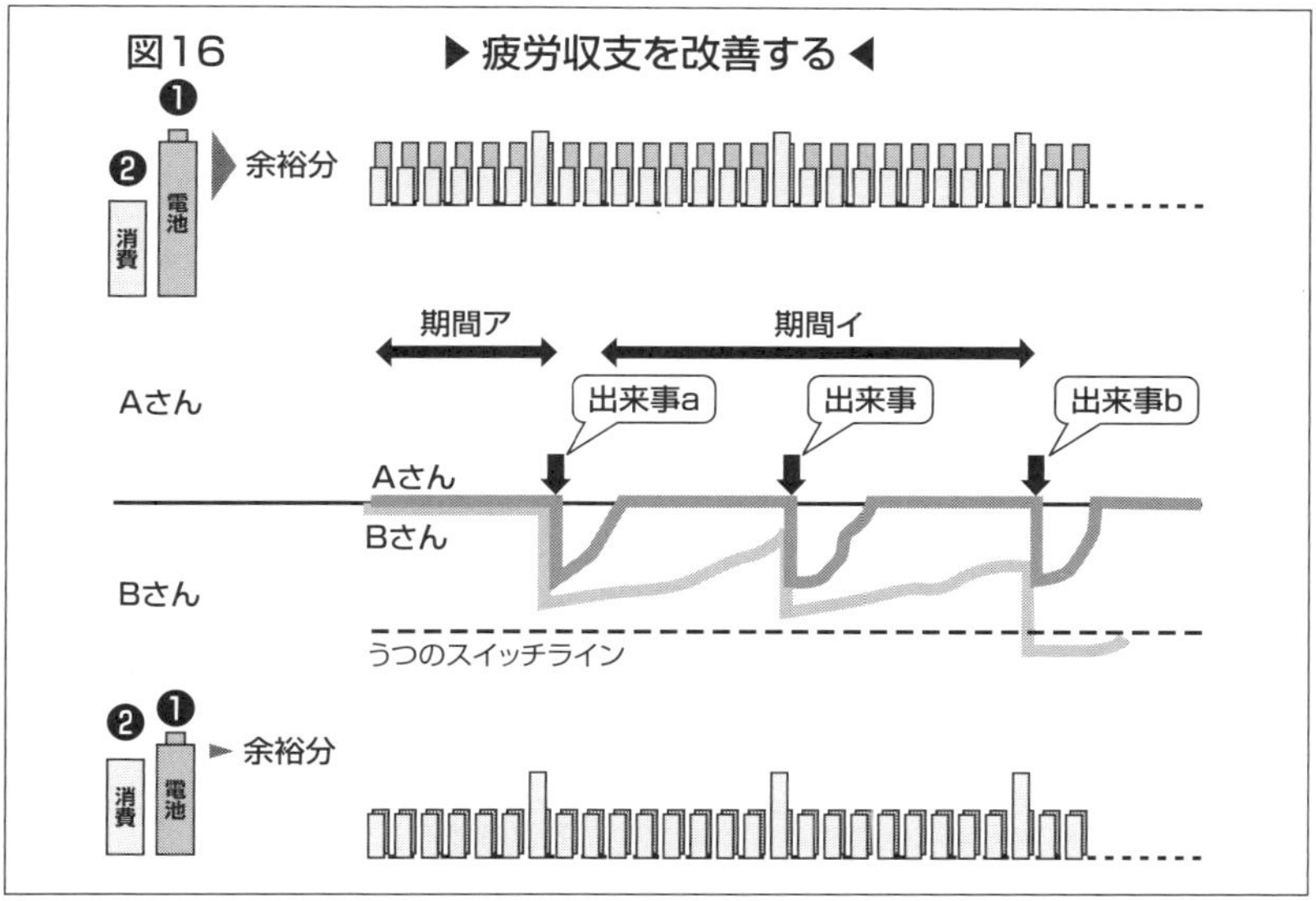

図16　▶疲労収支を改善する◀

を素直に受け取りましょう。

また、精神科受診に関する偏見があると気がついても対処できません。ですから、精神科受診について正しく知っておくことも重要です（p197参照）。

(10) うつ対策として、早期発見以外に私たちが気をつけておくことがありますか

うつになっていく過程は、疲労収支で考えると理解しやすくなります。

自分の体の中にエネルギーをため込む電池のようなものがあると想像してください。

スマートフォンのように、普通の使い方をしていると充電の範囲で一日を過ごせますが、酷使してしまうと電池が切れてしまいます。人間の場合、通常使う分を越えても、予備タンクのようなものからエネルギーを絞り出すので、止まってしまうことはありませんが、翌日に疲労として残ってしまうのです。この関係を疲労収支と呼んでいます。

図16にAさん、Bさんの疲労収支を紹介しています。図の左側に二人の一般的な日の疲労収支を示し

ました。二人とも電池の量①が、その日の活動で消費したエネルギー量②を上回っているので、基本的には、疲労を明日に持ち越すような仕事をしているわけではありません。

さて、人生は山あり谷あり。さまざまな出来事が私たちに降りかかってきます。その出来事に対応するために、今日のエネルギー以上に活動しなければならないこともあるでしょう。その場合、残った疲労は、次の日以降の電池の余裕分で少しずつ解消していかなければなりません。この余力分のことを「回復力」と呼びましょう。

さて、図16の二人に戻ります。Aさん、Bさんの職場では、グラフをつけてから七日目に、徹夜の仕事が入ってしまいました。全員疲労を翌日に持ち越しています。

Aさんは、回復力に余裕があるので、三日間で出来事aの収支をゼロに戻せました。ところが、Bさんは一〇日経ってもまだ疲れを残しています。

出来事が単発なら、それほど問題はありません。もし、疲労が回復していないうちに、次の出来事が重なるとどうでしょう。図16の真ん中のBさんのグラフのように、どんどんエネルギーレベルが悪化し、とうとう、うつのスイッチが入ってしまうほどになってしまうのです。

実際の活動を振り返ってみると、AさんとBさんは、アの期間は同じように活動していました。ところが同じ刺激（出来事a）によって、Bさんは落ち込み始めます。おそらくイの期間は、表面飾りによってAさんとBさんの差が周囲に明らかになることはないでしょう。

しかし出来事bでは、Bさんは「つらくて死にたい」と思ってしまうのです。Aさんや元気なときのBさんなら、難なく受け止められた出来事に対して、大きな反応を示してしまいます。

この例でおわかりのように、うつを予防するには、日々の疲労収支をAさんのように余裕あるものに改善するとともに、蓄積した疲労を早期に解消していけばいいのです。そのためには四つの視点から考えるといいでしょう。

一つ目は日々の回復力を上げること、二つ目はたまった疲労を回復する期間を持つこと、三つ目は仕事量を減らす（コントロールする）こと、四つ目は周囲の理解を得ること、です。

一つ目の、回復力を上げておくことですが、そのためにはありきたりですが、体力をつけ、睡眠を十分取れるようにすることです。

身体を鍛えておくことは、結局疲労回復を早めることになります。しかし、このとき注意しなければならないのは、「自分は鍛えているから大丈夫だ」という健康に対する過信をしないということです。スポーツで体を鍛えていても、風邪などの病気をして体力が低下すると、うつ状態が一気に深刻化することもあります。体は鍛える、しかし休みも早めに取る、という態度を身につけたいものです。

また、回復力という点では、睡眠は大変重要です。特に中年以降は工夫しないとよい睡眠を得ることができなくなります。睡眠にもっと関心を持ち、自分なりによく眠れるパターンを見つけて、習慣化しておいてほしいのです。私は個人的には、うつ状態を悪化させない一番のポイントは睡眠であるとさえ思っています。

その点では、子どもの睡眠にも気を配ってほしいものです（ただし、うつ状態のときに「眠りなさい」と強要するのは、マイナスです。ｐ350）。

残念ながら、この回復力は年齢とともに低下します。そのことを十分に理解し回復のための努力（若いときには必要なかった）をするように心がけてください。

二つ目は、休暇を入れることによる日々の回復力の補足です。日々の回復力を上げるようにしたところで、現在のストレス社会においては、日々の疲労収支がマイナスになることは避けられません。そこで、これまたありきたりですが、一週間に一日か二日はしっかり休みをとることが重要になってきます（図

図17　▶休みを入れる効果◀

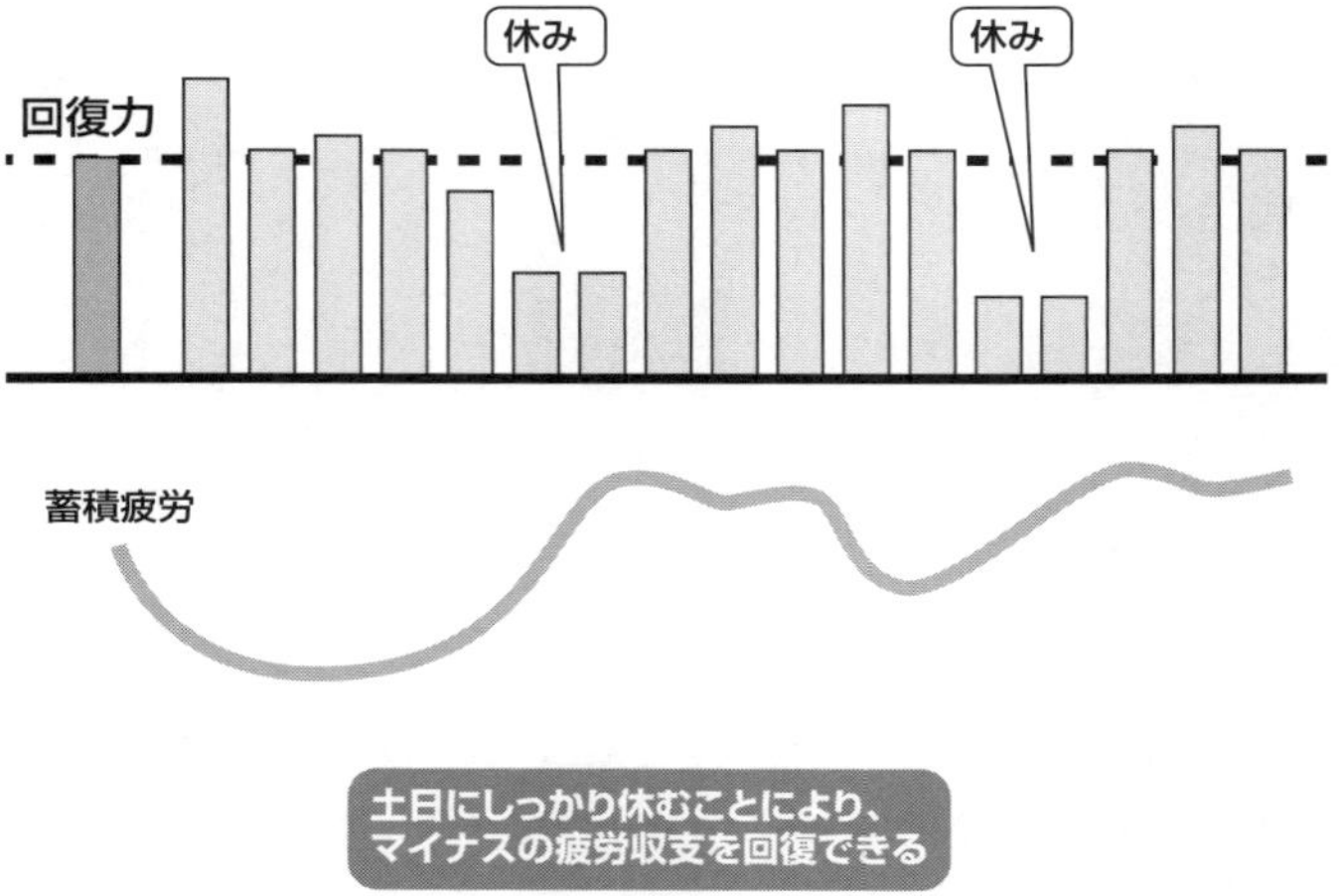
休み
休み
回復力
蓄積疲労
土日にしっかり休むことにより、
マイナスの疲労収支を回復できる

17）。

もともと人間は連続して働けるようにはできていません。それを宗教は〝祈りの日〟とか〝安息日〟などという概念で教えてきたのです。私は一週間が七日で構成されているのも、活動と休息のバランスから自然に選択されてきたものだと考えています。

休日をどう過ごすかにも配慮してほしいことがあります。

人にはそれぞれにストレス解消法がありますが、大きく分けると活動型と休養型のストレス解消法があります。

スポーツをする、遊園地に行く、踊り明かす、旅行をするなどは、日ごろと違う活動をすることにより、快感を得てリフレッシュするストレス解消法です。楽しいので若いうちは、この種の解消法が主になるでしょう。ところが、この活動型の欠点は、活動するにもエネルギーを使ってしまうということです。

うつ状態が深刻化しつつあるとき、当事者は苦しいので、これまで利用していたストレス解消法を試みるでしょう。そのときは楽しくてストレスを忘れることができても、結局その解消法をやったことでまた疲れを増やしてしまうのです。

元気なとき、若いときなら活動型がいいでしょう。しかし少し疲れがたまってきたときに、活動型しか持っていないと、逆に疲労を進めてしまうのです。

またうつ状態からのリハビリ期にも、休養型のストレス解消法を持たない人は、大変苦労してしまいます。

休養型のストレス解消法とは、ゲーム、お茶、映画、読書、俳句・川柳、能楽、温泉、エステ、アロマ、マッサージ、盆栽、手芸、軽い散歩などです。要は、あまりエネルギーを使いすぎず、ゆったりとした時間を過ごせることならば何でもいいのです。

しかし、映画でも続けて何本も見たら疲れてしまいますし、ゲームやマージャンなどでも徹夜などしてしまうと当然逆効果です。

いずれにしても、自分のストレス解消の幅を広げておくことを心がけてください。

三つ目は、日々の活動量をコントロールするということです。

仕事や遊び、人間関係、感情の動きを疲れない範囲でやるというのがその狙いですが、これは現実にはなかなか難しいのです。相手があり、生活があるので、自分の都合で切り上げたり避けたりできないことも多いでしょう。

運命の波を完全にコントロールすることなど私たちにはできません。私が、これを予防の一番目に持ってこなかった理由はここにあります。活動量（ストレス）をコントロールすればいい、理屈はそうでも実際には、なかなか難しいのです。

しかし、方法はあります。

まず、仕事や人間関係、出来事に対し、必要以上に感情のプログラムを発動させないようにするということです。いわゆる考え方を変えるということになるかもしれません。特に、自分をいじめる傾向は、エネルギーを消耗するので、できれば避けたいものです。

このように考え方や感じ方を変えるには、トレーニングが必要です。トレーニングは、自分を変えたいというモチベーションが高く、ある程度トレーニングできる集中力や意欲が回復しつつあるリハビリ期から始めるといいでしょう。医療機関などを利用していると認知行動療法などを紹介してくれるはずです。

また、認知行動療法だけでなく、仕事に慣れることや人生について自分なりの考えを持つことなどによっても、出来事に対する感情のプログラムの過剰反応を抑えることができます。本や尊敬できる人の生き方などから学ぶことができるでしょう。私は、リハビリ支援とうつ予防の観点から、悩みやすい性格を変えるための「感情のケアプログラム」というトレーニングを提供しています。関心のある人は、ホームページ（http://www.yayoinokokoro.net/）をのぞいてみてください。

さて、勉強やトレーニングの話は、希望にはなっても、今生かせる具体的なアドバイスにはなかなかなりません。

カウンセラーとしての私が、みなさんにうつの予防として、活動量をコントロールするという視点からアドバイスできるのは、〝うつを悪化させる出来事や対処の癖をあらかじめできるだけ排除しておく〟ということです。

うつを悪化させる出来事や対処の癖は、第2章で詳しく紹介しますが、このうちSNS、ゲーム、アルコールと借金、ギャンブルは日ごろから避けて（コントロールして）おくことはできます。

これらは、うつ状態と一緒になると多くの精神エネルギーを消耗し、自殺に結びつきやすくなりますが、だからと言ってうつ状態になってからではなかなかやめられない、避けられないものです。ですから、うつ状態になる前にこれらの癖を取り除き、出来事（の種）を片付けておくとよいのです。

初めてうつ状態になった人には難しいでしょうが、二度目を予防するときには、効果的です。

予防のための四つ目のポイントは、周囲に、自分のストレスコントロールの理解者になってもらうことです。

うつは、自分では気がつきにくく誤解されやすいものです。周囲の人の理解があって初めて、早期対処ができますし、リハビリ期に落ち着いて休養することもできるのです。

そのためには、当事者が家族や職場の人に自分の経験、症状を隠さずに打ち明けておくことが重要なのです。

うつ状態のときには、不安が強くてそれを周囲に明かすことができないのが普通です。しかし、いったんうつから回復したら、ぜひとも自分のことを表現する勇気を持ってもらいたいと思います。

初めてうつになるのを予防する場合も、本章前半でお伝えしている〝うつ状態〟についてみんなで知ることや、精神科やカウンセリングに対する偏見を除いておくことなどが、大変重要なポイントになります。

もし、個人ではなく組織でうつ予防に取り組む場合は、同じ内容がメンタルヘルス教育の主なテーマになるでしょう。

(11) 心が弱いから、うつになり、死にたいと逃げてしまうのだとしか思えないのですが

これまで①現在の日常生活を送り、さまざまな感情を持つだけでも十分ストレスフルであり、誰でもうつ状態になる可能性をはらんでいること、②短期のストレスではなく長期間のストレスの影響としてうつ状態が現れてくること、③ストレスに対する反応は個人差があるため、「ある人はうつ状態になるのに他の人はならない」という状態が生じること、などを説明してきました。

これらが「うつ状態は心の弱い者がなりやすい」という誤解を生じる根底にあります。

自殺防止教育などを通して、頭では「自殺・うつ＝心の弱さ」ではないと理解できても、この「自殺・うつ＝心の弱さ」という考え方は、私たちの心にしみついてなかなか私たちを解放してくれません。

講義を受けたある人の「イヤー、勉強になりました。私たちも気をつけなければなりませんね」という発言に隣の人が、「いや、冗談でしょう。あなた以外の人のことですから。あなたは、殺しても死なないような顔をしているくせに（笑）」と答えています。私の講演終了後によく見かける光景です。

深刻なテーマの教育の後には、ジョークが出やすいものですが、そのジョークに人々が持っている偏見の強さがつい現れてしまうのです。

——誰でもそうなるというのはわかった、でも私ではない。

——やはり、暗く考え込んでしまう人がそうなる。落ちこぼれがそうなる。

心のどこかでそう思ってしまうのです。実は精神科医でもカウンセラーでも、この偏見を捨てきれないまま仕事をしている人が少なくありません。一般の方が簡単にこの思いから離れられないのも無理はないのです。でもこの思いを何とかしないと、対処のところで重要になってくる「苦しさを理解してあげる」が難しくなるのです。

ですから、支援者はすぐにはできなくても、この部分を十分意識し、この偏見を少しでも少なくできるように努力し続けていただきたいのです。

考え方のヒントをもう少しお伝えしておきましょう。

ヒント１：当事者は逃げているのではない。疲れ切っているだけだ

当事者は、疲れています。いや疲れ切っているのです。もうこれ以上動けない状態だと思ってほしいのです。

もしあなたが非常に過酷なマラソンを死ぬ思いで走り、ようやくゴールにたどり着いたとき、さらにもう一度マラソンを走ってこいと言われたらどう感じるでしょう。うつ状態の人に対してあなたが感じている「もう少し努力してみたら」とか「その不安は自分で何とかしないとダメでしょう」とか「本当に治りたいと思うならしっかりご飯を食べて、早く寝るしかないんじゃない」などというのは、マラソンを走る前のあなたにとっては当たり前の要求でありアドバイスであるかもしれませんが、すでに死ぬ思いでマラソンを走りきった当事者にとっては、とても受け入れられるようなことではないのです。あなたとは感覚が違うのです。それを忘れないでください。

ヒント2：心が弱いからうつになったのではなく、うつになったから心が弱いように見えるだけ

当事者が調子を崩す前のことを覚えているでしょうか。以前の当事者は心が弱いという印象でしたか。あるいは支援し始めたとき（出会ったとき）、すでに当事者はうつ状態にあったという人もいるでしょう。その場合、当事者の元気なときを知らないということになります。

うつ状態の人は、傷つきやすく、疲れやすく、頭が回らず、根気がなく、感情をコントロールできないのです。それが根底にあるのです。しかもその状態が長く続いています。

風邪をひいた場合でも、周囲の人は一～二週間は心配してくれますが、長引いてくると「気持ちの持ちようではないか、少し怠け癖がついているのではないか」と考えてしまうものです。

つまり長引く症状の場合、原因と結果を間違えやすい傾向が出てくるのです。

当事者は、もともとは元気で粘り強く、やる気もあったのです。ところがうつのせいで、心が弱く見えるような状態になっているだけなのです（図18）。

ヒント3：逃げているように見えるのは、本人の最大限の努力と評価してあげる

たとえばなかなか弱音を吐かなかった人が、最近どうもぐずぐずしていて調子悪い。不眠も続いている

図18　▶原因と結果の誤り◀

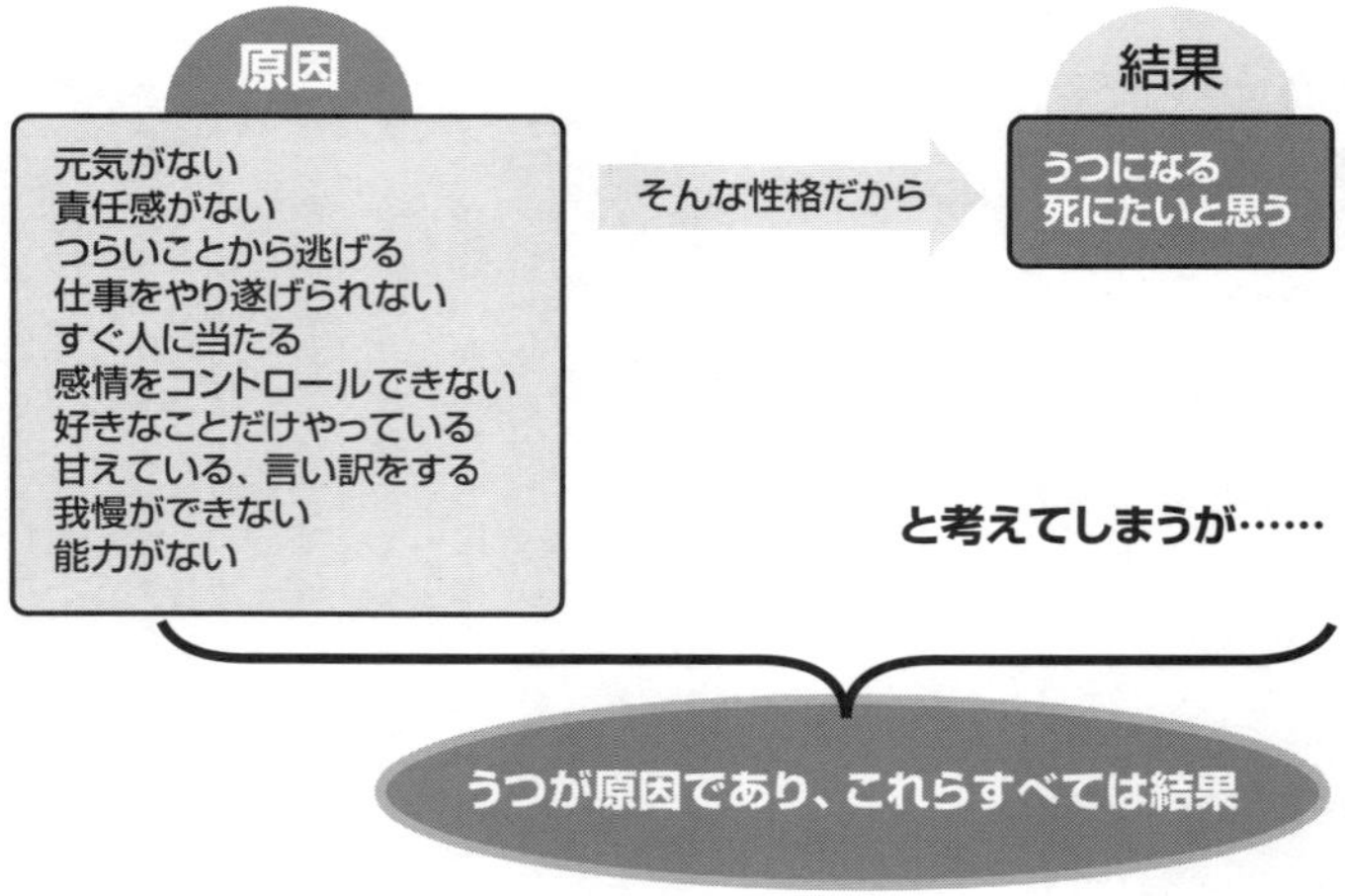
原因
元気がない
責任感がない
つらいことから逃げる
仕事をやり遂げられない
すぐ人に当たる
感情をコントロールできない
好きなことだけやっている
甘えている、言い訳をする
我慢ができない
能力がない
そんな性格だから
結果
うつになる
死にたいと思う
と考えてしまうが……
うつが原因であり、これらすべては結果

ようです。仕事の能率も上がらず、ときどき急に休んだりするので周囲も迷惑を感じ始めている。

そんな方が、以前からみんなでがんばって準備してきた行事の直前に、「もうだめです。明日から休ませてください」と言ってきたとします。周囲は、何と無責任な人なのだろうと感じるでしょう。

私はこのケースのような相談を受けたとき、「いえ、その方は立派ですよ。非常に苦しい決断を迫られていたのですが、あきらめる勇気を持った素晴らしい方ですよ。サポートしてあげてください」と答えました。

仮にその方が以前から無責任な仕事をする人なら、このような評価は不当でしょう。ところがこの方は、以前はしっかりした仕事をしていたのです。三カ月ぐらい前からなんとなく元気がなくなり、ここ一カ月は先ほど紹介したように仕事が手につかない状態だったのです。

おそらく彼は、今回のイベントの重大性を十分認識していたでしょう。いえ十分すぎるほど認識していたのです。うつ状態になると「休みを取る」ということがとても難しくなってしまうのが普通なのです（p222）。休みを取ると自分の無能さがみんなにわかってしまう、会社や同僚から見捨てられてしまうと恐れてしまうのです。この方はその恐怖に打ち勝って、休みを選ぶことができたのです。

うつ状態が悪化する原因の一つに、疲労知覚システムの麻痺があることは先に説明しました。この方の場合、何とかぎりぎりで自分の行動にストップがかけられたのです。これ以上の危険から身を守ろうと、無意識が作動してくれたのです。

確かに周囲には、彼の苦しさが理解できなかったかもしれません。しかしこの事例の場合も、私が面接をすると強い自殺願望があり、まさにぎりぎりの状態で彼なりにこらえていたのでした。

このケースのように、うつ状態にある人は、自分では自覚していないがすでにこのような危機状態にあり、自分を守るプログラムが作動しているのです。自分を守るプログラムは「これ以上のトラブルを避けよ、これ以上の消耗を避けよ」と訴えています。

うつ状態のときは、非常に体力を消耗しやすい。元気なときより三倍消耗しやすいということも説明しました（p39）。また、うつ状態は波です。ある時期までは「がんばれる」と思っていても、急に電池が切れて、息をするのがやっとという感じになってきます。疲労の知覚システムがうまく作動していないからです。

うつ状態の人は、大切だと思えば思うほど、その仕事やイベントに合わせて事前に心の準備をしてしまうのです。もし失敗したらとか調子を崩したら……などの強い不安感や「一人だけ弱い」妄想（p249）などが湧き上がります。当事者は、今回こそは万全を期して体調を整えその行事に臨もうと思っていても、すでにその意気込みの期間だけで消耗してしまい、大切な出来事の直前にダウンしてしまうことがあるのです。

つまり、当事者には逃げるというような意思はなくとも、心と体の安全装置が出来事を避けてしまう場合が多いのです。傍から見たら、それは「逃げた」ように見えるでしょう。

当事者のこのような行為はこう理解してください。

目の前にボールが飛んできたとします。あなたは目をつむらないでしょうか。目をつむるのは、あなたを守る無意識のプログラムが作動しているからです。それは責めるべきものではなく、むしろ感謝すべきものなのです。

疲れ切っている体でこれ以上のトラブルを避ける、これは今の当事者が〝生きる〟ために正しく選択した行為だと認識してほしいのです。決して自暴自棄になっているわけではないのです。

だから当事者が一見、物事や人生から逃げているように見えたとしても、それを非難して責めないでください。むしろ、（結果的に）そのような行動をしたことで、当事者は自分を責めすぎるほど責めている場合が多いのです。

逃げるというとても有効な対処をしていることを、むしろ褒めてあげてほしいのです。まだ壊れているわけではない、安全装置はしっかり作動していると、あなた（支援者）自身も安心してください。

うつ状態は心が弱いのではなく、むしろ命の危険に脅かされていることに〝耐えている〟、つまり非常に強い精神力を持っていると言えます。うつ状態の人の話を聞くたびに私はその精神力にいつも敬意を払います。

質問のように、うつ状態で苦しむ人に対して「心が弱いから」と考える人には（うつに関する無知が言わせていることではありますが）、「あなたがうつ状態になったときにどんな状態になるか、あなたに耐えられるかどうか、私は疑問です」と言いたくなります。

(12) 自分の好きなことは喜んでやっている。でも嫌いなことや苦手なことをやっているとすぐに調子が悪いと言い出す。どうも、嫌なことから逃げているように見えるのですが

このような質問は、落ち込み期やリハビリ期によく聞かれることです。このようなときは、底期と違い、完全にエネルギー切れというわけではないのです。わずかに残っているエネルギーで簡単な日常生活は送ることはできます。しかしそれ以上のことになると、とたんにできなくなってしまうのです。

足の怪我の回復期にある人が、自転車で平坦な舗装された道路なら一〇キロも走れるようになりました。ところが、悪路や砂利道などになると二キロも走れないことがあります。それと同じです。

うつ状態は、傷つきやすさ、疲れやすさが三倍だということをお伝えしました（p39）。三倍になると、本当に日常生活を送るのも大変です。通勤距離が三倍、仕事量三倍、仕事時間三倍を想像してください。普通の人なら持ちませんよね。だから休職したり、入院したりするのです。

ところが、蓄積疲労でうつが悪化していく過程で、三倍の段階までには至らない、二倍ぐらいに感じる段階もあるのです。仕事量二倍なら、何とか気力で持ちこたえられる。これが、表面飾りができている状態です。

社会で生活していますが、日常の生活を送るだけで、すでに本人の心の中では、「いっぱい、いっぱい」の人が多いのです。この状態を二倍モードと呼んでいます。

介護などの研修の中で、老人の状態を体験する訓練があります。さまざまな装具をつけたり視野を狭くするめがねなどをかけて外に出ると、ドアノブが回しにくく、階段ではつまずき、切符を買うのにも値段がわからずに大変苦労してしまいます。人に道を聞くのも聞きづらく、途中でやめてしまいそうになります。元気なときには気にも留めなかった階段や段差・ドアの存在、道を聞くことなどが、本人の世界で大

きく意識し直されます。エネルギーが少し低下しただけで、世の中が変わるのです。

二倍モードの人も、外見は普通に見えても、通勤してくるだけで、挨拶するだけで、座っているだけで疲れるのです。

そんな中、苦手な仕事、慣れない仕事は、悪路を走るようなものなのです。そのような仕事をするとき、私たちは自然に「やりたくないな」と思います。しかしエネルギーのあるときは、それを我慢しながらやるのです。一般的にはそれが望まれる社会人の姿です。

ところがみなさんご承知のように、我慢しながらやる仕事は大変エネルギーを使います。我慢しながら何かをするときは、単にそのことをやるエネルギーより、とても多くの精神エネルギーを使ってしまうのです。

たとえば嫌な人と仕事をする。イライラが生ずる（エネルギー①）。それを抑えるエネルギーを使う（エネルギー②）、その二つが作業の間継続してしまう（エネルギー③）というわけです。これに作業そのものを行うためのエネルギーを必要とする。大変消耗しやすい作業なのです。私たちが元気なときでも、我慢しながら何かをやると、すぐに疲れ切ってしまいます。

リハビリ期の二倍疲れやすいモードのときは、この我慢する作業を自然に避けてしまうのです。そうやって消耗を回避しているのです。そのことを「逃げている」と捉えないで、「体がうまく当事者を守ってくれている」と捉えてください。

また、好きなことは、リハビリを進めてくれるエンジンの役割を果たしてくれるのです。

うつのリハビリ期は、活動に戻るのが怖い感じがするものです。人と会うのが怖い、運動するのが怖いなどです。そんなとき、「好きなこと」、たとえばミュージカルが好きなら、それを観ようと劇場に行くために、自然に人に触れ、駅から歩くのです。すると次第に自信が湧いてきて、次第に我慢を要することもできるようになってきます。

我慢しないでいい仕事、つまり結果的には好きな仕事はできても、我慢する仕事はできない。それは怠けやわがままではなく、単にエネルギー不足から生ずる、仕方のない状態、回復の一つの段階なのです。そんな当事者を見て、支援者は腹が立つかもしれませんが、当事者自身も、「自分は、好きなことはできるのに、苦手なことをやるときには、苦しくなる。甘えているのだろうか。このまま怠け者になっていくのだろうか」と自分を責めたり不安を抱えていたりするのです。

支援者が腹を立てるのもわかります。どうか当事者がうつ状態を乗り越えるまでのあと一年ほど余裕をいただきたいのです。決して心から怠け者なのではありません。むしろ責任感に苛まれている、そんな当事者の気持ちを少しだけわかってあげていただきたいのです。

⒀ 休めと言っても休まない。やるなと言ってもやってしまう。結局無理をしてまた調子を崩す。それなら自分で好きなようにしろ。勝手にしろと思ってしまうのですが

うつ状態の人が休憩を取れないでいるのには、二つの理由があります。

一つ目は焦りです。

〝活動しろ・対処しろ系〟の感情のプログラムが、「じっとしていると命が危ない、何とかもがけ」と指令しているからです。

もしあなたが〝死ぬかもしれない〟状況で、「何もするな」と言われて、そうできるでしょうか。うつ状態の人の焦りは、そんな切羽詰まった焦りなのです。

別の言い方をすれば、うつの苦しさは、「やめようと思っても考えてしまう」「休みたいのに休めない」という苦しさなのです。

ですから、「焦ることはないよ。ゆっくりしてもいいんだよ」と言われても、「それは当事者でないからそんな悠長なことを言っていられるんだ」と無意識のうちで否定されてしまうのです。

二つ目は〝がんばっていない妄想〟です。

うつ状態はp85、図13の身体不調開始期から始まります。この時期は、さまざまな身体症状が出てくるものの、まだ気力や判断力の低下は少なく、感情もそれほど乱れていません。無意識の中で精神的な疲労が蓄積し始めているぞという漠然とした苦しさは感じていますが、それは、この時期気力でカバーできるのです。身体的な痛さや苦しさは〝我慢〟することで何とかなります。少しずつ乱れ始めている感情も〝抑える〟ことで乗り越えられます。仕事の遅れは時間をかけ〝努力する〟ことで取り戻すことができます。

つまりこの時期は、がんばって我慢して努力することで、いつもの自分を保つことができる時期なのです。またこれまで何度かあったピンチでも、我慢や努力でこなしているうちに、幸運にも疲労が回復してきた結果、我慢や努力だけが正しい対処の方法だと学習してしまった方も多いのです。

ところが、この時期にうまく対処することができず環境の改善が見られない場合は、次の別人モード開始期に突入してしまいます。この時期には感情のプログラムが強く発動するため、努力や我慢で乗り切ることはできません。当事者はモードが変わったことに気がつかないのでこれまで同様、何とか努力することで対処できるものと思い、がんばってしまいます。しだいに状況が悪化するのを「自分の努力が足りないからだ」「我慢が足りないからだ」「能力が足りないからだ」と認識してしまうのです。これはいっそうの疲労を招くだけでなく、自分自身に休息を取ることを許さない、悪循環のパターンなのです。

たとえば集中力や思考力の低下は、いくら仕事の時間を増やしても補うことはできず、仕事がたまってきます。それでも本人はがんばりが足りないと考えてしまうのです。また怒りや不安の感情もコントロールができなくなり人間関係を壊してしまいがちになります。それも自分の我慢が足りないからだと自分を責めてしまうきっかけになってしまいます。

またその結果、努力（我慢）ができない、能力がない自分は「みんなの足を引っ張っているダメな自分」であるという、絶望・覚悟のプログラムの誤作動を引き起こしやすい自己像が膨らんでいってしまうのです。

これを私が〝がんばっていない妄想〟と名づけたのは、このような状態の当事者に、いくら「そうではないよ」と口で説明してもなかなか理解してもらえないからです。

〝焦り〟にしても〝がんばっていない妄想〟にしても、一般的にうつ状態の人に、理論的な説得は効果がないと思ってください。

説得が通じると思っていると、腹が立ちます。

子育てと同じです。本人ができる範囲でやらせてみるしかないのです。もちろんそれには危険が付き物です。家族などはハラハラしますし、家族自身も不安で苦しい思いに耐えなければなりません。しかし説得を続けると当事者はもっと苦しくなるし、期待に応えられないことでいっそう自分を責める。支援者も当事者を嫌いになる。そんな悪循環よりは、本人ができる範囲でやらせてみるほうが当事者を救える可能性がずっと高くなるのです。

もちろん運命の波もあるので、私たちの行動に一〇〇％はありません。しかし、少しでも可能性の高い対処をしておきたいものです。そのためには、繰り返しになりますが、支援者がある程度の覚悟を持って、少し距離を取って接してあげるのが一番なのです。

具体的には、「こうすればよい」というアドバイスはする。しかしそれをくどくど繰り返さない。自分の不安をぶつけない。もし当事者がアドバイスに従わなくても、「うつ状態のときはどうしてもそうしてしまうんだってね、できなくても大丈夫。何回かそんな経験をしなければ、なかなか変わっていけないんだってね」と受け入れる。

仮にそれで調子を崩すことになっても、決して「ほら、言わんこっちゃない」と責めない。本人も十分自分を責めていることをわかってあげてください。

そして、調子を崩している今こそ、その苦しさをサポートしてあげるのです。

「言うことを聞かないからこうなった。だから自業自得、ここで助けると、学習しない」と考えたくなりますが、このような苦しい体験（プチ底つき体験と呼んでいます）を繰り返して、ようやく自分の行動を少しずつ修正していけるのです。

当事者のうつ状態を支援するということは、そんなプチ底つき体験を少なくとも一〇回経験するものだと考えてください。一～二回の経験で、人は変わらないのです。アドバイスを聞かないからといって、当事者を嫌いにならず、当事者の苦しい時期を支えてください。一〇回のうちの一回分の前進と受け止めてください。

(14) 疲れているといっても、そんな風には見えないのですが

うつ状態に対する〝個人の対処の癖〟でそのように見えてしまうことが多いのです。個人の対処の癖には、〝表面飾り〟と〝しがみつき行為〟と私が呼んでいる代表的な二つがあります。ここではまず表面飾りのほうを詳しく説明しましょう。

表面飾りとは、当事者がじわじわと進む苦しさを、決して外には出さないように（見せないように）と、無意識の中で努力してしまうことです。その結果、当事者はさらに苦しい思いをすることになります。飾るためにかなりのエネルギーを消耗してしまうからです。

表面飾りは図13（ｐ85）の落ち込み期とリハビリ期で現れます。いずれも身体エネルギーか感情のエネルギーのいずれかが低下している状態です。逆に言うとどちらかのエネルギーはまだ残っているので、がんばる努力をすれば、自分の内面の苦しさを表面に出さないようにできるのです。すると周囲には、それほど悩んでいるようには見えません。もちろん本人もそうすることで自分はそれほどピンチではないと感じたいのですが……。

表面飾りは、うつ状態の一つの特徴をとてもよく表しています。それは、うつ状態になると疲労感知システムが麻痺してしまうということです。

うつ状態の個人差の項（ｐ92）でも触れましたが、〝気力〟の衰えの少ない方は、この表面飾りができてしまう人です。そのような方は疲労知覚システムの麻痺も強く、ご自身でもあまり強い疲労を感じていないこともあります。何となく不調なのですが、がんばれば仕事をこなせるし、いつもの自分も維持できる、そんな人はエネルギーをどんどん枯渇させながら表面を飾り続ける努力をしてしまうのです。周囲には彼の苦しみはまったく伝わりません。

〝表面飾り〟の強い人は、本当に体が耐え切れない状態になって、急激に疲労を感じることがあります。また、ようやくあきらめて休養を取ろうとしたり、受診し入院したりすると、これまた急激に疲労を感じることもあります。

前者のケースは、自分の限界を超えて活動しているうち、とうとう疲労の知覚システム自体も疲弊してその活動をやめたために起こります。麻痺することもできなくなったのです。

後者のケースは、休養することを自分に許したとき、麻痺させようとがんばっていた知覚システムも休むことができたのです。つまり自分に〝疲れる〟ことをやっと許した状態です（驚き・興奮のプログラムの終了）。

図19　▶荷おろしのタイミング◀

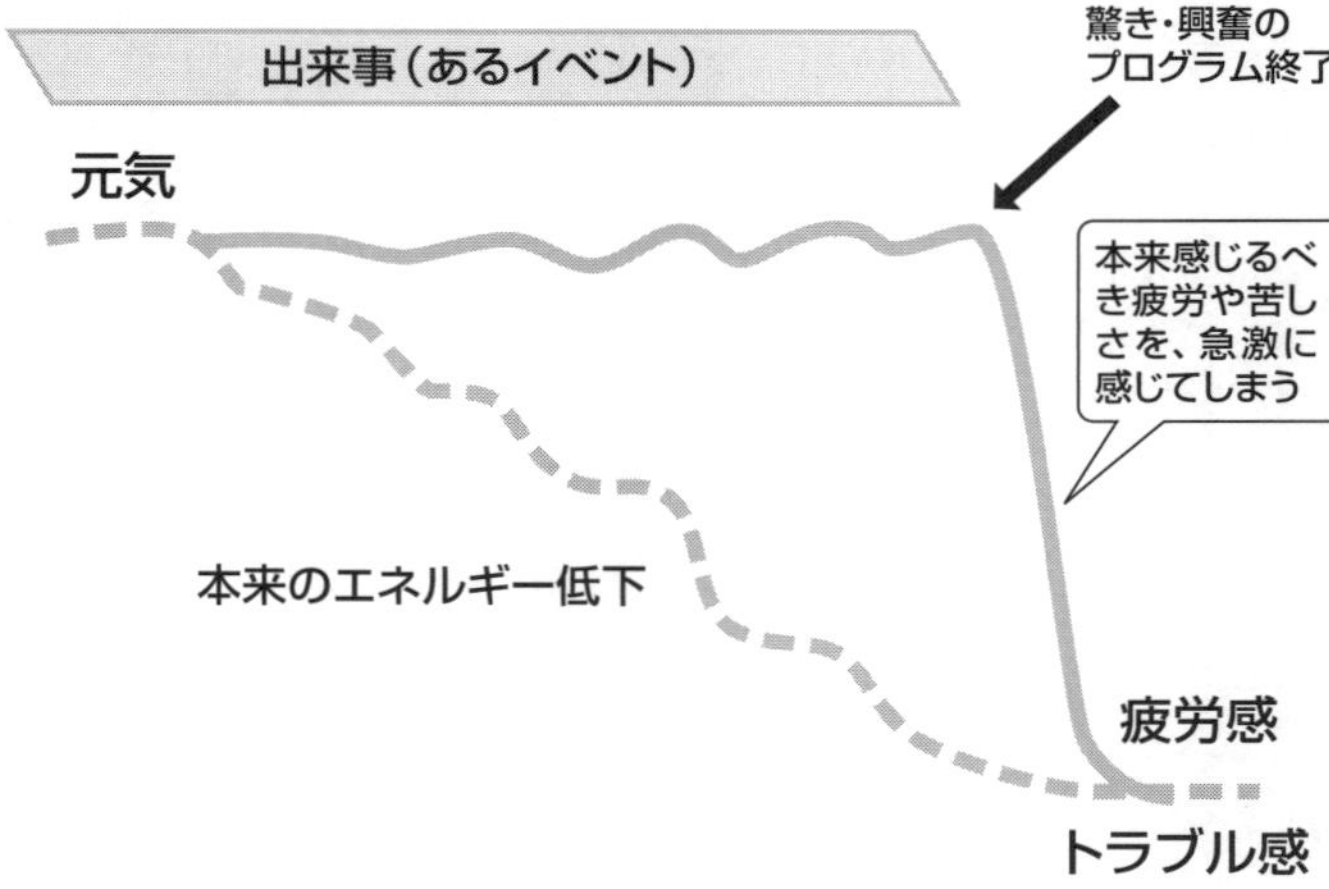

いずれのケースでも、それまで最大限に拡大生産されていた（隠れた）疲労感が、突然その人を襲います。だんだん疲労を感じるのでなく、急激に、しかも激しい疲労を自覚するのです。これが、精神疲労の一つの特徴でもあります（図19）。

後者のケースでは、入院したのに動けなくなってしまった、悪くなってしまったと慌ててしまうことがあるのですが、むしろようやく自然な流れになってきたのだと説明してあげてください。

表面飾りがそれほど強い人でなくても、周囲に当事者の疲労感や苦しさが伝わらない場合も多いものです。それは、うつ状態の本質が波であるということに関係しています。次ページの図20のように、うつ状態の気分の変動は元気なときの本人に比べてかなり波打っています。特に落ち込み期、回復期、リハビリ期には、この波の特徴が顕著に表れてきます。周囲の人は、当事者の元気な部分を見てしまうと、「元気なんだ」と理解してしまいます。ところがその数時間後には、かなり落ち込んでいる当事者がいたりするのです。一般の人には、何のきっかけもな

図20　▶波が当事者を元気に見せる◀

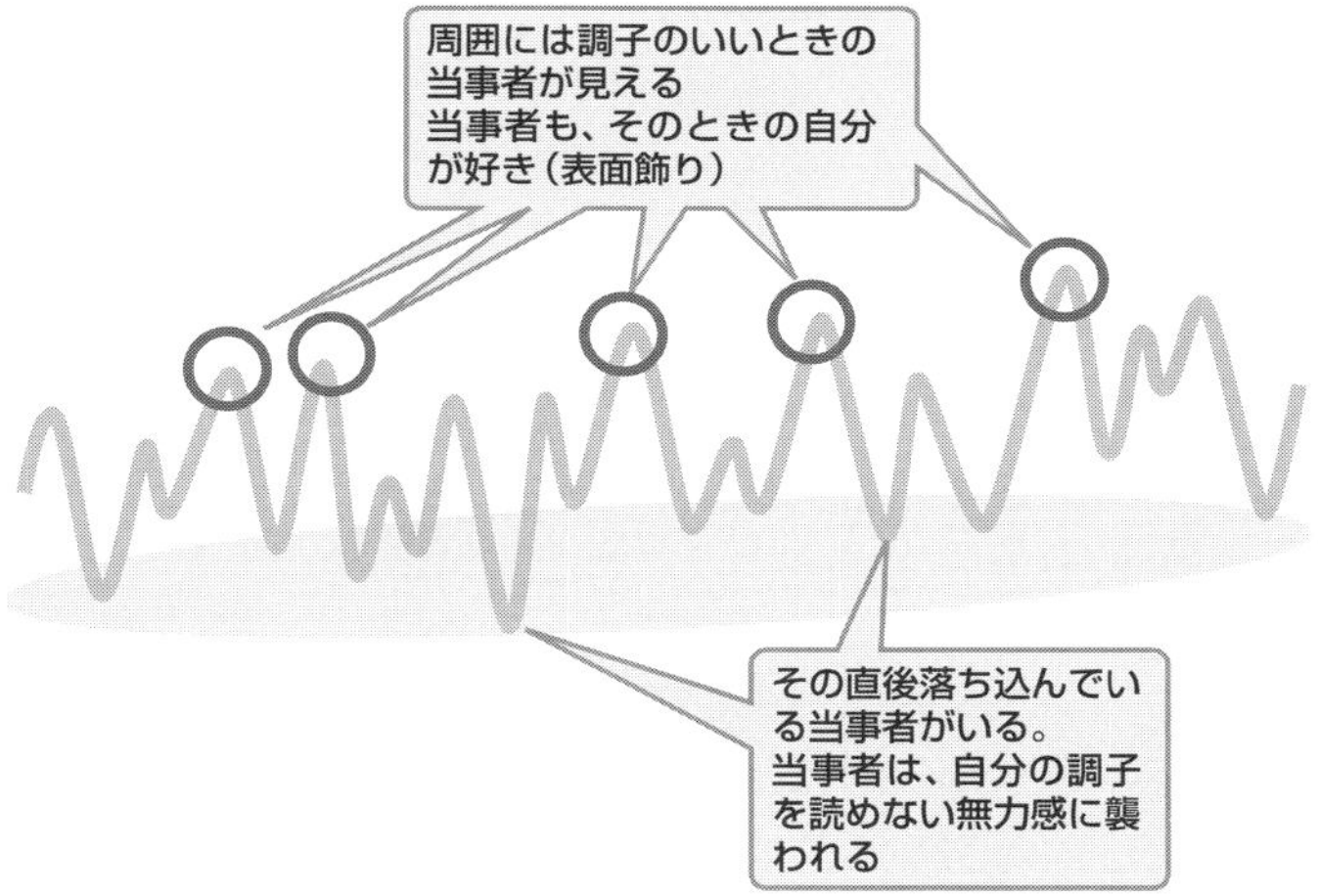

周囲には調子のいいときの当事者が見える
当事者も、そのときの自分が好き（表面飾り）
その直後落ち込んでいる当事者がいる。
当事者は、自分の調子を読めない無力感に襲われる

くこんなに落ち込むことは予想もできませんし、理解もできません。どうしても本人が、何かを嫌がっているとか、避けているなどと捉えてしまうのです。周囲の観測とは違い、うつ状態の人はひどくもろく弱い状態で社会に出ているのです。

⑮ 大きなイベントは終わって今は安心していい時期なのに、なぜ今ごろ調子を崩すのですか？

二倍モードで表面飾りをしている人が、たとえば三カ月ほど続いた激務や大きなイベントがようやく終わったときに、急にうつが悪化し、入院したり休職したり、行方不明になったりすることがあります。

あるいは、震災の後、数年経ってから、震災当時のことを思い悩みうつ状態になることもあります。

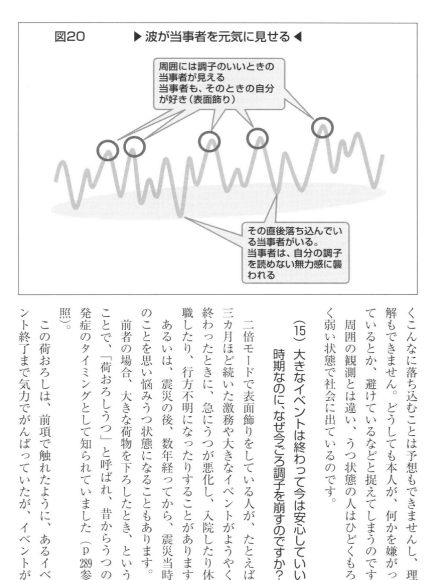

前者の場合、大きな荷物を下ろしたとき、ということで、「荷おろしうつ」と呼ばれ、昔からうつの発症のタイミングとして知られていました（p289参照）。

この荷おろしは、前項で触れたように、あるイベント終了まで気力でがんばっていたが、イベントが終わった瞬間に、解放感の裏で大きな疲労感と、不安感などを持ってしまいます。それまで麻痺させていた疲労を、一気に感じてしまい、自分が壊れてしまったような感覚（無力感）に襲われてしまうことによるものです。

後者は、私たちが「遅発疲労」と呼んでいるケースです。

ある出来事で必死にがんばって、その分、蓄積疲労をためてしまいました。ただ、運良く二倍モードで終わり、表面飾りをしたまま、また以前のような生活に戻ることができます。ところが、表面飾りはしていても二倍モードなのです。日常の仕事が、以前の二倍の活動量としてのしかかってきます。がんばり屋さんは、それを必死で努力や我慢で乗り切ろうとします。ところが、以前なら乗り越えられた少しのトラブルにつまずき、次第に疲労を深め、三段階、つまり別人化した状態になっていくのが、半年から数年後というケースがあるのです。

阪神淡路大震災のときも、発災当時四〇代の働き盛りだった男性の中に、三年後にうつになる人が多かったことが注目されました。

うつになると、それまでは「大変だったけれど乗り越えた」と感じていたその震災も、不安と後悔、自責の念で振り返ってしまうので、「あのとき、自分が親を助ければよかった。もっとしっかり親のために悲しんであげればよかった」と思い悩んでしまうのです。

荷おろしも遅発疲労も、大きな出来事から遅れてうつが発症します。それが本人にとっては、「もう終わったことなのに、もう一年以上経っている昔のことなのに、自分だけ整理できていない、自分はダメになってしまった」と感じられやすいのです。

周囲や支援者は、本人のそんな思いを理解して、荷おろしと遅発疲労について、説明してほしいのです。それは、当事者が弱くなったわけでも、おかしくなったわけでもない。出来事に対して、必死にがんばったから、そうなっただけであり、休めば元に戻れるということを、しっかり伝えてください。この説明は、特に男性の場合、それだけでうつから脱出するきっかけになることが多いぐらい、とても大切なことなのです。

(16) 特に何も仕事してないのにどうしてうつ状態などになるのでしょう。やはり心が弱いか、あるいは仮病か、同情を誘っているようにしか見えないのですが

これはよく職場で聞かれることです。

まず一つ目の疑問、「特に何も仕事をしていないのに……」については二つの答えがあります。一つは、確かにその人は職場ではそれほど多くの作業をしていないかもしれません。ところが家庭では、離婚問題を抱えていたり、子どもの不登校のことで困っていたり、借金で苦しんでいたりするかもしれないのです。一般的に仕事には時間的にも内容的にも区切りがあります。ところが家庭や私的な問題は区切りがありません。その人は仕事が終わった後、ずっと頭を働かせているのです。一日中休んでいないと同じことです。

確かに会社では、他人に比べて、会社の仕事はしていないかもしれません。しかしその人のトータルの仕事量（精神的活動量）は、他の人よりもずっと多いことがあるのです。

もう一つの答えは、すでにその人がうつ状態にあり、三倍の傷つきやすさ、疲労しやすさを抱えていると考えられることです。

うつ状態は疲れ果てた状態ですから、日ごろ難なくできることに、大変エネルギーを使ってしまいます。たとえば都会であれば、電車で一時間の通勤をし、八時間労働し、二時間酒を飲み、さらにまた一時間電車で帰るというパターンが普通かもしれません。ところが、その人がうつ状態になった場合、電車で一時間の通勤をして会社に着いた段階ですでに疲れ果てているのです。あとは何とか時間をつぶすしかありま

せん。人と会って話をするという日常的な作業さえ、かなりのエネルギーを要するので避けてしまいます。うつ状態とはそういう状態なのです。

二つ目の疑問、「心が弱いか、仮病か、同情を誘っているようにしか見えない」ですが、うつ状態になっている人を（その人は元気だという前提で）他の人が見れば、そのように思えてしまうのも仕方ないことです。以前の項（p105）の説明をもう一度読んでいただき、うつ状態の人の苦しさを理解していただくことをお願いしたいのです。

さてこのような感情を周囲の人が持つのはよくあることですが、実は一番強くそう思っているのは当事者だということを理解してください。当事者が、「自分は大した仕事をしているわけでもなく、人と比べて仕事量が多いわけでもない。なのにこんなに疲れている。自分のがんばりが足りないからだろうか。自分だけ甘えているのだろうか。こんなことではこれから先、生きていけない。もっとしっかりしなければ。もっとがんばらなければ……」と自分を責め、そのために周囲に助けを求めることもできないという悪循環に陥っていることがあります。

たとえば、当事者はこのように考えてしまいます。

自分は調子が悪かったので、それを自覚して昨日は残業を断った。先日の週末（土日）も本当は仕事をしなければならなかったのだが、同僚が仕事をしている間、家で寝ていた。自分はもう十分休みをもらっている。これで疲れていてはならない、疲れているはずがない。

そのような当事者に対し、支援者の方々はうつ状態や疲労、特に疲労の知覚システムの麻痺についてわかりやすく説明してあげてほしいのです。

この例では、当事者の頭の中では残業を断ったことや週末に休んだことは、（他の人に比べて）多くの休みを取ったことになっているかもしれません。ところが当事者本人を見てみると、それは単に〝月～金の通常の仕事量をこなし、土日に休んだ〟というだけで、積極的な休養を取ってはいないのです。当事者は、十分闘ってきているのです。今調子が悪いのは、単に〝疲労困憊〟しているからなのです。

このような説明は二つの意味を持ちます。一つは当事者に正しい知識を持ってもらい、自分を責めることなく適切な援助を受けるための心の切り替えをしてもらうことです。もう一つはこの説明をすることにより、少なくともその支援者は、当事者を〝怠け者〟とか〝心の弱い者〟とは見ていないということが伝わるのです。誰か一人にでもそのことをわかってもらっているという事実は、当事者の心のエネルギーを一時的に回復させ、支援を受ける（受診する、休息を取る）という正しい対処へ進む勇気を与えるのです。

(17) ストレス社会で生きるには、慣れるしかない、強くなるしかないと思うのですが

「慣れる」とはどういうことでしょう。

私は、慣れるということは、環境の変化や課題に対して、

① 体が反応し、効率的に活動できるようになること

たとえば、肉体労働を続けると、まず筋肉の血管や細胞レベルが活性化し、次に新しい筋肉を作り出して、対応します。

② やり方がうまくなること（学習）

自分なりに無駄な力を使わないでいいように工夫を続けます。その結果、考えなくても自然にできるようになってきます。こうなると脳の中でも必要最低限のエネルギーしか使わなくてすみます。

③ 苦しさを感じないようになること

何もないときに比べ、緊張したモード（驚き・興奮のプログラム）の影響と苦しみのプログラムの影響（『あきらめ上手は生き方上手』〈マガジンハウス〉参照）により、同じ種類の疲労を感じにくくなります

図21　▶元気な人の「我慢しろ・慣れろ」の理解◀

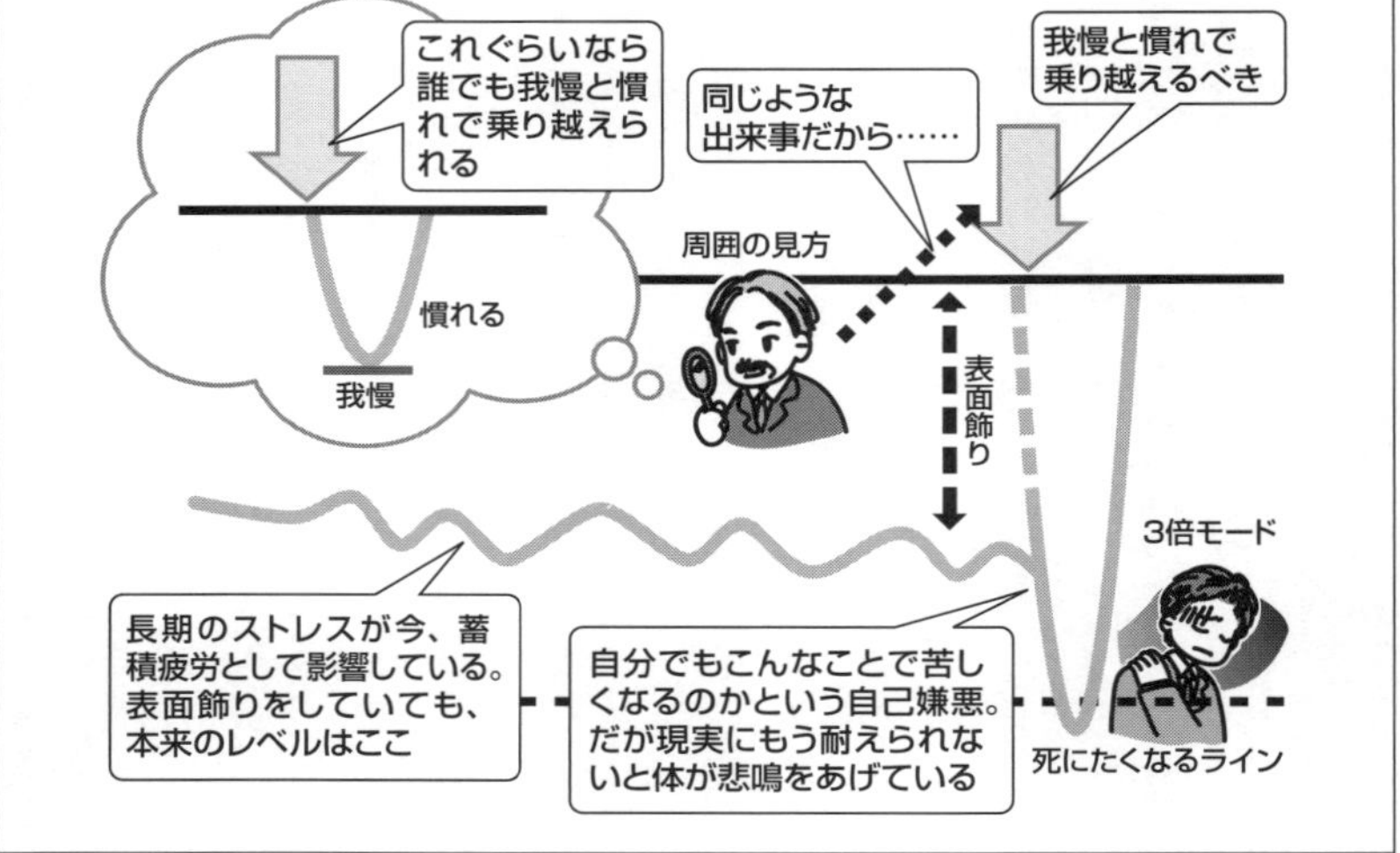

（疲労の知覚システムによる遮断）。

の三つの変化をすることだと考えています。

結果として、活動に伴って感じる疲労が少なくなっていきます。

私たちは、このことを経験的に知っており、つらいことがあっても我慢しているうちに、慣れて（苦しさが少なくなり）、結果的にそれを乗り越えることができる。そうして自信をつけていくものだと理解するのです。

ですから、当事者を取り巻く環境を見て、支援者なりに「乗り越えられる範囲だ」と判断し、それを我慢していないのは、当事者が強くないからだと考えてしまいます（図21）。

そう考えるとこの質問の本質は、「心が弱いからうつ状態になるのですか」という質問と同じことになります。

要点を繰り返すと——

●現代社会の日常は、普通に生活するだけでも十分にストレスフルだということ。
●うつ状態は三倍疲れやすい状態であること。

●個人を取り巻く環境は、支援者からは見えない部分が多いこと。
●どんなストレスに強いか（弱いか）は個人差が大きいこと（これは、神様が人に与えた生き残り戦略。いろいろなタイプを作ることにより、どんなストレスに見舞われても誰かが生き残り、種を保存できる）。
●長期のストレスが、〝今〟現れてきていること（遅発、荷おろし）。
●周囲の人が原因と結果を混同しやすいこと（うつが心を弱く見せているだけ）。

さて二つ目のキーワード「強くなる」ですが、私は元自衛官なので自衛官とのつきあいが多いのですが、多くの自衛官がこのキーワードにとらわれ、うつ状態への対処が遅れてしまうのです。

そのような自衛官に対し、私は次のような説明を試みます。

まず、戦う相手を考えてもらいます。たとえ支援者にとっては日常の生活でも、三倍モードに入っている当事者には、毎日がまるでとてつもない敵と戦うような苦労を強いられているのです。介護の模擬体験の話（p111）をするかもしれません。

そのような敵に対して、闇雲に戦いを挑むことが果たして本当の〝強さ〟なのでしょうか。それは表面だけの無謀な勇気であり、精神主義と言われても仕方がないでしょう。

本当の強さは、人間としての自分の限界を知る・認める強さ、周りの反応にとらわれず、必要な処置を取れる強さです。自分自身を嫌いになりそうですが、自分という乗り物のマシンチェンジはありません。そのマシンを乗りこなし、マシンに応じた生き方を見つける必要があるのです。こうなりたい・こうありたいという当事者の希望には添わないかもしれません。そのときはあきらめる強さも必要になります。

単に、今の活動にしがみつくだけが強さではない。うつを乗り越えるには、これらの本当に必要な〝強さ〟が重要になるのです。

このような説明をして、真に〝強い人〟の行動を考えてもらうようにしています。

(18) 言い訳ばかりして努力していない、がんばっていないように見える。本当に助けてあげる必要があるのでしょうか。かえって甘やかしてしまうのでは

「確かに、当事者は疲労困憊しているのかもしれません。しかし仮にそうだとしても、この状況を打開する方法があるにもかかわらず、その方法を試してもいません。それどころか逆に当事者は状態をさらに悪化させるか、あるいは固定させるようなことばかりをしているように見えます。私にはどうしても、当事者が死にたいような状態から本気で逃れようとしているとは見えないのですが……」という質問です。

当事者ががんばっていない、あるいは支援者が提示したアドバイスを聞かない、これらはよくある相談内容です。

たとえば、不眠が続くのに朝起きない。昼は活動しようとしない（寝てしまう）。夜はネットばかりしている。酒を飲むと調子が悪くなるのがわかっているのに酒を飲んでしまう。手首を切ると周囲から叱られるとわかっていても、手首を切ってしまう……。これらは支援者にとって理解できないし、何度言ってもそれを続けてしまう当事者に対し、正直腹立たしい思いが生じてきます。

私はこのような行為を〝しがみつき行為〟と呼んでいます。

支援者の方々にぜひともわかっていただきたいことがあります。このような行為は今の当事者にできる〝生きるための最大限の努力〟なのです。

私は講演会などで、よく次のような比喩を使います。ある人が溺れています。そこは底なし沼なのかもしれません。その人は必死にもがきます。もがくことでかえって沈んでしまうことがわかっていても、もがかないわけにはいきません。もがいているうちに、たまたまロープのようなものに手がかかりました。

ところがつかんでみると激痛が走ります。それは硬いとげのついたイバラのツルだったのです。しかし当事者は必死ですから、そのツルをつかみます。手からは血がしたたり落ちる。周囲はそれを見てびっくりします。

周囲には当事者がつかんで離さないでいるイバラしか見えないのです。当事者の底なし沼の中に引きずりこまれる恐怖には気がつきません。だからイバラから手を離せと言うのです。しかし、当事者にとってイバラから手を離すことはまさに死を意味するのです。

ではどうすればいいのでしょう。死の恐怖に怯えたままだと、たとえそれがイバラでも当事者は手を放すことができないのです。当事者がイバラを放すことができるのは、手を放しても死なないという確信が持てたときだけです。ですから支援者は、まず当事者に安心できる環境を作ってあげることを考えていただきたいのです。そうすれば結果として、彼はイバラを放せます。その環境なしにイバラを放せと言うのは、当事者に死ねと言っているようなものです。

周囲から見れば大変間違えた対処のように見えても、それは今の当事者にとっては最大限の生きるための努力であるということを支援者が理解してあげる、そのことのほうが「自分のことを理解してくれている人がいる」と当事者の不安を緩和し、結果的にしがみつき行為をやめる力となるのです。

とはいっても、自分の体を傷つけたり悪いお酒を飲み続ける行為を、そのままの形で認めてしまうのは、当事者の家族や配偶者など、身近な人であればあるほど苦しく難しいものです。ここで本書の冒頭で私が説明したことを思い出してほしいのです。

われわれ人間が愛する人の自殺を完全に防ぐことはできません。ただ、愛する人が生きていてくれるだろう、その確率を高くすることができるだけなのです。

愛する人のしがみつき行為をやめさせようとすることが、結果的に愛する人を生かせることになるのか。

はたまた愛する人がそのような行動を取らざるをえない、その心境を理解することが、愛する人の生きようという気持ちを支えることになるのか。いずれの確率にかけるかは、あなた次第です。ただ私の経験からいうと、明らかに後者のほうが、愛する人の力になってあげられる可能性が高いと感じています。

また、これとは別に支援者が状況を打開するためにさまざまなアドバイスをしたり、お膳立てをしたり、やり方を説明しようとすると、当事者は「私にはできません」と、その提案を拒否することがあります。支援者は、「そんなに言い訳ばかりして、逃げているだけだ」と感じてしまうものです。

ところが、このような場合当事者は、「自分はこれまで努力していなかったのだと見られている」「自分を取り巻く状態を本当に理解してくれていない」と訴えたいのです。

思い出してください。当事者は三倍モードに入っています。日常の生活を送ることが大変難しいのです。あなたの提案は、あなたにはできそうでも、当事者にはとてもできそうもない案に感じます。それをやれと言われると「誰もわかってくれてない」という思いが増し、孤独感を強めてしまうのです。

⑲ 自分に未来はない、こんなことになったのはおまえのせいだと責められ暴力をふるわれることもあります

「『ずーっと死ぬことだけを考えていた（いる）』『未来が感じられない』『自分の長所は何もない』『これまでいいことは何もなかった。これからもない』と言い続けられると途方にくれる。そんなことはなかったじゃないかと諭しても、怒り出して暴力に及びます。どうしたらいいでしょう」という質問です。

当事者がこう言うときには、支援者は三つの視点から自分の心を整理していただきたいと思います。

まず、一つ目の視点。本当に当事者は自分の人生をそのように否定的に捉えているのでしょうか。

答えは、イエスでありノーでもあります。

今の当事者は、確かにそう思い、そう感じています。この意味ではイエス。

しかしこのように発言している当事者でも、うつ状態から脱出すると、過去には良いこともたくさんあったと思えるようになりますし、未来もだんだん見えてくるようになります。その意味ではノーです。

つまり、当事者が「自分の人生や未来はすべて否定的なものだ」と言うのは、うつ状態の症状としての思考の偏りが言わせているのだと理解してください。それはまるで、ある色のサングラスをかけて自分の過去や未来を見ているようなものです。それを修正しようと説得しても無理です。今は、本当にそう見え、そう思い、そう感じているのですから。

このような場合は、「そんなことないじゃない。学生のころは楽しそうにしていた」と指摘しても、「仮の自分だった」とか「あのころも本当は苦しんでいた」などと返されるだけです。ご家族の場合は、「そうだったんだ。気がつかなかった」と自分を責めてしまうことになったりします。

このような論争は、当事者および支援者のどちらにも意味がないばかりでなく、有害でさえあります。

それにしても「未来が感じられない」とは、どういう感じなのでしょう。元気な人にはなかなかわかりづらい気持ちです。

未来の見え方は、その人の苦しい状況をかなり適切に反映します。

私は、うつのリハビリ期にある人が、一見相当元気になっていても、自分の未来が相変わらず短くしかイメージできないときには、支援者として気を緩めないようにしています。

通常私たちが、〝将来のこと〟というときは、何となく明るい未来のことをイメージする人が多いでしょう。

うつ状態でも未来のことを考えていないわけではないのです。むしろ、未来の不安にとらわれているといってもいい。その未来の不安を〝今〟感じてしまうので、それをどうやり過ごすかだけしか考えられず、

〝明るい未来〟のことにまで関心が向かないでいるのです。その結果、「自分には未来がなくなった」とか「将来のことなど、イメージできない」と言う人が多いのです。

明るい未来を見る余裕がないほど、今が切羽詰まっていると理解してください。

過去についても未来についても、今は議論せず、そう感じる苦しさを具体的に聞いてあげるようにしてください。議論してはいけません。かといってどうすればいいという対策もないので、「そう感じてしまうのか。苦しいね」と一緒に困ってあげればいいのです（一緒に困ることの効果。p338）。

次に二つ目の視点。どうしてそのことをこんなにしつこく言うのでしょうか。

そんなにマイナスなことばかり発言していると、本当にそう思ってしまい、かえって苦しくなるだろうと支援者も心配になります。

そこはこう考えてはいかがでしょうか。

苦しいと思うときに、表現できないと苦しさが倍増します。当事者の方は何回も言うことで心のガスを発散させながらバランスを取っているのです。言わなくなったら、怖いことです。言えていることは、プラスと考えてください。

また、もしかしたら支援者の反応を見ているのかもしれません。論争になりがちな場合、自分の苦しさをわかってもらえていない苛立ちがあるのでしょう。それが続くと自分の絶望感を過剰に表現して、何とかわかってもらおうと努力してしまうものです。

このような場合も、一緒に困ってあげればいいのです。

三つ目の視点。責めたり、暴力をふるったりすることをどう考え、どう対処するかです。

うつ状態になると心の奥底に怒りがあります（怒りのプログラム）。また、頭も働かないので、これをやったらこうなるという自制も利きません。その結果、わかってほしいのにわかってくれない人や、自分が攻撃しても安全な人に対し、言葉の暴力や物理的暴力をふるうこともあります。

これまで親に対して文句の一つも言ったことがないようなお子さんが、二〇歳を過ぎて突然調子を崩し、聞いてみると「死にたい」などと言う。急に過去の子育てについて非難し、死にたい原因を親のせいだと責め続け、暴力をふるう。反論すると、「死ぬ」という。

そんな場合、親は責められ、攻撃され、脅されているわけですから大変つらいことでしょう。

言葉の暴力ですんでいる場合は、ある程度それを受け止める（受け流す）ようにアドバイスしています。当事者の心の中には、自分を攻撃する怒りのエネルギーがあります。そのエネルギーを、攻撃しても反撃してこない〝安心できる敵〟である家族に向かってぶつけているのです。

こんなひどいことを言うようなら、社会では適応できないと叱りたくなりますが、社会に出たときは、その攻撃性を出すことはありません。いえ、出せないのです。うつで渦巻く心の膿の吐き出し口に、家族がなっていると理解してください。

しかし、仮にそう捉えても、支援者も人の子です。いわれのない非難や脅しに、それほど長くは耐えられません。できれば、複数で、攻撃を引き受ける役割を交代しながら、一人に苦痛が集中しないように、お互いをサポートしながら支えてみてください。

ところが、具体的な暴力がある場合は、そんな悠長なことは言っていられません。引きこもりの状態になったときなど、暴力がエスカレートすることがあります。

暴力に対しては、まず自分の身を守ることです。何とか隙を見つけて、家を飛び出し、しばらく帰らないようにします。そのとき「暴力があるから、家を出る」ということを明言してください。伝える暇がなかったときでも、電話でもメールでもいいので、後でそのことを確実に伝えてください。

暴力をふるうときには、当事者も勢いがありますが、その後急激に強い自責の念に襲われ、家を出て行ったあなたから「見放された」と誤解してしまうことがあるからです。

暴力は、後で説明するしがみつき行為の一つですが、これを無制限に許していたら、あなたの精神もずたずたになり、結果的に支援できなくなってしまいます。暴力がひどくなったら、決して一人あるいは家族内だけで対処せず、専門家に相談してください。そして、ある程度の覚悟を決めて、しっかり距離を取る、つまり、自殺する危険を承知で、家を出て自分の身を守ることが必要になります。

あまりにもひどい暴力、あるいは器物損壊、他人に対する暴行などがある場合は、警察に連絡して対応してもらいます。

措置入院（強制的な入院）となり、支援者は心苦しい思いをするかもしれませんが、治療が進み別人から脱してくると、暴力が収まるケースが多いのです。

(20) 新型うつとはどういう病気でしょう

若者のうつは、以前は多くありませんでした。というのも若者はエネルギーが豊かなので、疲労困憊することが少なかったからです。

ところが、現代社会では若者のうつが注目されています。厚生労働省の統計によると、特にうつ病の総患者数が増加した一九九九年から二〇〇八年にかけての年齢別データでは、三〇代の増加が最も多く、四〇代の増加がこれに次いでいます。

私は、現代人にとって最も精神的エネルギーを使うのは、インターネットなどの情報化社会により、感情を揺さぶられることではないかと考えています。それが、感受性豊かで、かつ最もＳＮＳなどを使う世代、つまり若者世代を直撃しているのだと思うのです。

ところが、若者はやはり元気がある。一晩の睡眠で回復する力も強い。簡単にエネルギーゼロになった

図22　▶新型うつの背景◀

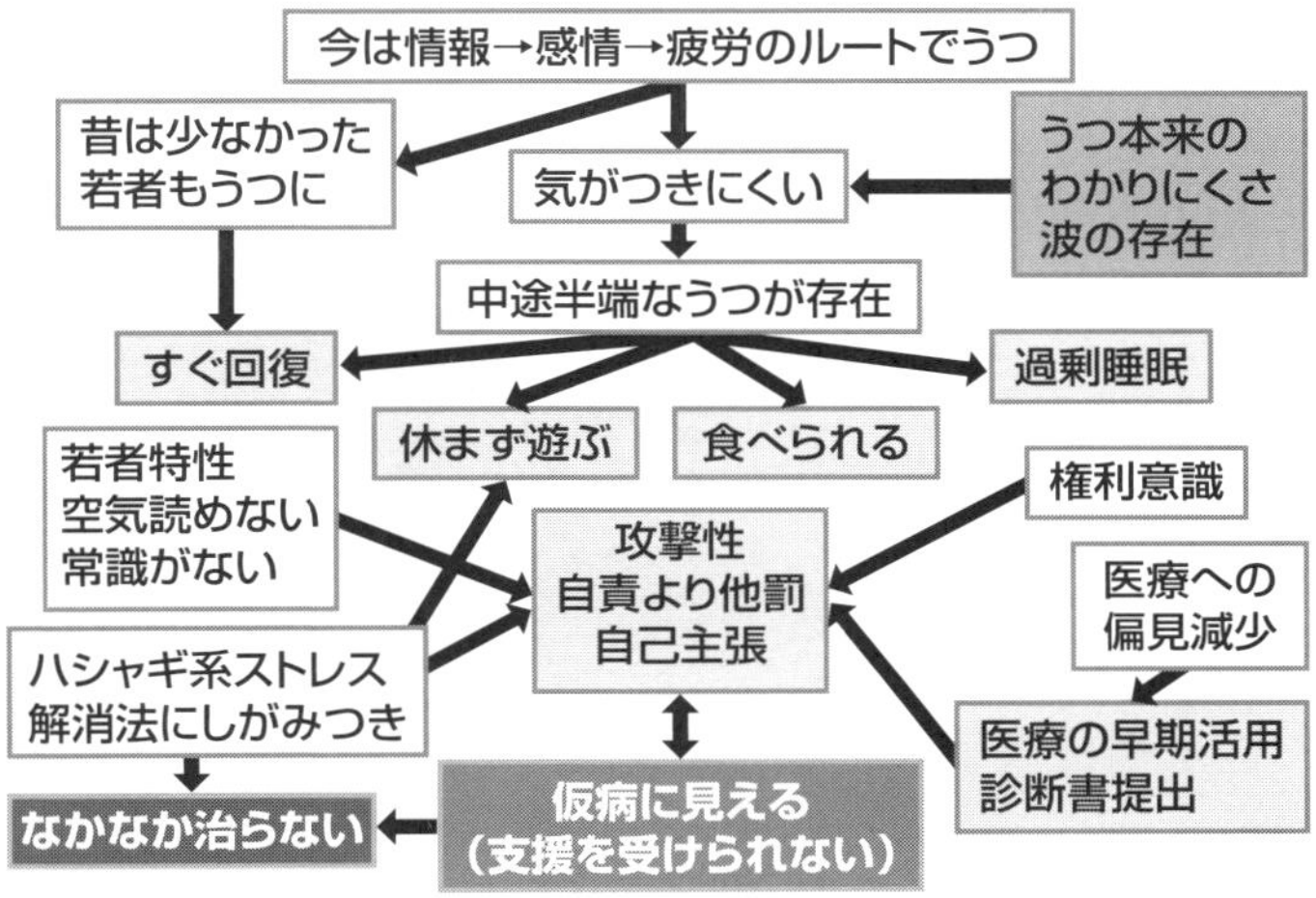

りしないのです。結果として若者は完全に消耗しきらない「中間段階のうつ」、つまり二倍モードにとどまり、社会生活を続けていることが多いのです。「新型うつ」には、これまでの数項目の説明が、すべて当てはまります。

何となく調子が悪いことを自覚する若者は、休日には、気分転換のために遊びに出てしまいます。それで疲れてしまうのですが、人生の中でゆっくり時間を過ごすという行動様式をまだ習得していないだけなのです。何となく調子が悪いので自分なりに必死に、楽しいことをして気分を変えようと努力しているのです。

ところが月曜日は、また疲れて仕事に集中できない状態になってしまう。これが、職場だけでうつになるという症状です。休日遊んでいたことをＳＮＳの投稿で知った上司は、「会社をなめている」と怒ります。

このようなとき、あまり精神科受診に抵抗のない若者世代が、自分の身を守るために受診し、上司に診断書を盾に、喧嘩腰で休暇とより適切な対応を求める場合もあります。

病院でも、このようなケースには困惑します。以前のうつは、眠れない、食べられないというのが一般的でしたが、若者のうつは、むしろ過食気味だし、よく眠ることが多い。自分を責めるのではなく他罰的。どうもこれまでとは違うという印象で「新型」の名前がつけられました。

ただ、二段階を多くサポートしてきた私にしてみれば、以前からいた若者の中間段階疲労うつであることがわかります。以前は病院にお世話になることが少なかったので、医療現場では、「新型」に見えるだけです。

もともと元気な若者が、中途半端に疲れている。疲れ切ってはいないので、眠いし、食べたい。うつなのでイライラもあるが、若いのでコントロールするすべを知らない。

要は、社会的な対応が不十分な人が、蓄積疲労により中間段階のうつになっているということです。これを、軽症と捉える見方もあるでしょうが、私は違います。エネルギーがあるということは、自殺するエネルギーも持っているということです。うつ自体は軽症でも、自殺の危険性はむしろ少し高いと考えたほうがいいでしょう。

新型うつの人は、周囲の人を攻撃し、アドバイスを素直に聞かないし、常識のない言動をしがちです。しかし、まずは休ませ、次に本人の立場に立ってその苦しさを正しく理解し、今本人が自分を守ろうと思ってやっていることが、周囲にはどう映るのか、適正な行動とはどのようなものかを、教えてあげなければなりません。

治療と、教育を合わせて行わなければならないので、周囲の人も大変です。ぜひ、一人で背負わず、専門家の意見を聞いたり、複数で話し合いをしながら接するようにしてください。

図23　▶「治らないのではないか」という恐怖◀

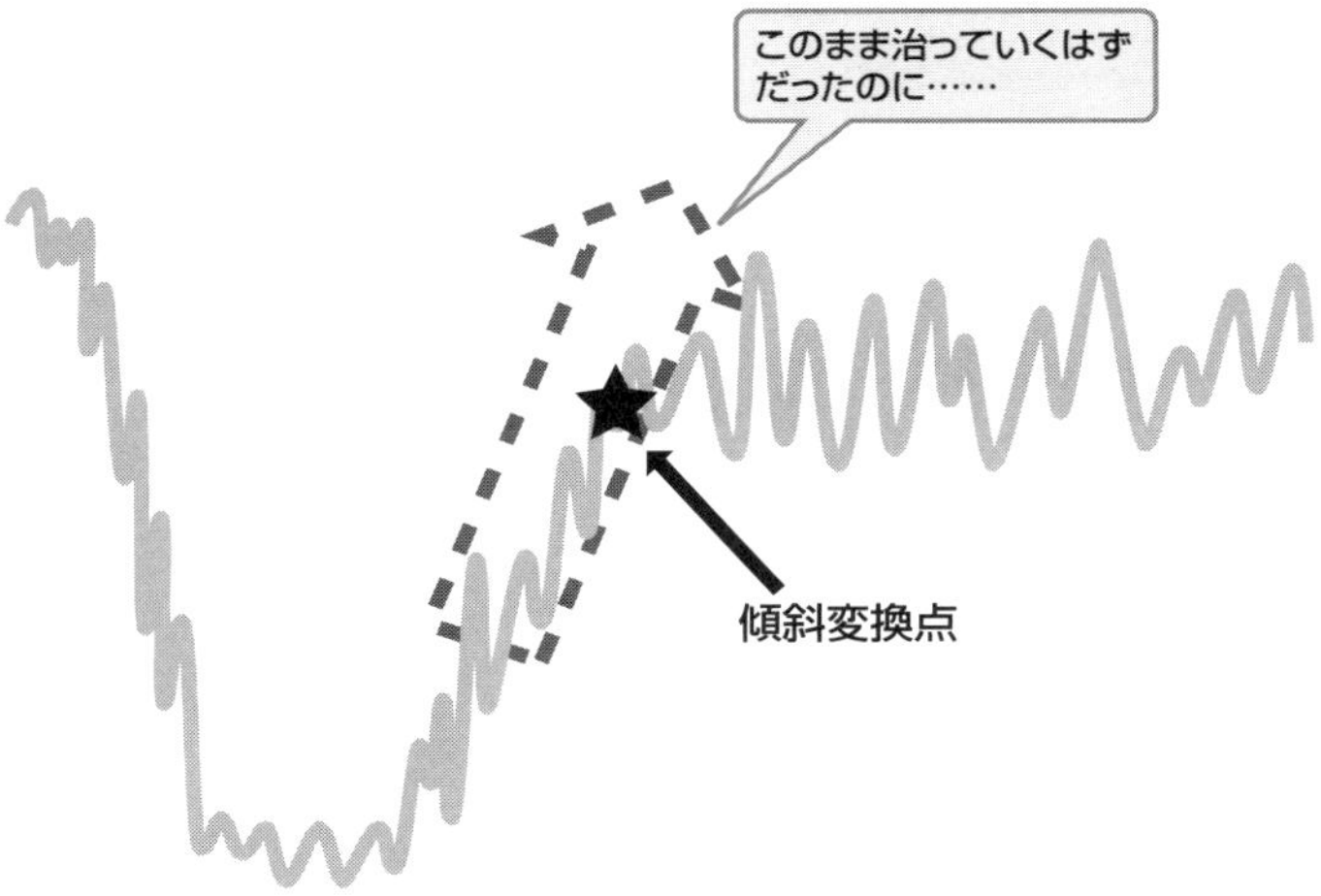
このまま治っていくはず
だったのに……
傾斜変換点

(21) うつは治りかけが怖いと聞きました。どうしてなのでしょう（リハビリ期の特性）

私は、うつ状態の本質が疲労にあり、休みさえすれば元に戻るということを説明するときは、同時に、①症状として自殺の危険がある、②自分も周囲も気がつかないうちに進行する、③リハビリが難しい──の三点を指摘し、うつを決して侮らないようにと注意を喚起します。

私の実践の中で、特にリハビリ期はサポートの重点時期だと考えています。

図23を見てください。回復期は毎日何らかの回復を自覚できます。ところが、本来のエネルギーの三分の二ほどまで回復してきたころから、回復が横ばいになります。リハビリ期です。

この傾斜変換点で、当事者は、「このまま治ると思っていたのに、治らない。このまま一生治らないのではないか」というリハビリ期特有の思考に陥ります。

リハビリ期の特徴として次のような点が挙げられ

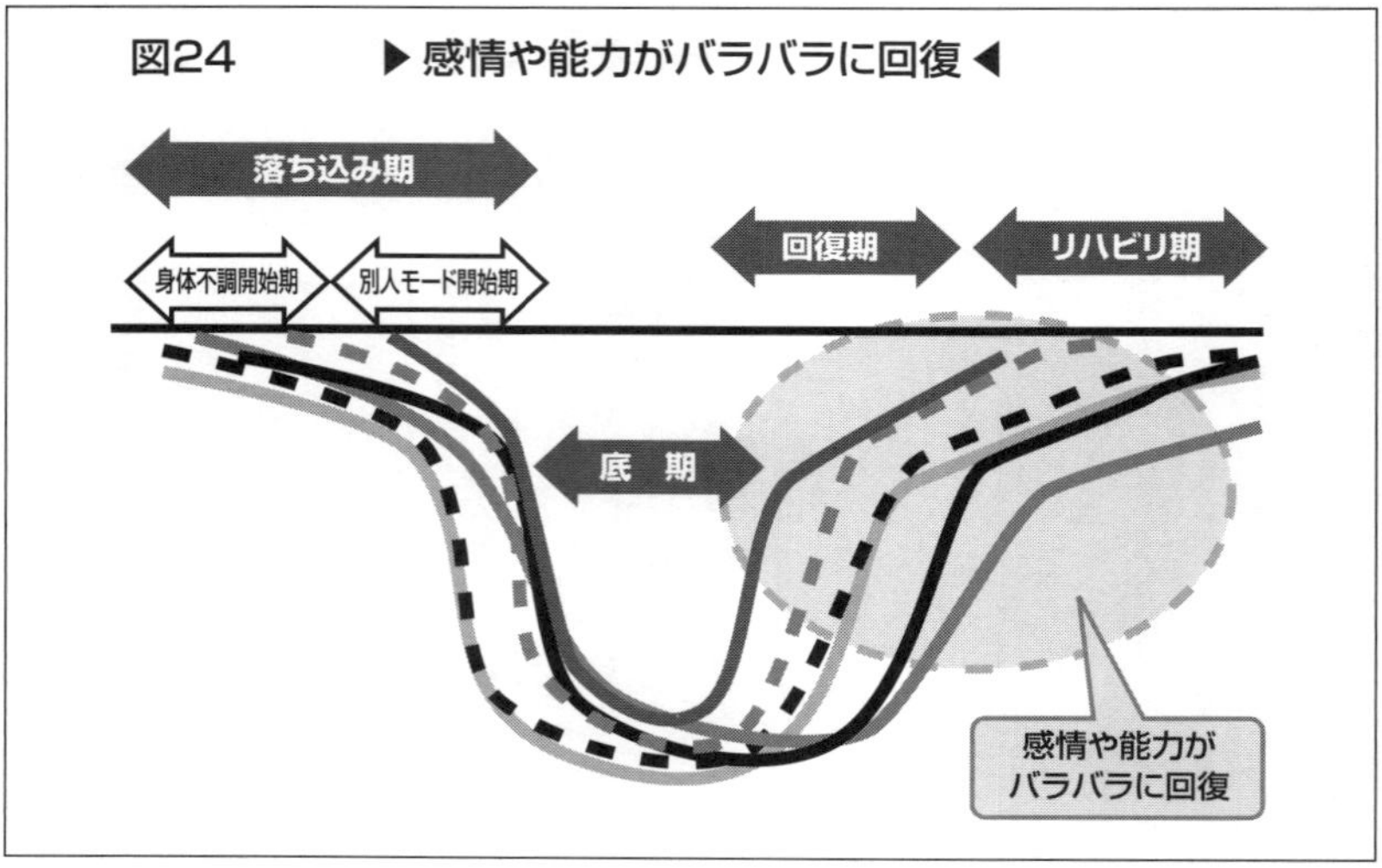

ます。

うつの波が大きくなる

蓄積疲労が回復し、エネルギーレベルが上がろうとするとき、まず上へ行く力が生じ、次にその反動で下がる力が生じる。それが繰り返され、徐々に上のレベルに回復していきます。その結果、停滞して動きのない底期に比べて、波の影響が大変強く出てくるのです。

また、リハビリ期には、大きな波と小さな波があるようです。（個人差が大きいのですが）大きな波は一カ月から二カ月ほどの周期で、小さな波は、三〜四日から一週間ほどの周期でやってきます。

身体と感情の上がり方の差、各感情や能力がバラバラに回復

回復はすべての要素が一緒に回復するわけではありません。身体の活動は、感情や気力の回復より早く訪れますし、驚き、怒り、不安などの感情も、バラバラに回復していきます（図24）。

周囲の感じ方と当事者の感じ方の差が大きい

この波の影響は、周囲の人にとっても、当事者の行動や感情をわかりにくくさせてしまいます。

図25　▶行動は活発になるが、内面は……◀

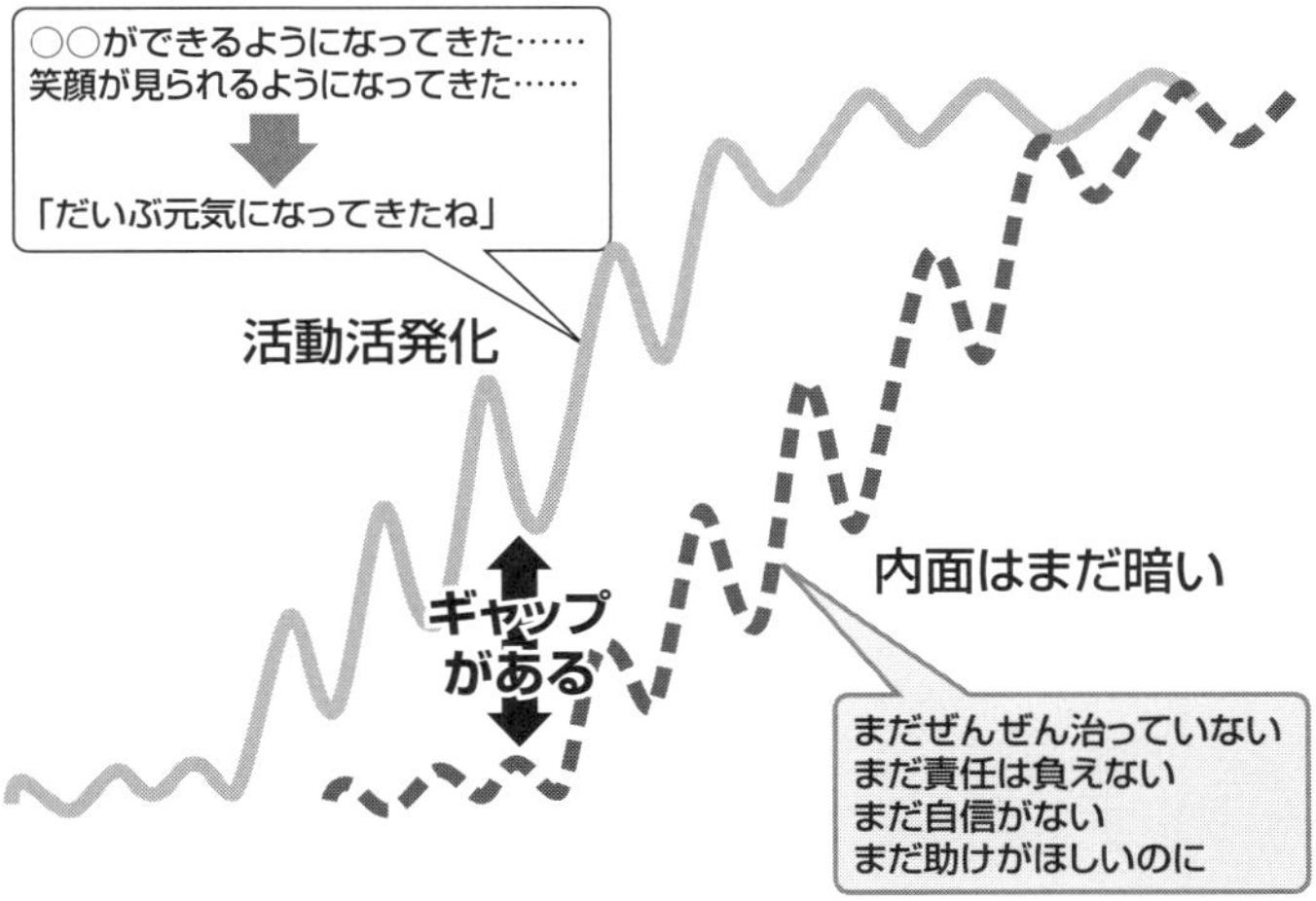
○○ができるようになってきた……
笑顔が見られるようになってきた……
「だいぶ元気になってきたね」
活動活発化
ギャップがある
内面はまだ暗い
まだぜんぜん治っていない
まだ責任は負えない
まだ自信がない
まだ助けがほしいのに

回復のペースがバラバラであることは前項で触れたとおりですが、（かなり個人差はあるものの）一般的には身体症状の回復が早く、精神症状の回復は遅いようです。

精神症状の中でも、驚き、怒り、不安、悲しみのプログラムの順番で回復していく、というのが私の実感です。

いずれにしても、機能ごとにギャップがあるのがこの時期なのです。

本人にとってこのことは、「回復していると思ったのに、まだダメだ」と自信を失わせる原因の一つになります。

しかし、もっと大きいのは、この特徴が周囲の人々に与える影響なのです（図25）。

周囲の人々は、当事者が自殺するのではないかと心配する日々が続いていて、少し疲れてもいるでしょう。

ようやく当事者の顔に笑顔が見られるようになりました。食欲も少しずつ回復し、活動もするようになりました（身体症状の回復）。それを見て周囲の人は、ようやく一息つけるのです。つまりほっとします。「これで治るんだ」と期待を持ちます。ところが、本人の心の中では、まだ以前と同じようなつらい状態が続いているのです（精神症状の改善の遅れ）。しかもリハビリ期の本人は「治らないのではないか」と不安に思っています。

そんな当事者は、周囲の微妙な変化を敏感に察知します。

周囲の人の「元気になったね」という言葉は、「もうそろそろ自分のことはできるよね」とか、「もうそろそろ責任ある仕事をしないとね」という言葉に翻訳されます。

もう甘えられない、これ以上迷惑をかけられない、そう感じる当事者は、早すぎる活動開始に自分を追い込もうとしてしまいます。

運命の波が大きくなる

早めに活動を開始してしまうことが、リハビリ期の失敗の一番の理由なら、たとえばずっと入院しているとか、家で引きこもりを続けて、完全に回復してから社会復帰すればいいのではないかと考える人もいるでしょう。

ところが、なかなかそううまくはいかないのです。

人は、満足していなくても同じ状況が続いてしまうと、その環境に慣れてしまうという特性があります。引きこもりも一年は大丈夫だが、それ以上続いた場合は、専門家の介入が必要だと言われています。社会から完全に離れた状態が続きすぎると、社会が怖くなってしまうのです。

ですから、元気が回復するのに合わせて、本来当事者が活動すべき（していた）状態に徐々に近づいていくことが必要なのです。つまりリハビリは、病院ではなく社会で行うのが本当の回復（本人の自信ある社会人としての回復）には、とても重要なことなのです。

また、病院も経営の関係で通常三カ月で退院を勧めるし、家族も本人を支え続ける生活には限界があるという現実的な問題もあります。

さてそうだとすれば、リハビリ期はまだ十分に回復していない状態で社会の荒波にもまれようとするのですから、大変デリケートな時期であることが理解できるでしょう。

自殺の危険性がやや大きくなる

このようにリハビリ期には、エネルギーが回復してきているにもかかわらず、外に出ることにより運命の波にさらされ、悩みも大きくなってしまいます。悩むことができるようになってきたと言ってもいいと思います。

一方、外見的には当事者の活動量も多くなり、笑顔も見られるようになっています。周囲も、医師も「もう大丈夫」と感じてしまうのです。このギャップは怖い。

本人は以前より悩むようになっている。しかし支援者は離れていく。周囲の人の「治ってきたね」という態度や言葉は、当事者を安心させるのではなく、逆に焦りと不安を大きくさせてしまうのです。

またこの時期は、うつの波も大きく表れ、意味なく深く落ち込むときがあるのです。

リハビリ期は、運命の波とうつの波が重なりやすい時期、つまり自殺の危険が高まる時期なのです。それを昔から「うつの治りかけが危ない」として注意喚起してきたのです。

(22)リハビリ期なのにすぐ無理して調子を崩しています。どうしたらいいでしょう(リハビリ期の焦り)

「せっかく治りかけているのにすぐ無理をしてしまう。じっくり治せとアドバイスしたほうがいいのか、それともこのまま本人の好きにさせればいいのか」という質問です。

これは、リハビリ期に特有の不安と焦りの影響です。

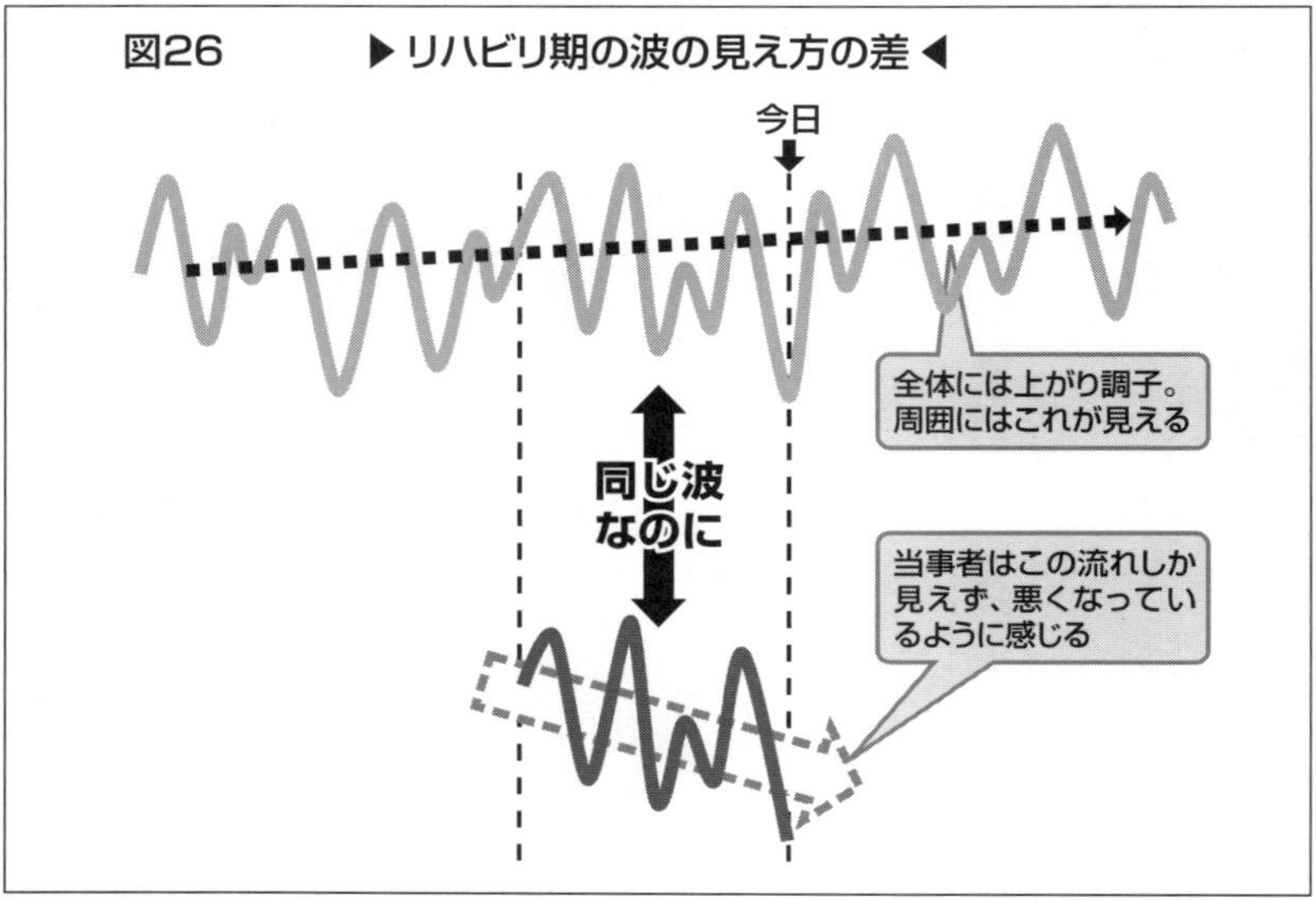
図26
▶リハビリ期の波の見え方の差◀
今日
全体には上がり調子。
周囲にはこれが見える
同じ波なのに
当事者はこの流れしか見えず、悪くなっているように感じる

治らないのではないかという恐怖（不安）

リハビリ期の当事者が抱きやすい、いくつかの心理的負担があります。

まず「自分はこのまま治らないのではないか」という恐怖です。

前項でも説明したように、リハビリ期は基本的には回復しているにもかかわらず、当事者にはそれが実感できない時期なのです。

図26の上の波は、確かに回復している様子がわかるでしょう。ところが同じ曲線の最近の部分だけを取り出してみると、下降しているように見えてしまうのです。「またあの苦しい状態に戻るのかもしれない」と常に怯えている当事者は、この下の図の視点で自分の調子を見ているのです。

すると、うまく回復が進んでいるにもかかわらず、何か手を打とうと思ってしまうのです。病院を替えたり薬をやめたりしてしまいます。また、無理な心理療法を試みて、それがもとで逆に自信を失ってしまうこともあります。

また、「治らないのではないか」は、単にそれだけでなく、（このまま治らない）弱い自分は仲間から見捨てられるという恐怖にもつながります。長引くリハビリ期の中で「会社から解雇される」「クラスの輪に入れてもらえない」という強い不安を抱きやすい時期なのです。

結果として、仕事や学業へしがみつき、回復半ばに活動を始めてしまうという、最も避けたいパターンに陥るのです。

何かしなくては……の焦り

もともと疲労から来るうつ状態は、すでに枯渇しそうなエネルギーの中から、非常事態モードとしてさらに大きくエネルギーを使うことを前提としています。この状態を続けるとまさに命取り。早く何らかの対策をとらなければなりません。

怒りや不安や驚き・興奮のプログラムは、「何か動いて状況を打破せよ」という系統のプログラムです。うつ状態のリハビリ期では、元気が少し回復した分、これらのプログラムが表面に出て、焦りが強くなるのです。

基本に焦りがあるだけでなく、この時期はうつの苦しい思いから一刻も早く抜け出したいという思いの焦りもあります。さらに自信を回復したいという焦りもあり、これらが重なると、しがみつき行為に走らせる原因となります。

しがみつきには第2章で紹介するようにさまざまなパターンがありますが、リハビリ期に多く見られるのは、仕事へのしがみつきです。

うつのリハビリ期の人は、「早く復帰して、仕事をしなければ」と焦っています。仕事をすることで、自信を回復できる。仕事をすることで迷惑をかけているという負担感を減らすことができる。仕事に復帰することで「このまま辞めさせられるのでは……」という将来への不安を減らすことができるのです。

ところが、治ってきているとはいえ、この時期の当事者は、まだp39で紹介した三倍モードにいるのです。相当回復してきても二倍モードにいると思ってください。日常の生活をするだけで、精一杯です。早い段階で職場に復帰してしまうと、また疲労をためてしまうことになり、うつ状態に戻ってしまうのです。たとえば、骨折をしてようやくそこが治りかけたとき、たまたま何かにぶつけてしまったとします。本来の元気な体であったら「痛い」だけで収まった衝撃が、この場合また骨折してしまうほどのダメージを与えることになるのです。もちろん痛みも半端ではないでしょう。

完全にうつ状態に戻らない場合でも、そのレベルで回復と蓄積が拮抗してしまい、そこから上がらなくなってしまうこともあります。この場合、最低限度の仕事は何とかこなせますが、いつまで経っても不調感は消えず、波の影響も残り、まさに「いつまでも治らない」状態に落ち着いてしまうのです。

魔法を求める

また、この焦りから〝魔法を求める〟傾向が出てきます。スキッと治らないのは医者が悪いから、薬が合わないから、カウンセラーが合っていないからと考え、あっという間に治してくれる魔法の医者、魔法の薬、魔法のカウンセラー、魔法の心理療法を求めてしまいます。

その結果、ドクターショッピングに走ったり、薬をやめてみたり、宗教にすがったり、民間療法を試したりします。

しかし、継続的な治療を中断してしまうので、思わしくない方向に向かってしまうことが多いのです。

ゆっくり上がることの意味を本人も周囲も理解する

私が焦りの強いこの時期の当事者に、よくするたとえ話があります。

みなさんは潜水病という病気をご存じでしょうか。

素潜りでどれだけ深くもぐれるかを競う競技があります。五〇メートル以上ももぐって上がってくるという競技ですが、もぐるときは重りを持ってもぐります。水面に浮き上がってくるときは自力ですが、このとき早く上がりすぎると、潜水病になるのです。

人は、強い水圧がかかる場所に行っても、徐々に進むのでそれに慣れていけます。ところがいったんその〝異常事態対応モード（態勢）〟になると、簡単には元の体に戻らないのです。もし潜水士が急に水面に上がってくると、体の周りの水圧が急激に下がるために、血液や細胞の中に水泡ができると言います。

素潜りの競技のときも、もぐるときはいいのですが、水面に上がってくるときは早く上がりすぎてはいけないのです。本人は息が苦しくて早く上がりたい、しかし早く上がると潜水病になる、そのぎりぎりのところで勝負が展開されるのです。

ちなみに、そうやって上がってきた後、選手は陸上で加圧器に入り、もう一度加圧しそれを長い時間かけて緩めていくという作業をして健康管理をしているそうです。

うつ状態のリハビリ期は、この素潜り選手が水面に上がってくるときの気持ちと同じです。苦しいので早く浮き上がりたい。しかし、早すぎると体がついていかないのです。

ゆっくり上がることに意味があるのです。

治りたかったら、ゆっくり回復するしかないのです。

周囲の理解と支援

まず一つ目は、うつの波への対策です。

安易に医者を替えたり、薬をやめたりしないことが大切です。

そのためには、周囲の人が治療や服薬の継続が重要であるということを、繰り返し当事者に説明してあげてください。

また、本人の調子が悪いとき、周囲の人はどうしても直前の出来事の結果だと考えて、いろいろアドバイスをしがちです。そうではなく「それはうつの波のせいだ。波はリハビリ期の特徴、つまり治っているという証拠だ。しばらく観察しておこう」と話し、さらにその苦しい状態について、（毎回同じような話になるでしょうが）話を聞いてあげてほしいのです。

二つ目は、運命の波への対策です。

これは、社会（職場）復帰を決して焦らせないようにすることに尽きます。本人の希望と、周囲も早く楽になりたいという隠れた思いから、どうしても早めの職場復帰になりがちです。

またそれでもし調子を崩しても、当事者も自分から望んでそうなってしまったので、助けを求めにくいという状態になるのです。

この時期の当事者は、落ち込み期と同じように周りの人の目を盛んに気にし、その結果どうしても早すぎる復帰、オーバーワークになってしまいがちです。またある人は、逆に社会復帰が怖くなって引きこもりになってしまうこともあります。

できれば職場、家族、医師やカウンセラーが力を合わせながら、活動と休息のバランスを取るための支援をしてあげてほしいのです。休みすぎず、引きこもりすぎないというペース作りが必要です。

まずは、出勤し挨拶して帰るだけ、それを数日やってみて、半日出勤を二週間というように徐々に時間を延ばします。決め打ちでなく様子を見ながら復帰していくのです。

初めのうちは、仕事内容も数時間ごとに性質の違うもの（パソコン作業をやったら、次は在庫整理や整理整頓）をさせてあげればいいでしょう。

人づきあいや新しい仕事は大変エネルギーを要します。営業や調整の仕事は、職場に復帰してから半年ほどは、避けられるものなら避けてください。

また、アルコールはうつ状態との相性が悪いので、宴席にも誘わないようにする配慮が必要です。

仕事関係の環境調整をする場合、最も注意することは、当事者の意見（本音）を聞くということです。周囲の人々が良かれと思ってやったことが、結果的に当事者を苦しめていることが案外に多いのです。よく、復帰に当たり職場は替えないほうがよいとアドバイスする人もいますが、それはあくまでも一般論。職場を替えてあげたほうがよい場合もたくさんあります。何が当事者にとって良いのか悪いのかは、ケース・バイ・ケースなのです。

当事者が、あらかじめ希望を表明し、実際やってみて感じが変われば、そのときにそのことを言い出せる、そんな雰囲気と窓口を作っておくのです。

通常、上司には本音を言いにくいし、わがままを言っていると自分自身を責めてしまいます。気の置けない友人やカウンセラーが、窓口の役割を担うといいでしょう。

また、仕事を与えるときは、期限付きの仕事を与えないことがコツです。「普通の人なら三日でできるのを一週間かかってもいいからやってください」というのは、ずいぶん配慮はされていますが、やはり期限を切っている仕事の与え方になるのです。

リハビリ期の人は、たとえそれが一カ月先の期限でも、当事者は健康に自信がなく、先が読めないので大変不安になるのです。その期限を守れないと信頼を失う、と過剰に捉えていますから、なおさらです。

職場復帰支援については、病院だけでなく、ＥＡＰ（従業員支援プログラム）などでも、模擬事務所などを設けて、徐々に職場の雰囲気に慣れる練習や、職場での人間関係などのトレーニングをしてくれるところもあります。精神保健福祉センターなどに問い合わせて、必要なサービスを提供してくれるところを探すといいでしょう。

そんなサポートが近くにない方は、拙著『うつからの脱出――プチ認知療法で「自信回復作戦」』でリハビリ期のトレーニングについて詳しく説明してありますので、参考にしてください。

(23) 治ってきているのに「自信がない・治っていない」というのが口癖です(リハビリ期の自信のなさ)

「いつも『治るのだろうか』と聞かれる。『良くなっているよ、治っているよ』と言うと『そんなことはない』と口論になる。また、『自信がない』が口癖。学校も辞めたいと言う、どうしたらいいでしょう」という質問です。

リハビリ期の当事者がやたらに自信をなくしているのには、いくつかの理由があります。

マイナス記憶の積み重ね

以前の項で、うつ状態では、過去と未来がまるで色眼鏡をかけているように、とても否定的に見えてしまうことを説明しました(p128)。

人は、記憶を蓄積する際、その記憶に伴う評価も一緒に保存してしまいます。保存された記憶は、もしその時点での評価が「このことでは痛い目に遭った」というものであれば、無意識のレベルで、現在のあなたに「あのことに気をつけろよ」という指令を与え続けるのです。

入社一年目のとき、自分が三日間かかった仕事を、「○○さん(二〇年目のベテラン社員)なら半日でやれるぞ」と発破をかけられた、という人がいます。そのときはうつ状態になっていたので、今思うと当たり前のことなのに、「自分はダメな人間だ」というレッテルを貼ったまま記憶されてしまいました。リハビリ期の今も、自分は能力がないという感じがしてしまうのです。

このように元気なときの視点なら「運が悪かっただけではないか」とか「大したことではない」「自分が悪いわけではない」と思える出来事でも、実際、同じような場面になると、過去に記憶されたときの評価が無意識に表面化してしまうのです。

コンピュータを買った当初、あなたがまだ何もわからないうちに、いくつかの設定をしてしまったとしましょう。そして今はそのことを忘れています。

あなたは、最近どうもコンピュータの使い勝手が悪いと感じていますが、もともとこんなものなのだろうとあきらめています。使い勝手が悪いのは（自分でやった）設定のせいなのですが、意識してそこを探り設定を変えない限り、今のコンピュータの動きで我慢するしかないのです。

古い記憶に付随する〝評価〟の影響は、このコンピュータの設定のようなものなのです。人の生活を不自由にしている。どうしてそう感じ、考えるのか自分でもわからない。過去のつらい記憶は、このように現在のあなたの反応に深い影響を与えるのです。

さて、うつ状態から脱出しようとしている当事者にとって、ここ数カ月のうつ状態の記憶は、マイナス評価がついた記憶のオンパレードです。

うつ状態の特徴の一つに、「自分には能力がない」「自分がダメだから、この状態を乗り切れない」という自分を責める癖がありましたが、うつ状態での日常の出来事を、当事者はほとんどすべてこの視点で記憶しています。

支援者が心配そうにしている顔を見て、「自分が迷惑をかけている。この人は自分などいないほうが楽になると思っているのだ」と感じ、会社の同僚が談笑しているのを見て、「自分の無能を笑っているのだ」と感じていたのです。

リハビリ期にある今も、そのときの記憶の〝評価〟だけは残っています。

自信は、プラス評価とマイナス評価のバランスです。プラス評価が多い（重い）ときは自信がある。逆なら自信がない。ほぼ拮抗しているときは、揺れている状態です。

リハビリ期にある人は、ここ数カ月（数年）、多くのマイナス評価をためてきているのです。これが、簡単に自信が回復しない原因なのです。

活動したい、でも怖いというジレンマ

「自信がない、自信を回復したい」――これが、リハビリ期の当事者のとても大きなテーマです。早く自信を回復したいために、仕事をしたいと焦るのは前の項（p139）で説明したとおりです。一方、波の影響があり、自分の調子に自信が持てないので、仕事をもらってもそれがうまくできるかが不安になります。その結果、仕事をしたいけれど、したいと言えないというジレンマに陥るのです。

自信は、人と触れ合って、活動して初めて感じられるものです。この時期は活動が抑制されている（抑制しなければならない）ので、自信を感じたくても感じられないのです。

「完全に治る」幻想

自信低下の原因の一つは、「体が思うように動かなくなった」「自分は弱くなった」という自分自身の体力・気力に対する不安です。

うつが回復するにつれ、体力や気力は次第に回復してきます。しかしこのとき、つい理想をゴールに設定してしまうのです。

ある人は、記憶力、集中力がないと感じるのがリハビリ期のテーマでした。その方に「では、どれぐらい記憶力があればいいのか」と聞くと具体的なイメージはありません。「しかし、人の名前も覚えられないし、新聞を読んでも、トップ記事の内容を覚えていないいんですよ」と嘆きます。

「そんなこと私でもそうですよ。人の名前はぜんぜん覚えられないし、新聞を読んでも興味がなければ覚えていないですよ。トップ記事を覚えていないのは、その記事に興味がないというだけのことです」と答えました。

円周率でも覚えてギネスに挑戦するとか、有名ラーメン屋のように客の注文をすべて覚える仕事をして

いるのなら、それに必要な記憶力というものがあるでしょう。しかしこの方の場合、実生活で深刻に困ることもないのに、〝何となくの不全感〟があるのです。

これを持っていると、いつまでもダメな自分から抜け出せません。

「自信がない」にどう対処するか

支援者は、当事者に何とか自信をつけさせてあげようとするかもしれません。

しかし、それは当事者の活動を再開させ、焦りを増大させることになるかもしれないのです。

当事者向けの自信回復のためのエクササイズは、『うつからの脱出』に紹介しておきました。

支援者や家族は、「自信がない」ことの話を聞き、一緒に困り、自信の回復には時間がかかることを繰り返し伝えてほしいのです。

リハビリ期の悩みは長く続きます。そのたびに、怒らず穏やかに「時間がかかるものだよ」と繰り返してあげるのです。次のような話をしてください。

① 日々の積み重ねが自信の天秤をプラスに傾かせる

自信の天秤にマイナス記憶がたくさん載ってしまっていることを先に説明しました。

マイナスイメージを脱出して、安心して毎日を過ごせるようになるには、マイナスの皿を上回るだけのプラスのイメージをもう一つの皿に載せなければなりません。

大きなプラスに恵まれればいい。しかしリハビリ期にはそんなことはないし、それを目指すとつぶれてしまうのです。

そこで、〝何もない平和な毎日〟を積み重ねていくことが大切になるのです。「今日は特にいいことがなかった」という日も、うつのときに比べて何もない穏やかな日だったと思えるなら、プラスの皿に小さな重りが載っけられるのです。ちりも積もれば山となる、です。

キリスト教では、取り立てて何もいいことがなかった日でも、無事に家族が食事をとれること、一日が無事に過ごせたことを神に感謝するといいます。

何もない日を一つひとつ重ねていく、これが自信回復の王道なのです。

②　体が回復すれば、自信が回復する

時間をかければ（完全に疲労が抜けてくれば）、身体も感情も元に戻り、自分自身の体や気力も信用できるようになります。自分をコントロールできるようになってくると、当事者を取り巻くすべての問題がだんだん小さく感じられ、手ごわくなくなってくるのです。そうなれば自信は自然に回復してきます。

そのためには、焦りは禁物。回復のために何かするのではなく、何もしないことです。そのほうが早く回復するのです（疲労ですから）。

③　自信の種をまく

自信は経験のないところには生まれません。また人に評価されて堅固なものになります。ですから何かを始めなければ自信は生まれません。ところがリハビリ期には、過剰な活動はできません。しかし何もしないでいると、焦りにつぶされてしまいます。そこで、あまりエネルギーを使わないで、何となく楽しいものを見つけるのです。

私は、俳句や川柳、ウォーキング、写真などを勧めています。新しい友だちができたりすると、活動範囲も自信も知らないうちに大きくなるでしょう。

このように伝えることは、当事者の「引きこもり」を予防するためなのですが、その際、決して活動することを強要しないように注意してください。

支援者の元気づけと共感のバランスが大切

プロのカウンセラーでもうまく当事者を支援できないことがあります。

カウンセラーは「自信がない」と言う当事者に対し、過去の記憶にアプローチしそれを再解釈する機会を与えたり、自分を客観的に見つめる手伝いをして「それでもよくなってはいるんだ」と思い出させるようにするのです。ところがこの作業を進めていると、当事者は「自分のつらさをわかってもらっていない」と感じてしまうことが多いのです。そうなると、「こんなにつらい→まだ治っていない→社会に出て行けない→死にたい」と強く表現してきます。

その当事者は、カウンセラーにまず「苦しさをわかってほしい」のです。カウンセラーの「自信を持ってもいいよ」が「活動しなさい。努力しなさい」と聞こえてしまっているのです。

そのような場合、私たちはすぐに、当事者の苦しい状態を確認する作業に戻ります。

支援者は、リハビリ期のこのテーマを考えるとき、「自信がない」と表現する当事者に「そんなことないよ。よくなっているよ。自信を持っていいよ」と、言わなければならないのですが、言いすぎない、というバランスが大切だということを覚えておいてください。

四〇回四〇〇回の法則

この時期の「自信がない」は、うつから治るために必要な手続きと捉えてください。そういう気持ちを四〇〇回表現したら、治っていくと思っておいてください。

私は「四〇回四〇〇回の法則」という話をよく当事者や支援者にします。

これは自衛官・カウンセラーとしての私の限られた経験から導き出した法則（？）なのですが、現場ではかなり説得力があります。

「人は、四〇回大きな失敗をするか、四〇〇回注意されて、初めて新しいことが身につく」というものです。

それぐらいかかるのです。あることを三～四回指摘したからといって、それですんなり変わるものではないのです。たいがいのお母さんが使う「何度言ったらわかるの?」は、本当に数えてみるとまだ一〇回ほどしか叱っていないことが多いのです。

さて、元気なときでもそうですから、うつのリハビリ期の「自信がない」は本当に、四〇〇回表現させてあげてほしいのです。このとき注意されると、「言いたいことを我慢」することになり（我慢はエネルギーを使う。p111）、回復を妨げます。ですから「そうか、まだ自信が持てないのだね」と自信のない話をそのたびに聞き、「それでも毎日を積み重ねていこうね」とサポートしてください。

(24) やる気が起きない。生きる意味がない。何のために生きているのかわからない（リハビリ期の生きる意味問答）

リハビリ期の当事者が長く悩むテーマがこれです。このテーマは、〝生死〟に関わるテーマなので、（自殺という視点から）支援者は過剰反応してしまいますし、説得に走ってしまいがちになります。

やる気が起きなかったり、生きる意味を考えたりするのは、感情のプログラムの中で最後まで残る〝悲しみのプログラム〟のせいです。

悲しみのプログラムは、活動をやめ支援を受けながら引きこもるためのプログラム（p29）。うつ状態で発動するプログラムのうち、唯一〝動くな〟系のプログラムです。リハビリ期にこのプログラムが最も長く残るのは、「疲労が完全に回復するまでは動くな」という最終安全装置になっているからです。

悲しみのプログラムが早く終了してしまうと、意欲や興味が湧き、活動を開始してしまいます。もし怒りや不安より前に終了したりすると、その人は過剰に活動し、トラブルに巻き込まれ、すぐに消耗して底期に戻ってしまうでしょう。

ですから、当事者には「意欲が湧かないのは当たり前だよ。体がまだ活動するのは早いと言っているんだよ」と説明してあげてください。

「意欲が湧かない」という当事者の悩みの背景には、仕事に対する焦りをベースに、仕事にやる気が起きないことへの強い罪悪感がある場合もあります。仕事にはやる気が湧かないのに、楽しいことや、やり慣れたことはできてしまう自分がいて、「自分がわがままなせいだ、自分は本質的には怠け者なのだ」と自分を責めている人もいます。

そのような方には、まだ当事者が二〜三倍モードにいることを説明してあげてください。

そのレベルでは、元気な人の二〜三倍のエネルギーを使ってしまいます。簡単なことならできる。簡単なことしかできない状態です。そのような状態では、新しいこと、複雑なこと、調整を要すること、我慢が必要なことは、とてつもない大仕事になってしまい、せっかく回復しつつあるエネルギーをまた消耗してしまうことになるのです。ですから、当事者は無意識にそんな仕事を避けるのです。これも体の防衛反応です（p111）。

また、根気がない、集中力がない、がんばれないと嘆く方も多いのです。自分はダメ人間になってしまったと言う人もいます。

これは、もともとエネルギーがまだ十分でない状態で社会活動をしているリハビリ期の当たり前の症状なのです（図27）。

リハビリ期では、まず日常レベルの生活をする段階でほとんどのエネルギーを使ってしまいます。その上で何かをやろうと思っても、元気なときと比べてあっという間に残りのエネルギーを消耗し、続けられなくなってしまうのです。

当事者の根性がなくなったわけではなく、単にエネルギーが足りないだけなのです。

さらに、「何のために生きているのかわからない」という発言も悲しみのプログラムに関係しています。

図27　▶持続力がない、根気がない、が当たり前◀

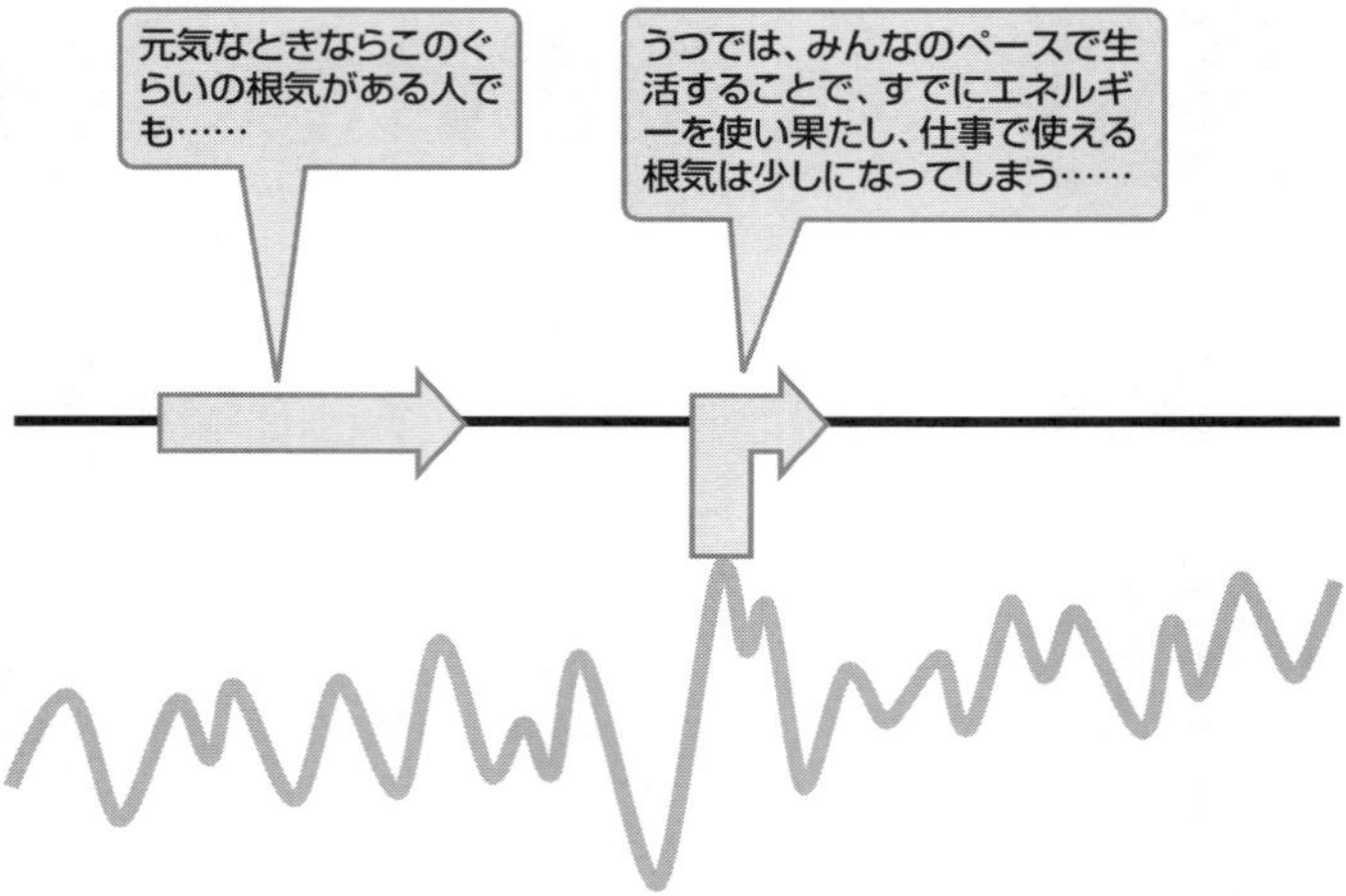
元気なときならこのぐらいの根気がある人でも……
うつでは、みんなのペースで生活することで、すでにエネルギーを使い果たし、仕事で使える根気は少しになってしまう……

生きる意味とは仲間に認められたり、必要とされたりするときに感じるものです。悲しみのプログラムはとりあえずそのようなしがらみを感じられなくして、エネルギーを使う場からの引きこもりを確実にするのです。

リハビリ期は、さらに自信の低下もあるので、自分は仲間（社会・会社・家族）の役に立てていないと感じて、苦しくなるのです。

さて、「生きる意味がない」「何のために生きているのかわからない」という発言は、必ずしも直接「だから死にたい」というわけではないのです。

私はこの時期の当事者には、人生について悩むのは、良くなりつつあるときに誰でも通る〝症状〟と説明しています。

「今考えてもろくな答えは出ないから、その問題は、治るまで先送り、そのとき悩もう」と説明してあげます。

ところが、この問題に過剰に反応したり、生きる意味を説得したり、意欲が湧かないことを責めたり、活動することを強く促したりすると、本人を苦しめます。結果として焦りや自信の低下をひどくしてしまい、「死にたい」気持ちを呼び覚ましてしまうことがあるのです。

説得ではなく、本人の気持ちを理解し、「あなたは壊れていないよ。誰でもそう思うよ。でもつらいよね」と一緒に困ってあげるという姿勢はここでも重要なのです。

(25) うつが長引いています。どうしたらいいでしょうか（長引くケースの理解）

「先生（下園）は先ほど、うつ病は心の骨折だから一年ほどで治るだろうと言われましたが、私の場合二年以上も経つのに治らないのはなぜでしょうか」という質問です。

長い間戦っておられる方の場合、個別の要素がさまざまあると思います。一般的なことで説明すると、若者の場合と年配の方では少し事情が異なると考えています。

若者は、もともとエネルギーがあります。もしうつ状態になって苦しくなっても、適当なところでいろいろなことをあきらめて休憩していれば、さっと回復できる力を持っています。

ところが、この若者のエネルギーが「あきらめないこと」に向かうと、とことん表面飾りやしがみつき行為をしてしまいます。

そのような方は、たとえ治療を受けたとしても、少し良くなっては、学校に帰りたい、仲間から離れたくないと日常生活に戻ってしまうことがあるのです。医師もカウンセラーも強要はできませんから、結果的に本人がまた調子を崩し治療しようと思うまで、待つしかありません。

うつ状態は、何度も言うように本質は疲労なのです。自助努力をやめ、人任せにしたときに初めて回復が始まります。つまり「あきらめ」です。

このようなパターンを何度か繰り返して、ようやく観念して本格的に治療（休憩）が開始されます。これを〝底つき体験〟と呼んでいます。

そのような人の場合、私の区分で言う〝落ち込み期〟（ｐ85）が異常に長くなってしまいます。二〜三年かかって落ち込む人もいました。

こうなると二つの面で、さらにうつが長引きます。

一つは疲労の蓄積です。長い落ち込み期は、蓄積疲労を大きくしてしまいます。回復は当事者の日常生活における精神活動量と当事者の回復力の大きさによって決まります。回復力が日常の活動を上回る分、蓄積疲労を解消できるのです。ですから回復までにかかる時間は個人ごとに違うのですが、私の経験から言うと通常、蓄積にかかった時間と同じだけ回復にかかってしまいます。落ち込み期が長ければ、回復にもそれだけの時間が必要になります。

長引くもう一つの理由は、〝慣れ〟の効果です。

ある環境が長引くと、その環境に対応するため、体がそれなりのシフトをしてしまいます。体が覚えてしまうとでも言えるでしょうか。嫌な環境でも適応してしまう。スポーツでも悪い癖がつくということがあります。

うつ状態が長引くと、うつ状態特有の感じ方、考え方が一時的なものではなく、体にしみついてしまうのです。すると世の中が大変生きづらく見えてくるので、ストレス自体が多くなり、うつからの回復を邪魔してしまいます。

ｐ146で紹介した自信の天秤で説明すると、マイナス記憶がたくさん蓄積されてしまったということです。プラスに向かって動かすには、何もない平和な日（プラス記憶）を積み重ねるしかありません。

次は年配の方に多いケースです。

年配の方に多いのは焦りが強すぎて、回復しきらないうちに復帰してしまい、日々の疲労と回復力がつり合ってしまい、蓄積疲労の解消ができず、七割ぐらいの回復レベルで止まってしまうケースです。足腰が弱いまま仕事をしてしまうので、疲労が大きい。一見元気そうに見えてもまだ疲れやすさは、二〜三倍モードなのです。

また、若者の場合と同じように、治りきらない状態が長引けば長引くほど、うつの感じ方が体にしみつき、毎日のストレスを増やしてしまうので、いっそう回復しにくくなってしまいます。

さて、このように長引いているケースは、ケースごとに慎重な対応が必要です。カウンセラーや医師に相談して、もう一度治療をやり直すことをお勧めします。

薬を変えてみたり、セカンドオピニオンを求めたりしてください。

もう一度、しっかりまとまった休養を取ってみてください。

カウンセリングを受けて、心の引っ掛かりを処理していくことが、社会復帰のポイントとなることもあります。

そして焦りを抑えるため、長期のリハビリ計画を立ててください。

「そんなことを言ったって、ようやく見つけたバイトをクビにされる」と思う方もいると思いますが、七割の回復でアルバイトを続けることを選択するのか、社会保障制度に頼ってもう一度治療にトライし、以前の自分の活力を取り戻そうとするのか、どちらがいいかは当事者の価値観次第です。あきらめる勇気があるかどうかです。

もう治らないのではないかとあきらめている当事者や支援者の方もいらっしゃるかもしれません。

二五歳で発症して非常に重篤なうつ状態に苦しみながら、五〇歳前に私たちと出会った人がいます。彼は医者嫌いを克服し、もう一度しっかり治療を始めました。三年かかりましたが、今ではすっかり回復し、自信を持って充実した毎日を送っています。

何とか自分だけでやろう、社会保障は受けない、などというこだわりは捨て、回復の道はあきらめずに、もう一度がんばってみていただきたいのです。

長引くうつからの脱出を図りたい方へのアドバイスを『今度こそ、「うつ」から脱け出す本』（大和出版）にまとめてあります。参考にしてください。

(26) うつ状態になりやすい性格や遺伝はあるのでしょうか

これは落ち込み期、回復期～リハビリ期にかけての当事者や支援者・家族がよく抱く疑問の一つです。落ち込み期の当事者は、自分がうつ状態であることを認めるまでの段階で、今の自分の苦しい状態を「努力（我慢）が足りないだけではないか」「心（性格）が弱いからなのではないか」と考えてしまいがちです。誰かにうつ状態ではないかと言われたとしても、自分自身の性格がそのうつの原因ではないかと考えてしまうのです。

一方、回復期～リハビリ期にかけての当事者は、またあのうつ状態に戻るのではないかという不安と戦っています。その中でうつ状態は弱い性格や遺伝が原因でなるのであれば、自分は「またあの苦しい状態に戻りやすいのではないか」と考えてしまうのです。不安のプログラムの〝最悪シミュレーション機能〟が働くからです。

またうつの回復には時間がかかることを知らない支援者や家族が、長引くうつを、つい当事者の性格や遺伝のせいにしてしまうこともあります。あるお嫁さんはうつ状態のリハビリの最中に、夫の両親からは「血筋のせい」と責められ、実の両親からは「性格のせい」と責められました。幸い夫が理解し支えてくれたので、何とか回復することができましたが、双方の親からそう思われていたのは、彼女にとってとてももつらく、順調な回復を妨げる要因となりました。

また、当事者の家族が自分自身や子どものうつを不安に思ったり、相手の家族にうつ状態の人がいるが、結婚していいのかという不安からこの疑問を持つこともあります。

うつ状態の当事者と支援者・家族にぜひともわかっていただきたいことがあります。

ここで言っている「うつになりやすい性格や血筋」などありはしないということです。うつになりやすい性格や遺伝の傾向があると書いている本もあるでしょう。それは学問の世界・データの世界での話です。現実を仕事場としている私にとって、性格や血筋によってうつになると理解することのメリットはまったくといっていいほどありません。

まず性格についていえば、どんなに明るい性格、おおざっぱな性格、気楽な性格の人でもうつになるのです。うつになるルートには大別して、うつ病と疲労によるうつ状態の二つがあります。

うつ病は病気ですから、その発症に性格は関係ありません。がんになりやすい性格というのが明確でないのと同じことです。風邪をひきやすい性格、盲腸になりやすい性格などというのを、みなさんは聞いたことがあるでしょうか。

むしろ一般的に、悩まない性格と思われている人のほうが、うつを悪化させやすいということはあるでしょう。これまで紹介したようにうつ状態の怖さは〝進行がわかりにくい〟ということです。一般的に明るいといわれている人は、自分でも周囲でもうつ状態の進行に気がつきにくくなります。

疲労によるうつ状態の場合は、疲労ですから、活動量と回復力のバランスによって疲労が蓄積するかどうかが決まります。もちろん悩むという作業も活動量のうちの一つではありますが、先に説明した（p66）とおり、環境変化への対応やライフイベントへの対応のほうが疲労の蓄積には大きな影響を持ちます。誰でもうつ状態になる可能性があるのです。

ところが私は、うつ状態を悪化させる〝対処の癖〟があることは、現実問題として重要なテーマであることをよく指摘します（p221）。この対処の癖に、当事者のこれまでの生き方や性格と呼ばれるものが反映されることはあります。たとえばもともとがんばり屋で弱音を吐かない人は、うつ状態への対処が遅れがちになります。そういう意味では「性格は、うつ状態になるかならないかには関係しないが、悪化させる可能性には関係する」と思っています。

私たちは、さまざまな心理検査や知能検査、血液型などからうつ状態へのなりやすさ、自殺との関連性を調査したことがありますが、現実的に意味を持つような結果が表れたことはありません。

遺伝の問題でよく知られる統合失調症でも、遺伝する確率（両親のいずれかが統合失調症の場合、その子どもが統合失調症になる確率）は、一〇〇人に四〜五人です。逆に言えば、親が統合失調症を患っている一〇〇人のうち九五人は、何の影響もないということなのです。統合失調症の遺伝の強さは、糖尿病や結核よりも弱いといわれています。親が糖尿病だからといって、元気な子どもに対して糖尿病を前提とした接し方をするでしょうか。

かなり詳しく性格遺伝について書いてきたのは、この偏見が支援者の中にかなり多く見られるからです。うつ状態を支援するのは難しく、大変なことです。うつ状態の人がアドバイスを聞かないとき、「性格だからしょうがない」という心の切り分けをして、支援を続けていくということもあるでしょう。うつ状態を間近に見て恐ろしさを感じ、自分には関係ないことだと思いたくて、遺伝とか血のせいにすることもあるでしょう。支援者や家族の身になると、これらのことを責められません。

それでも、これらの解釈は結果的に当事者を長く苦しめるもとになってしまうのです。そうなれば支援者自身の苦しさも長引きます。

Ⅲ　うつ状態への基本的対策（治療）

（1）うつ状態は治るのでしょうか。どうすればいいのでしょうか

うつ状態に対しどのような対処をすればいいのでしょうか。簡単です。疲労だから休めばいい、それだけの話です。うつ状態の回復の大原則は〝休む〟ことなのです。ただし二〜三日休めばいいというものではありません。二〜三日で回復すると思っているならそれは大間違いです。

うつ状態を前提とした回復の一つの尺度が、宗教に見られます。それは、〝喪〟という概念です。これは身内を亡くした人が、悲しい体験に引き続きうつ状態になったことを前提としています。喪は一年続きますが、一年の間は非常に疲れやすく感情が高ぶりやすいので、「新しいこと、大きな行事、複雑な仕事をすると失敗するぞ」という戒めがあるのです。これは先人の知恵なのです。つまり私たち人間は、通常それぐらいの時間をかけて初めて回復する動物なのです。

もちろん一年間仕事を休めと言っているわけではありません。喪に初七日、四十九日などの区切りがあるように、うつ状態からの回復も、一カ月ほどの安静の後、徐々に仕事に復帰していくことによって可能になるのです。しかし本当にエネルギーが回復し、うつ状態になる前の当事者に戻れるのは一年ほど後ということになるのです。

ところが、休むといってもこれが現実問題としてなかなか難しいのです。

一つにはうつ状態そのものの症状として、当事者自身が「休みたくない」と感じてしまうことがあります。

これについては、p222を参考にしてください。

二つ目の問題もうつ状態の症状に関連しています。それは、不安と不眠です。

いくら仕事を休み、布団の中に入って何もしていないように見えても、心の中でさまざまな不安が渦巻

いていたり、夜眠れなかったりすれば、疲労が回復するどころか引き続きエネルギーを消耗し続けているのです。外見上「休息」の状態についても、心の中では不安のプログラムが作動しており、不安のシミュレーションと不眠は続いてしまいます。

そこで、〝本当の休みを取る〟ために薬を使うのです。不安の悪循環を止める薬は精神安定剤。眠りをよくする薬は睡眠薬。いずれの薬もそれほど強い副作用はなく、すぐに効く薬です。これらの薬は、かかりつけの医者でも出してくれることもありますが、当事者の状態に最も適合する薬を出してくれるのはやはり精神科の医師でしょう。これらの薬は、個人によって合う、合わないがあります。うつ状態は命にかかわる危険のある症状ですから、私は精神科医に薬をもらいに行くことを勧めます。

うつ状態には、この他にも気分を上げていく抗うつ薬を使うこともあります。この薬には若干の副作用があるので、やはり精神科医にかかるのが一番でしょう。

ここで覚えておいていただきたいことが一つあります。確かにこれらの薬を上手に使うことによって、休息しやすい状態を作ることはできます。ところが薬だけ飲んで日常生活に何ら変化がない場合、結果的に疲労を回復することはできないことが多いのです。

うつ病とうつ状態の違いの項でも触れましたが、純粋なうつ病（疲労の蓄積がない）の場合を除いて、ほとんどのケースでは疲労が蓄積しています。薬だけでは、疲労は根本的には回復しないのです。薬は〝休息をより効果的にする〟ものだと理解してください。特に医療従事者（医師や看護師）などは、なかなか仕事を休もうとはしない上に、薬が簡単に手に入る立場にあるので、薬だけで対処してしまおうと思いがちです。すると薬はこの場合、表面飾りを手助けし、仕事へのしがみつきを増長させてしまい、結果的に当事者のうつを悪化させる原因になってしまいます。

〝本当の休息〟が取りにくい三つ目の理由は、心から休める環境作りが難しいということです。

たとえば、家庭の主婦がうつ状態になり、家で一カ月ほど休むことにしました。ところが、家庭の主婦の場合は、家で休むためにはかなりのハードルを越えなければいけないのです。

「じゃあ、私は休むからね。お父さん、明日から一カ月間ご飯を作ってね」とお願いすると「おお、わかった。大丈夫だよ。おまえはしっかり休んでくれ」と答えてくれた優しい夫でも、二日後には、「ええっと、給食費はどうするんだっけ？」「おい、味噌はどこにある？」と険しい表情になり、「お前はずっと家にいるんだから、やれることぐらいやってくれよ」とせっつくことになりがちです。

あるいは、数日するとお風呂場には洗濯物がたまり、部屋も散らかってくるし、台所はもう爆発状態になってきます。女性はそれを見てイライラしてきてしまいます。夫にいちいち指示するより自分が動いたほうが早いし、気も遣わない。すると、形は〝休んでいる〟ようでも、結局は心も体も休めないのです。

そのようなケースでは、私は入院を勧めます。それは決してその方のうつの症状が重いからではありません。休める環境として入院が適しているからなのです。家庭で休めない人が入院をするのです。

家庭で休む場合は、同居する家族がうつ状態の人のことをしっかり理解して、支えてあげることが必要になります。そのような家族がいない、いてもその余裕がない、あるいは家にいるとさらに余計なストレスがかかるなどのときは、入院を一つの道具として柔軟に利用していきましょう。

(2) 病院ではどのような治療をするのでしょうか

うつ状態で受診すると、病院の先生やカウンセラーはこれまでの症状や日ごろの生活等について、詳しく話を聞いてくれます。そして前の項で説明した薬による治療が始まります。

もちろん、生活や仕事を調整して休養を取ることを勧められるでしょう。

もし、自宅で休養が取れない場合や、死にたい気持ちが強いのに家族の誰も対応できない場合など、入院を勧められます。

精神科では、基本的に本人が了解しない限り、強制的に入院させられることはありません。入院しても、特別な治療が待っているわけではありません。

疲労困憊しているのが普通ですから、薬で眠れるようになると、ずっと寝ているのが一般的です。一～二週間そんな生活をしていると、だんだん回復してきて歩けるようになります。本を読んだり、TVを見たり、自分のペースで少しずつ活動できるようになります。そうすると、カウンセリングを受けたり、簡単な体操や散歩を始めるのです。

精神科に入院するとなると、何か恐ろしい治療を受けるものと勘違いされていますが、他の病気をした人がリハビリする過程とほとんど変わらないのです。

面会も、本人の負担にならない範囲で自由ですが、人と会うこと（特に特定の人が苦手な場合もあります）が負担になる時期には、医師の判断で、面会が制限されることはあります。これは精神科に特別なことではなく、身体の病気や怪我でも、面会謝絶があるのと同じことです。

携帯電話のメールが〝命〟という人もいると思いますが、原則として病室では携帯電話は禁止です。ロビーや庭などで時間を決めて通信できるところは多いようですが。

治療には、いろいろなものがあり日々進歩しています。ここではその詳細を紹介するのではなく、治療について、当事者や支援者が知っておくべき「考え方のポイント」を紹介します。

一つ目は「治る」ということについてイメージに差があることです。

うつ病に限らず、何らかの不具合を修正するとき、私たちは無意識のうちに「期待値」を持っています。この苦しささえなくなればいい、と思う人もいれば、二度とこんな状態にならないように根本的に修正したいと考える人もいる。できるだけ早く社会復帰したいという人もいれば、しっかり治すことを優先したいという人もいる。

医師と患者、患者と周囲の人に、この期待値についてずれがあり、それがもとで治療が停滞することが多いのです。このずれは、次の二つ目のポイントによって発生しています。

二つ目のポイントとは、治る過程に、治療、リハビリ、現実問題対処、教育が混在しているということです。

たとえば、社会に適応していた人が、蓄積疲労でうつになったのなら、休みさえすればいい。二〇年前に比べて増加しているうつのタイプの多くはこれに該当するので、本書では、このタイプを主に想定して話を進めています。

しかし、うつになっている人を見ると、いろいろな方がいるのです。

新型うつ（p132）のところで紹介したように、社会的スキルが未熟な人。

ストレスを無視することで、働きすぎてうつになった人。

幼いころのトラウマがもとで生きにくい性格を身につけ、普通の生活を送るにも疲れ果ててしまう人。

認知症の影響でうつ状態になっている人。

経済的困窮や介護で疲れ切った人。

パワハラ、セクハラなどを受け続けて、疲れ果ててしまった人……。

共通するのは、疲れ切っているということです。これについては、休むことで対処できます。しかし、現実の問題を抱えている人は、社会復帰してもまたすぐに疲弊してしまうでしょう。あるいは、個人の社会的スキルが未熟なら、これもいずれ同じことが生じます。

たとえば若くて、お金がない、まだ疲労も二倍モードというときは、うつが悪化するリスクもありますが、若い人がショックを受けやすい「みんなに遅れた」感覚を少なくして自信を失わないようにすること、サポートしてくれる周囲との絆を失わないこと、お金がなくなる不安を軽減すること、苦しくても自分なりにもがいて社会適応のスキルを身につけることなどを総合的に判断し、数カ月休むというより、二週間ほどの休養で、社会復帰を試みる方法もあるでしょう。

これも、もし親御さんの下で経済的に安定した生活をしているなら、話が変わります。うつが悪化するリスクを負いながら社会でもまれながらスキルを学ぶのではなく、じっくりと心理療法で思考を変えていく方法を取ることもできます。

インターネットなどで、いろいろな治療の成功率などが紹介されていますが、このようにケース・バイ・ケースであることを知っておくべきです。

さて、一口に治療といっても、このように大きな広がりがあります。治療についての医師の考え方や得意分野で治療が変わってきます。

つまり、医師が今の苦しみだけを早く取り除こうとしているのか、それとも時間はかかっても、うつになりやすい性格や考え方を変えていこうとしているのか、現実問題の対処にはどれくらい関心を持ってかかわってくれるのか、その辺によって、治療が変わってくるのです。

医師は乱暴に言うと、薬主体の治療が得意な人、カウンセリングを重視する人、心理療法を重視する人に分けられます。

心理療法を重視する医師なら、そのスキルを持つ心理士を雇っているし、それなりの資材や施設も準備されています。ですから、治療法そのものの情報より、治療についての医師の考え方をしっかり把握することを重視したほうがいいでしょう。

まずは、この「治るイメージ」と「治療、リハビリ、現実問題対処、教育のどこを重視するか」についてしっかり医師の話を聞き、認識を統一することが重要です。そのうえで、その病院では望む治療が受けられないとしたら、医師に相談しセカンドオピニオンを求めましょう。もし医師がそのような話につきあってくれないようなら、どんな病院でどんな療法、どの程度の療法が受けられるかを、精神保健福祉センターなどで相談してもいいですし、患者の会などで情報交換するといいでしょう。

また、最近のデータを見ても、休養をベースにした薬物治療が主体であることには変わりありませんが、認知行動療法や運動療法が、うつの再発予防に有効であることが明らかになっています。その治療を受けたいと思う人も多いでしょう。

薬については、どの薬が効くかではなく、その患者に（「誰に」）どの薬が効くかが重要なのですが（p168）、実は心理療法についても同じようなことが言えるのです。どの心理療法が効果的かではなく、「誰が」指導してくれるかが大きいのです。

ここは、スポーツのコーチと同じようなものだと思ってください。単に理論だけを知っているコーチではなく、患者の能力や気力を理解し、個人ごとに適切な目標とメニューを設定し、スランプのときもしっかり支えてくれる心理療法士を探すといいでしょう。

二〇一五年に法案が成立し、公認心理師という国家資格が設立されました。ただ、資格を持っているからと言って、それはスキルを兼ね備えているという保証にはなりません。

また、その心理師がスキルを持っていても、その病院でその療法を主体的に実施できるかというとそうでもないのです。

やはりまずはその医師がどのようなポリシーを持っているのかを知る必要があります（p186参照）。

（3）薬について教えてください

私は医師ではないので、薬については詳しくありません。

幸い薬に関しては、さまざまな本に詳しく紹介されていますし、インターネットなどでも必要な知識を得ることができます。

ここでは、私がカウンセリングの中で、薬に関する不安を持つ当事者に説明している内容をご紹介します。

一般的に精神科の薬には、「飲むと人格が変わってしまう」「飲むと副作用があり、寝たきりになる」「一生それなしではいられない」などの漠然とした恐怖を持つ人が多いようです。当事者だけでなく支援者や家族が強い偏見を持っていることもあります。

まず、うつ状態で薬物治療を受け、それで人格が変わることはありません。p155で紹介しているように、うつ状態自体が長引いてくると、不本意ながらその状態（うつ状態）特有の感じ方・考え方が、しみついてしまうことがあります。しかしそれは薬のせいではなく、うつ状態が長くなったせいなのです。

また、抗不安薬が効きすぎたりすると、ボーッとしたり反応が遅くなることはあります。これを周囲の人は「頭が悪くなったのではないか」と心配してしまいます。

これはいわゆる副作用と考え、医師に相談してください。患者の日常生活に支障のない範囲（苦しくない範囲）で薬を工夫するのが医師の役割です。

このような副作用については、知らないでいると〝うつ状態の症状〟と捉えてしまい、当事者も自分の健康に自信を失うもとになってしまうことがあります。

特に抗うつ薬は、最近は副作用が少なくなってきたとは言うものの、やはり口が渇く、便秘、眠気、立ちくらみ、吐き気、食欲不振、尿が出にくくなるなどの副作用があります。その一方で、薬自体の効きは一～二週間経たないと現れないことが多いのです。また、抗うつ薬は、少ない量から始め、だんだん量を多くしていく処方がなされることがあります。医師がその人にとっての適量を量るためです。

抗うつ薬の副作用、効果が遅れること、薬は適量に向かって徐々に増やされることを、「薬を飲んでいるのに症状がどんどん悪くなっている（副作用）」「薬が効かない（だから薬を増やされている。自分は薬が効かないほど悪いのだ）」などと否定的に捉えてしまい、かえって苦しむこともあります。支援者も、「そんな薬、やめたほうがいい」と言ってしまいがちです。

また、抗不安薬や睡眠薬は、寝つきが悪い、眠りが浅く途中で目が覚める、朝早く目が覚めて不安になるなど、不眠のパターンによって薬が違いますし、個人によって効きめが異なります。先に触れたように反応が遅くなる以外にも、強すぎるとふらふらしたり、だるさが強くて苦しかったり、めまいや動悸がするなどの副作用が現れます。

どのような薬でも、事前にどんな副作用が予想されるのかを知っておくべきです。薬の注意事項には、すべての副作用が列記されているので、それを読むと逆に不安になります。それより医師に直接聞いてみることをお勧めします。代表的な副作用だけを教えてくれるでしょう。

また、使い始めてその副作用がつらいのなら、すぐに医師に連絡しましょう。ある程度我慢すべきものなのか、それとも処方を変えたほうがいいのかは、当事者や支援者が判断すべきものではなく、医師が判断すべきものです。

つい、「これぐらいは我慢しなければ……」と思いがちですが、我慢ができない状態だ（p111）ということを思い出してください。

医師にそんなことを言うと、嫌われると心配する人もいますが、薬に関することは、医師も情報を求めています。自分だけの判断や、自分勝手な知識で薬をコントロールすることがあってはなりません。

その意味で、支援者にお願いしておきたいことがあります。

うつ状態では、記憶力が低下しているので、薬を飲んだか飲まなかったかを忘れてしまうことがあります。統合失調症や躁状態にある人は、いわゆる病識（自分はおかしいという感覚）がない場合が多く、薬を飲む必要を感じていないので、つい飲むことを忘れがちになります。

また、中には睡眠薬などをため込んで、死にたくなったときに使おうと考える当事者もいます。通常一つの病院から処方される薬では、ため飲みしても死にはしませんが、大量服薬は大変苦しい思いをすることになり、結果的に当事者の回復を妨げてしまいます。

ですから、支援者や家族は、当事者が決められたとおりに薬を飲んでいるのかを確認し、医師とよく連携してほしいと思います。

最後に「依存してしまう」という不安ですが、抗うつ薬には依存性はないと言われています。抗不安薬や睡眠薬には確かに依存性はありますが、アルコールと同じぐらいだそうです。

アルコールの恐ろしさについては、ｐ228で紹介しますが、アルコールは、毎日どれだけ飲もうが制限がありません。それに比べて抗不安薬などは、医師がコントロールし、毎日の量も決められています。使用期間が長引くときは、種類を変えたり中断したりして、依存症になるのを防止するのです。

当事者は、何とか薬に頼りたくないという強い思いを持っていますが、支援者は、「先生の言うとおりしっかり飲むことが、回復の近道」ということを言い続けてください。

しかし、薬を飲みたがらない人が多いのも事実です。だましてでも飲ませるという手もあるでしょうが、一回ならともかく長く支援する支援者や家族にはそれも無理でしょう。

薬を飲まない当事者の場合、支援者は、それが〝運命〟と割り切るしかないでしょう。傍から見たらいばらの道でも、本人はそれしかできないのです。強要するより「わかってあげる」態度のほうが重要になります。どちらも苦しい選択ですが、より危険性の少ないほうを選ぶしかありません。抗うつ薬や抗不安薬が開発されていない時代には、人は薬なしでこの苦しさを乗り切るしかなかったのです。また最近の研究でも、薬を飲まなくても、数カ月すれば半分以上の人は回復するといわれています。そう割り切って支援しましょう。

もちろんその間も、薬や治療に対する偏見を少しずつ解いていく努力は必要です。うつの波の調子のいいときを見計らって話をしてみてください。

一方、医師や看護師は、薬が身近にあり抵抗も少ないようです。その結果、うつ状態の本質が疲労にあり、休息をしなければならないのに、薬だけに頼ってしまう傾向があります。

疲れ果てている人に、栄養ドリンクを飲ませてそのときは元気が出たとしても、すぐにエネルギー切れするのは目に見えています。

医師や看護師の中には、薬で症状を抑えている間に、蓄積疲労をどんどんため、感情や行動をコントロールできず、周囲との関係をどんどん崩していってしまう人がいます。そして最後には仕事を辞めてようやく休息できるという厳しい経過をたどるのです。

薬は、過信しすぎず、賢く使いたいものです。

(4) カウンセリングだけで何とかならないでしょうか

精神科に受診したくない、薬を使いたくないという強い気持ちを持っている当事者(あるいは支援者・家族)が、この質問をしてきます。

あるいは「先生のカウンセリングを受けた後はとても元気になるので、このままカウンセリングだけで治せないか」という場合もあります。

このような場合、私はもう一度「うつ状態の本質は疲労である」ということを説明します。

カウンセリングは、一時の元気を与えてあげることはできるでしょう。当事者の苦しさをわかってあげることで、死にたい気持ちを鎮める効果はあります（p332）。しかし、それは一時的な対処にしかすぎません。本当に治したかったら、しっかり休養を取るしかないのです。そのための近道は、これまで説明したように、薬を使ったり、病院を利用したりすることです。そのためには精神科を受診するのが最も確実です。

〝うつ〟をなめてはなりません。死にたくなる病気なのですから。

確実に回復するためには、その病気を最もよく勉強している医師、つまり精神科医にかかるべきなのです。

カウンセリングは、薬と休息、環境調整ができているという前提なら、効果を発揮するでしょう。特にリハビリ期には、自分の回復を自覚するために、話をする作業が重要になります。

ところが、このような前提（薬、休養、環境調整）なしに、カウンセリングだけで対処しようというのは、小手先で苦しさをごまかすことになり結果的に根本的対処を遅らせます。

うつ状態は、休養の開始が遅れれば遅れるほど、回復までの時間がかかります（p155）。当事者は、カウンセリングだけを希望するかもしれませんが、それで根本的な休養に入るチャンスを遅らせてはなりません。

経験の浅いカウンセラーの中には、うつ状態の本質をまだよく理解していない人もいます。そのようなカウンセラーは、「私が治してあげましょう」と言うかもしれません。しかし当事者の命は一つしかないのです。

カウンセリングだけに頼るのは、カウンセラーも支援者も受診や休養を勧めるのだが、どうしても当事者がそれを受け入れないときに限るべきでしょう。そのときは、それを〝運命〟と受け止め、悪い状態の中での最善の策として、カウンセリングを続けてみてください。

また、リハビリ期になると運命の波にさらわれ、悩みも多くなります。引きこもりから脱出して社会に出るためには恐怖にも打ち勝たなければなりません。これまでのうつという体験を、どう心の中で整理するかという問題もあります。

このリハビリ期には、カウンセリングがとても重要な意味を持ちます。ただし死にたい気持ちが強いときには、カウンセリングだけで乗り越えようとせず、薬と休養を重視する姿勢に戻ってください。

（5）眠れないと訴えます。どうしたらいいでしょう。そのくせ昼間寝ています。それを見ていると腹が立ちます

睡眠は、意思の力で何とかなるという性格のものではありません。意思の力で、おなかが減ったりおなかいっぱいになることがないのと基本的には同じです。

しかも、眠らなければならないと考えれば考えるほど、眠れないものです。

不眠は、うつ状態になるとほとんどの人が苦しみます。眠れないのは不安のプログラムの機能の一部であることは説明しました。体が万全でないときは外敵に襲われる可能性が高まるため、最も危ない夜に眠らないようにする機能です。

眠りなさいとしつこく言われたり、眠らなければと自分自身で切羽詰まると、その分不安が大きくなり余計に眠れなくなります。どうして私たちはこんなに眠れないことがつらいのでしょう。眠れないことにこだわってしまうのでしょう。

これもうつ状態の一つの側面と大きく関係しています。

うつ状態は疲労でありエネルギーの欠乏状態です。確かに危険から身を守らなければならないが、疲労を回復するには睡眠がぜひとも必要なのです。しかも生きていくエネルギーが底をつきかけています。早

く何とかしないといけない。

つまり、眠らないようにしているくせに、眠れないと疲労が解消しない（たまる）ので眠らなければと思う。しかもエネルギーが底をついているので、その状態を長く続けると死んでしまう……。

うつ状態の人が不眠で悩むとき、それは、不眠の継続＝死という図式に怯えているのです。

また、当事者は、眠れないことに「意味がない」とも感じています。もともと不眠は、原始人にとっては意味のある反応です（ｐ32）。ところが夜に外敵など襲ってこない現代では、眠れなくなる必要はないのです。それを理性でわかっていればいるほど、「自分がコントロールできていない」という無力感にも通じますし、意味のないことに残り少ないエネルギーを使っていることへの焦りや、自分に対する怒りに結びついています。

うつ状態の不眠はこのように、「命がかかっているので眠ってはいけないが、眠らないと死んでしまう」という自分の中の矛盾です。元気な人の「眠れない」とはちょっと違う、もっとずっと切羽詰まった、命が脅かされる深刻な悩みなのです。

冒頭で書いたように、このプログラムは理性（意思）では収まりません。意思で何とかしよう（「眠ろう」と努力する）とすればするほど、自信を失い消耗を早めます。

そこで、不眠については薬を賢く使うのが最も効果的だと私は考えています。

痛み止めという薬があります。

痛みには、筋肉が痛む、するとその痛みに刺激され体が緊張し痛みにも敏感になる、すると余計に痛みを感じるという悪循環が働くことがあります。そんなときに痛みはじめに痛み止めを飲むと、悪循環を断ち切ることができるのです。

うつ状態の不眠に対する薬は、これと同じように、悪循環を断つ効果があるのです。

眠れない→眠ろうと緊張する→眠れない→自信の低下・イライラ→眠れないことへのこだわり→いっそう眠れない——という悪循環を断ち切ってしまいます。

不眠は、うつ状態と自覚していない人でも現代人の多くが悩んでいるテーマです。うつ状態で精神科を受診できない人でも、「とりあえず不眠を診てもらおう」と説得すると、受け入れてくれる場合が多いのです。

もし近くの病院に「不眠外来」があれば、そこを訪ねるといいでしょう。そうでなくても、睡眠薬はほとんどの医師が比較的簡単に出してくれます。そこで不眠以外の自分の症状についても相談してみてください。精神科や心療内科を紹介してくれると思います。

眠れない当事者が、眠りを求めて酒を飲んでしまうことがあります。また、睡眠薬と酒を合わせて飲む人もいます。医師から処方された薬だけで死んでしまうことはありませんが、アルコールと重なった場合は別です。アルコールだけでも「急性アルコール中毒」で亡くなる人がいることを思い出してください。

こう書くと、支援者や家族は服薬中のうつ状態の人がアルコールを飲むのを必死で止めようとするかもしれません。

ここが難しいところです。

当事者の無意識は、眠れないことが文字通り「死ぬほど」つらいのです。医師の睡眠薬でも眠れないときなど、何とか眠ろうとしてアルコールに手を出しているのです。自分ではわかっていてもコントロールできない状態なのです。

支援者や家族は、それを強く責めすぎないことです。

詳しくはアルコールへのしがみつきの項（p228）を参考にしてください。

また、不眠で悩む人は、夜が怖くなります。悪夢などを見る場合は、特にその傾向が強く表れます。すると、その分昼に寝てしまいます。

周囲の人々は、「昼間寝ているから夜眠れないんだ」と本人を責めるかもしれません。しかし、これも〝元気な人の発想〟でしかありません。夜眠れないのは、昼寝ていることの結果ではないのです。昼寝ているのは今の当事者が何とか自分でバランスを取るための苦肉の策としての努力なのです。もし環境が許すのなら、寝かせてあげてください。

また、それをやったからといって不眠はすぐには改善しません。「昼にあれだけ寝ていたから、夜眠れないのだ」と考えないで、「うつの体力回復ができていないから夜眠れないのだ」と理解してください。

本人だって（本人こそ）夜はぐっすり眠りたいのです。それができないから、インターネットで時間をつぶしたり、音楽を聞いて気を紛らわそうとしているのです。自分勝手に振る舞っているように見えても、心の中では、「このまま眠れないと死ぬかもしれない」という焦りや苛立ちが渦巻いていることをわかってあげてください。

不眠で悩む当事者を支援する場合、いくつかのコツがあります。

敏感になっている当事者は、誰かが物音を立てていると、それが気になって眠りにつけないことがあります。落ち着いた寝室を準備できないときは、家族みんなで早めに消灯してしまうのも一つの手です。

逆に明るくないと眠れないという人、誰かが起きていないと眠れないという人もいます。受け入れてあげられるときはそうしてあげてください。

また、当事者の中には夜眠ることを意識するあまり、九時ごろには布団に入る人もいます。人は八時間以上睡眠時間を取っても、かえって眠りが浅くなる傾向があります。そこで眠くなるまで布団に入らないという方法も効果的です。

また、布団に入っても三〇分眠れなかったら、一度床を離れ、また眠くなるまで待つという手もあります。

いずれにしても、当事者がこのような工夫をするということを、支援者や家族が承知しておくことが大切です。

そうでないと、「何で起きているの。眠れないって言うけれど、こんな時間にゲームなんかやっていては眠れなくて当たり前でしょう」と、本人を責めてしまうことになりかねません。

回復期からリハビリ期にかけて、社会生活のリズムに慣れていくときには、睡眠リズムを整えなければなりません。

そのときにはまず、起床の時間をできるだけ規則正しくすることを意識してください。たとえば、週末はゆっくり寝ていたいと思うかもしれませんが、朝寝坊は、通常より二時間までとします。せっかく平日に作ったリズムを週末で崩すと、疲れやすさを翌週まで引っ張ることがわかっています。

また、寝つきをよくする工夫としては、午後二時ごろまでの間に、一五分程度の軽いお昼寝をすることや、夕方少し体を動かす、入浴することなどが効果的だといわれています。体内のリズムを動かし、就寝時に眠たくなる波を作る工夫です。

(6) ほとんど食べません。拒否された感じです。心配で仕方がない

食欲がなくなるのは、弱って抵抗力のない体で腐ったものを食べると、病気になってしまうからです。また、食欲があると外にふらふらと出てしまい外敵に襲われる、それを防ぐという意味もあります。これは悲しみのプログラムの機能でした。

「食べられない」は「眠れない」と同じように、感情のプログラムの影響ではあるものの、当事者や支援者の受け取り方は微妙に異なります。

眠れない当事者のつらさは周囲には伝わりにくいものです。

一方、食べられない当事者はそれほどつらいとは感じていないことが多いのですが、周囲の人々、特に母親や祖母、妻、恋人などの女性が強く心配してしまいます。

自分が作ったものを食べてくれないという寂しさだけならまだしも、目の前で明らかに食事量が減ったり、体重が減っていくさまを見ていると、「死んでしまうのではないか」と不安がかき立てられてしまいます。

すると、何とか食べさせようとしつこく勧めてみたり、食べることの大切さを説明したり、サプリメントを用意したりします。

食べられないのは、うつ状態の症状の一つです。

本人自身は、食べたくないしおいしくもないので、あまりそのことを意識しません。おなかがすいたという感じがしないのですから、苦しさもあまりないのです。

それより、周囲の人の「食べなさい」攻撃のほうが数倍つらく感じます。本人としては目いっぱい食べた後に、「それだけ? もっと食べなきゃ、治んないわよ。本当に治す気があるの」などと言われると、正論だけに反論できません。「何もわかっていないくせに、ほっといてくれ」という言葉を我慢してしまうのです。それでエネルギーを使ってしまいます。

しばらくは食が細くなってもいいのです。医師と連携していれば、怖いことはありません。

食べられないことが極端に続き、体重が一〇キロも減り、しかも食べては戻すことを繰り返しているようなら、拒食症になっているかもしれません。そのような極端な場合を除き、支援者はドンと落ち着いていてほしいものです。

本人が食べられそうなゼリーやヨーグルト、フルーツ、パンなどを買いだめしておき、食べたいときに食べられるようにしておくのもよいでしょう。

三度の食事にも少しだけテーブルに準備しますが、手をつけなくてもこだわらず、また次の食事には少しだけ準備するということを繰り返してください。決して他の人と同じ量を準備したりしないでください。それを残すことで罪の意識を感じてしまうからです。

支援者や家族は「もったいない」とか「無駄だ」と感じるかもしれませんが、いつでも食べられる、食べなくても責められないという安心できる環境を提供しているのだと理解してください。そんな環境を保つことがうつ状態を引き起こしている悲しみや不安のプログラムを終息させていくきっかけとなるのです。

残念ながら、食欲を上げる薬は睡眠薬ほど効果が顕著ではありません。体力が回復すると、必ず食欲は戻ってきます。周囲の人が焦らないことが一番大切です。見守ってあげてください。

(7) いい医者やいい病院はどうやって探せばいいのでしょう

支援者や家族の中には、今回のことで初めて精神科のある病院を探してみようと思った方も多いことでしょう。

そんな方は、どうすれば〝いい病院〟を探せるのか途方にくれているかもしれません。

まず、いい病院にこだわるのをやめてください。

いい病院は、いい先生、いい看護師、きれいな施設、自由な環境、いい患者……と限りなく広がります。しかも、いい先生についていえば、患者によってかなり個人差（相性というか、好き嫌いというか）があります。だからいい病院の評判に踊らされると、病院選びが難航します。

それより、①近くであること、②精神科もしくは心療内科を持つ総合病院であること——の二点で探してみてください。

とりあえず今は自殺の危機にどう対処するかです。自殺の危機に対処するには、うつ状態を少し緩和してあげることが必要です。うつへの対処だけなら、精神医学的にほとんど確立されたものがあり、どこの病院に行ってもそれほど変わりありません。ならば、どこの病院に行くかにこだわるより、早く行くことのほうを重視してください。

近くの病院がいいのは、早く行けることもそうですが、支援者や家族も一緒に行きやすく、アドバイスももらいやすいからです。また治療が始まったなら、通院もしやすく、仮に入院した場合でも支援が容易です。うつは回復までに時間がかかります。遠くの病院だと〝疲れている〟当事者の通院意欲が持続しない場合があるからです。

精神科、心療内科を持つ総合病院を探すことを勧めるのは、二つの理由があります。まず当事者の心理に配慮するためです。総合病院ならとりあえず内科あたりを受診して、病院内で精神科受診に回してもらうこともできます。精神科だけの病院だと、病院に行くまでに当事者の抵抗が強くなることもあります。

二つ目の理由は、精神疾患以外の理由でうつ状態になっている、あるいはうつ状態が悪化している場合も想定されるからです。うつ状態の背景に、たとえば、胃・十二指腸潰瘍、過敏性腸症候群、高血圧、心筋梗塞、神経痛、偏頭痛、気管支喘息、じんましんなどの心身症が隠れている場合や、慢性疲労症候群、脳血管障害、糖尿病、肝臓病、腎臓病、アルコール依存症、甲状腺機能低下症、副腎不全、月経前症候群、アルツハイマー型認知症のような脳の病気によるものなどがあります。さらに副腎皮質ステロイドなどの薬の副作用によってうつ状態になっていることも考えられます。

いずれにしても総合的な治療をする必要があります。

もし当事者が会社などに勤めている方なら、まずはその会社の産業医に相談してみるのも一つの手です。人事などへの通知を恐れて、会社サイドにはできるだけ秘密にしておきたいという気持ちはわかります。

うつの不安の症状が強いときは、特にそう考えてしまいます。

しかし、リハビリの項目でも説明しますが、うつへの対処は、初めての受診もさることながら、職場復帰のときのほうがより難しいことが多いのです。産業医は、その会社の制度や人、勤務環境などをよく知っています。当事者が復帰するときには、きっと大きな助けになってくれるはずです。

産業医は、五〇名以上の職場では、指定されているはずです。また一〇〇〇人以上の職場では、会社に専属し、健康診断や衛生教育を担当しています（労働安全衛生法）。

また、受診に際し費用のことを心配するかもしれません。

治療が長期にわたるときは「自立支援医療制度」というものがあります。通常三割自己負担の治療代が一割になる制度です。また個人が支払う月の支払い上限も設定されているので、かなりの経済的支援になります。ただし、入院費には使えないなどの制約もあるので、まずは病院のケースワーカーや、市町村の窓口（わからないときは、自立支援医療制度を活用したいと総合窓口で聞いてみてください）、精神保健福祉センターなどに問い合わせてみてください。

（8）病院に連れて行くときの注意事項がありますか

もし家族がようやく本人を説得し、受診することにした場合など、ぜひとも家族が付き添ってほしいのです。

これには二つの理由があります。

一つ目は、うつの治療では、家族と医師が十分にコミュニケーションを取ることが必要になるからです。

精神科の診断は、極論すると医師の眼力で行います。

レントゲンを撮ればわかるとか、血液検査でわかるというものではないのです。心理テストを行うこともありますが、あくまでも参考にしかなりません。

精神科医は、面接の中での患者の発言や反応、これまでの生活に関する情報、薬の効き方などを参考にして、しかも、長い間観察をしてようやく診断するのです。

私たちは体調を崩すと、きっと風邪だろうとか、それはリウマチじゃないかなどという素人判断をしてしまいがちです。そんなとき、「それよりまずお医者さんに行って、プロの目でしっかり客観的に診てもらうほうがいい」と戒めます。問診の際もあまりこちらから情報を積極的に伝えることはなく、聞かれたことに答えるという態度を取ります。

ところが精神科は、この態度ではだめなのです。精神科の場合は、みなさんが持っている情報をすべて医師に伝えてほしいのです。

もし、当事者がようやく病院に行けたとしても、当事者は緊張や不安が強く、うまく話せないことがあります。すると、医師は十分な判断ができません。精神科の医師は、「黙って座ればぴたりと当たる」という超能力者ではないのです。情報が必要なのです。

そこで支援者や家族が、当事者が伝えられなかった情報を補足する役割を担ってほしいのです。産業医の力を借りるのもいい方法です。

いつごろから、どんな症状（感じ方、考え方、痛みなど）を訴えているのか、どんな行動をするのか、家族などにはどう見えるのか、当事者はどういう対処をしてきたかなどを、具体的に話していただくといいと思います。事前にメモでも作っておくと、説明もスムーズにいきます。その他にもここ数カ月の出来事や、過去の病気、飲んでいる薬、家族の病気のことなどを聞かれるかもしれません。

また、初回の面接だけでなく支援者や家族が医師と頻繁に連絡を取ることは、当事者と支援者、当事者と医師の間に生じやすい誤解を解くきっかけにもなります。

家族が付き添うことを勧める二つ目の理由は、当事者が入院することになった場合の対処が容易になるからです。

自殺するかもしれないという緊迫した状態で、ようやく病院に行くことを納得させたのに、入院を勧められても当事者が拒否することがあります。

もちろん当事者の意向を尊重することも大切ですが、家庭や職場で対応できない、対応する人も疲れ果てているような場合、しばらくの間でも入院してもらったほうが、当事者のためにも支援者のためにもなることがあります。当事者は別人状態なので、バランスの取れた判断ができないことが多いものです。

そんなとき、家族の同意があれば、当事者の意向にかかわらず入院させることができるのです（医療保護入院）。

支援者も家族も一息ついて、アドバイスをもらいながら態勢を立て直すいい機会になるでしょう。

（9）違う病院を受診するたび診断名が変わるのですが、どれを信用していいのでしょう

精神医学は、他の診断科と違い、原因を特定することが非常に難しい領域です。

というのも、精神症状には、根本的なトラブルと、その人なりの対処法と、周囲の人の反応などが、意識・無意識のさまざまな段階で複雑に影響し合っているからです。

たとえば、元気がいいときと落ち込みの波が激しい人がいたとしましょう。

もし、落ち込みのほうが目立てば、うつ病。元気がいいときのトラブルが目立てば、躁病。落ち込みの苦しさに、空想の世界で理由をつけようという無意識の働きが強ければ、妄想性障害。苦しさをアルコールなどで紛らわそうとして、それが癖になってしまっていれば依存症。幼いころに受けた厳しい躾のせいで緊張して過ごす癖を持ってしまい、疲れ果てて落ち込み、しばらくすると元気になりまた活動しすぎる

という人なら、ＰＴＳＤや双極性Ⅱ型と診断されたりするかもしれません。

どの側面を重視するかで、診断名が変わってきますし、一つの側面でも、頻度や程度の差によって、違う病名がつけられることもあります。

これらは、医師がどれだけ患者の情報を正確に把握できているかにもよりますし、医師のこれまでの経験にもよるのです。

さらに、周囲や本人がそれほど困っていなければ、病気だとも認識されないこともあります。

人の性格を一言で表現するのが難しいように、精神が悪化した状態を一つの病名に代表させることも難しいのです。

最近では、それを少しでも客観的なものにしようと、予測される原因別の診断ではなく、客観的な症状だけで、診断を決める方法が主体となってきています。

診断するための症状などの基準もあり、日本ではＩＣＤ10やＤＳＭ－５という診断基準が使われることが多く、これはインターネットなどで確認できます。これで医師ごとの診断の差はだいぶ解消されてきていますが、それでもこの診断基準の文章の解釈は、その医師の経験や価値観で微妙に違いが出てしまいます。

さらに、患者の心理状態を配慮して、病名を工夫している医師もいます。その患者が「うつ病」は一生治らない恐ろしい病気だという固定観念を持っている場合、うつ病だと思っても、「抑うつ状態」とか「自律神経失調症」などと診断書に書いてくれることもあるのです。

医療を活用する私たちは、細かい診断基準に左右されることはありません。診断名が何であろうと、治ればいいのです。

しかし、どうしても診断名が気になるのが人情です。そんなときは、ぜひ、遠慮せず医師に聞いてみてください。

あるクライアントが突然電話をしてきました。

「先生、私は統合失調症だったのです」と言うのです。数カ月つきあい、いろいろな話を聞いてきましたが、私には統合失調症のような症状は一つも思い当たりませんでした。

よく聞いてみると、新しい薬を出してもらうとき、ドクターが何らかの画面に「統合失調症」と書いた文字を見たそうです。

とにかく先生に聞いてごらんと後押しをしたところ、「ある症状を抑える薬を使うのだが、その薬が主に統合失調症を対象とする薬だったので、便宜的にそう記入しただけ」という回答をもらい、本人も安心したそうです。

このように、診断名や薬は、医師との誤解が生まれやすいポイントです。

自分で治そうとする意欲と努力は重要ですが、診断や薬をインターネットなどで検索し、いたずらに主治医に不信を募らすのは、いい結果を生まないことが多いのです。わからないこと、不審なことがあれば、遠慮せずに医師に聞いてください。直接聞きにくい場合は、看護師に相談してもいいし、紙に質問を書いて渡してもいいのです。

⑽ 医者嫌いにどう対処したらいいでしょう

死にたい気持ちを抱える当事者が、以前精神科にかかったことがあり、そのとき以来〝医者嫌い〟になってしまっているケースがあります。

それを運命と捉えてもいいのですが、できたら賢く医療を利用したほうが、当事者にとっても支援者にとっても対処の可能性が広がります。

医者嫌いにはいろいろなパターンがあるかと思います。しかしそのほとんど（三分の二）が、医師や医療に対する過剰な期待と、コミュニケーション不足によるものだと感じています（残りの三分の一は、相性の問題。これはどうしようもありません）。

まず、医師や医療に対する過剰な期待ですが、これはうつ状態の人が苦しさのあまり魔法を求めてしまうことに関連しています。

そういう当事者に対し、私はこのような説明をします。

あなたは、精神科医やカウンセラーは、話をしなくても当事者の気持ちをわかってくれるものだ、阿吽《あうん》の呼吸で察知してくれる人種だ、そうあるべきだと思っていませんか。

もちろんそういう能力が高いことが望ましいのですが、精神科医もカウンセラーもただの人間であることに変わりはありません。もしあなたが本当に今の状況から抜け出したいのなら、その精神科医やカウンセラーが超人的な能力を持っているかどうかを試すのではなく、むしろありとあらゆる手段を使って自分の今の状態をわかってもらう努力をすべきです。あなたが表現しなければ、精神科医やカウンセラーにはわからない。伝えない限り判断できない。判断する情報がなくて「やぶ医者だ」と決めつけたら、それはかわいそうです。

考えてもみてください。精神科医やカウンセラーが、あなたが表現もしないのに〝わかったふり〟をして、そのままで診察やカウンセリングが進行していくほうが怖くありませんか。

私がカウンセリングをする場合も、常に「自分（下園）は鈍いやつだ」ということを、私と当事者の共通の認識とすることからスタートします。そうすると、当事者は（鈍い）私にわかってもらおうと、自分で自分の心を探りながら、整理しながら話をしてくれます。もちろんカウンセラーとクライアントの間ですべてのことを話す必要はありませんが、話さない分誤解が生じる可能性が高いということは認識しておかなければなりません。

また、話をしていても（言葉は交わされていても）コミュニケーションが十分に取れていないことがあるものです。

うつ状態の人は、頭が回りませんし、自分のことを説明するのが〝言い訳〟のように感じられて、うまく話せないことが多いものです。医師の説明がわからなくても、「自分の理解力が足りないからだ」と考えて、それ以上質問することもできません。

すると、後で医師の言葉や態度の端々がとても気になり、出された薬も信用できなくなってしまうのです。

私は、当事者が医師と会うとき、聞いておきたいことや伝えておきたいことを紙に書くことを勧めています。一つひとつ確認すれば聞き忘れがなくなりますし、うまく言葉にならないときでも紙を渡して読んでもらうこともできます。当事者が一人で心細いときには、支援者や家族に同席してもらい、代弁してもらうという手もあります。

いずれにしても、自分の命にかかわることです。遠慮はいりません。聞きたいことは聞いておかないと、当事者や支援者の不安は収まりません。

こうした説明をしても、どうしても医者アレルギーがなくならない場合、体の不調か不眠だけをターゲットにして、受診を勧めます。それでもだめなら、それはもう〝運命〟です。薬なしで乗り切るしかありません。当事者とよく協議して、死にたい気持ちが疲労からきていることを理解してもらい、適切な休養と環境調整を試みてください。

(11) 今かかっている医師がなかなか自分のことを理解してくれないのですが

「ときどき医師から『死にたくなるときはありますか?』と聞かれるので、『あります』と答えると『なぜ?』と聞かれるのです。答えられないと、『自分のことなのにうまく説明できないのですか』とあきれられます。自分が悩んでいることを話そうとすると『しょうがないですね。我慢するしかないですよね』と話を聞いてくれません……」という質問です。

本書でお伝えしているのは、精神医学や心理学の常識というわけではなく、私個人の説明方法です。私の自殺の捉え方だと「なぜ?」という質問は出ません。たまたま疲れ切って、絶望・覚悟のプログラムが発動するほどピンチだ、ということを意味するだけです。

しかし一般的なメンタルケアスタッフや医師では、やはり物事があって(理由があって)死にたいと思うのだという概念を持っている方がほとんどでしょう。しかし、それはそれぞれの考え方の問題なので、そこを議論するのではなく、先方の提供してくれるサービスを利用すればいいのです。

たとえば私たちは、あるレストランに行ったとき、一一時開店の札がかかっていれば、それまで待ちます。どうしても待てないならば、他を当たります。

医療サービスを利用するときも、それと同じです。ないものねだりはしない。多くを期待しすぎないということです。

この部分は、精神科の医師からはお叱りを受けそうですが、当事者や支援者のためにあえて私の感覚をお伝えします。

精神科の医師に、話を聞いてもらおうと期待しないことです。医師には、薬をもらいに行くものだと思ってください。

「医者が話を聞いてくれない」というのは当事者にとって、非常に大きな問題です。ろくに話を聞いてくれないのに心の薬を出される。本当に信用していいのだろうかと不安になります。リハビリ期など、この不安がもとで病院を替えてしまう人が案外多く、それが回復を遅らせている原因の一つになっています。

本当は、心ある医師なら一人ひとりの患者の話を十分聞きたいのです。しかし、日本の現状では病院を経営しなければならない関係上、一人に割ける時間は限られます。

病院は、エステや銭湯のようにゆっくりした時間を過ごすところではなく、むしろ駅の立ち食いそばのような感覚です。

自分に合う薬を処方してくれ、その副作用などについて説明してもらえる――最低限これをしっかりやってくれる医師なら、十分です。

なお、当たりがいいと（医師に時間的余裕と技量があれば）話を聞いてくれることもあるし、復帰のために職場などに説明もしてくれることがあります。これはあくまでもラッキーと捉えておいてください（なお、このラッキーを得るためにも、精神科を受診することを勧めます）。

もし、薬がどうも合わないようだ、医師の見立てがどうも信用できないという不信感を持ったら、まずは直接その不満を医師に打ち明けてみてください。

もし、それでも満足のいく答えが得られないなら、セカンドオピニオンを求めればいいでしょう。セカンドオピニオンというのは、もう一人他の医師に診てもらうということです。この場合も今かかっている医師に、「セカンドオピニオンをもらってきていいですか」と聞いておくのがいいでしょう。よほど自信のない医師でない限り、紹介状を書いてくれるはずです。

それも断るような医師なら、早く見切りをつけましょう。

⑿ 医師から双極性Ⅱ型と言われました。どうすればいいでしょう

躁状態とは、うつ状態の反対で、やたらと元気が出てしまいコントロールが効かなくなる状態のことです。興奮し、おしゃべりになり、金遣いも荒くなります。かといって集中力は散漫で一つのことをやり遂げられるわけではなく、周囲を振り回すことが多いのです。

うつに軽い状態（中間段階）と重い状態があるように、躁状態にも周囲が感じる重い状態、軽い状態があります。まず社会生活への影響度、混乱度による強弱です。一方継続時間による強弱もあります。派手な症状が数日で収まることもあれば、数カ月続くこともあります。少し病的であるくらいでも、それが長くなれば重い感じがします。また、一日の中で躁状態とうつ状態が混じることもあります。

躁状態の一つの特徴は、必要以上にエネルギーを放出した後に、エネルギーが枯渇したうつ状態が続きやすいということです。

必然として、好調不調の波を描くようになってしまいます。周囲はどう接すればいいのか本当に困ることが多いのです。

このマニュアルを上梓した二〇〇六年と、改訂作業を行った二〇一六年の間には、精神医学の分野でもいろいろな進歩がありました。その中でも私たち専門の支援者にとって大きいのは、二〇一三年に改訂され第5版となった「精神障害の診断と統計マニュアル：Diagnostic and Statistical Manual of Mental Disorders, DSM」で、この躁状態とうつ状態の概念が少し変わってきたことです。

質問にある双極性Ⅱ型とは、基本的にはうつ状態が多いが、時折軽い躁状態になる人のことを言います。細かい病名を私たち一般人が理解する必要もないのですが、精神科医にとっては、これまで抗うつ薬を処方していた患者に、気分安定薬と抗精神病薬の使用が一選択として奨励されるので、大きな差になるの

です。

といっても、「え！　ではうちの場合も双極性障害なんじゃないか、誤診ではないか。薬が違うから治らないのではないか」などと早とちりしないでください。p184で紹介したように、精神科の診断は、個別に違うし、時間をかけて判断するべきものなのです。もし、診断に疑問がある場合は、ひそかに医師に不信感を募らせるのではなく、率直に質問し、医師がそう診断した理由を聞いてみてください。その情報交換の中で、医師の判断も変わることもあるでしょう。

とにかく、当事者や支援者がこの診断基準の変更に合わせて、何かを変える必要はないのです。かといって、強い躁状態へは、現実的に何らかの対処をしなければなりません。

具体的対処は千差万別です。借金をしそうならお金を守るし、アルコールを飲んで運転しそうなら、車のキーを隠します。

ただ、ここでも一番の問題は、当事者の行動を支援者がどう認識し、本人に自分の状態をどう説明するかです。

元気があるから、病気ではないと考えるのか、いろいろな行動をとってしまうのを自己責任と突き放すのか、被害を恐れて距離をとってしまうのか……。一見、元気なこの状態は、それを当事者に説明するのにもコツのようなものがあります。

臨床の現場では、私は次のように説明しています。

エネルギーの使いすぎを防止するためにうつのスイッチがある。このスイッチは、疲労を感じると、それ以上のエネルギー使用を防止しようとし、活力を低下させる。

疲労しすぎたらうつのスイッチが入るのは自然だが、何にもないのに元気が出すぎてしまう（躁状態）のは不自然だ。どうもこのスイッチがうつとは逆の方向に入ってしまったらしい。つまりスイッチの故障であるから病気である。

いずれにしても、今気分がいいのは幸せなことかもしれないが、その後に極端な疲労がやってくる。使った分は払わなければならない、これが人の道理である。だからその後の落ち込みをできるだけ少なくするには、今のハイな状態を少しでも抑えておきたい。

ところが、いったん躁になると自分では〝いつもの自分ではない〟とか〝ペースを落とそう〟などと思えなくなる。自分ではコントロールできないので、薬でコントロールする。それしかない。

しかし、しばらくすると〝医者にかからなければ〟という気も起きなくなる。医者も藪医者にしか見えない。だからそうなる前が勝負なのだ。

自分の周りに、躁の早期警戒システムを構築するのだ。自分では躁になることに気がつかないのなら、家族や友人に（自分がまだいつもの自分のときに）もし、自分がこういうことを言い出したりやり始めたら、病院に連れて行ってくれ、とお願いしておこう。

まだ躁がひどくないときなら、その早期警告で、自ら病院に行けるかもしれない。

躁うつは、一般の人より極端に感情の振幅が大きいのである。だから疲れ、落ち込みも激しい。できるだけ早めに躁に対処することにより、振幅を小さくできる。振幅が小さければ、薬も少なくてすむ。振幅を大きくしてしまうと、それを抑えるのに強い薬を使うため、逆の方向へ行きすぎてしまう恐れがある。

躁うつは、蛇行運転。できるだけ振幅を小さくしていくことが安定した生活を送るためのコツである。そのためには、周囲に信頼できる〝監視の目〟を育てていこう。

躁うつの人は、すでにこれを何回か経験している人が多いのです。この説明は、躁がひどくないときなら十分理解してくれます。くれぐれも、躁になる前の〝普段の当事者〟のときに説明しておいてください。

躁がひどいときは、この説明をベースに、あとは力技です。親族や友人を総動員して、「あなたのことが心配だ。私たちのために病院に行ってくれ」と、時間をかけて、何度もお願いします。決して議論に陥らず、攻撃的ではなく「お願い」し続けるのがコツです。「みんなのお願いなら、しょうがない」と当事者に認識してもらえるよう、がんばってみてください。

(13) 高齢者のうつ

日本の高齢化が進んでいます。もちろん長生きすることは素晴らしいことですが、高齢になると、うつ状態になりやすく、悪化しやすい要素が増えてきます。事実、基本的に自殺率は、高齢になるほど高くなる傾向があります。

高齢になると、うつが悪化しやすい要素である三つの無力感と自責の念を感じる機会が増えてくるのです。まず誰でも体力が低下し、若いころに普通にできたことができなくなり始めます(第一の無力感)。さらに体のコントロール感も低下して疲れやすくなり、見えにくくなり、噛めなくなり、聞こえにくくなってきます。それだけでもだんだん自信がなくなることですが、記憶できなくなる、感情や行動がコントロールできなくなるなどの精神的なコントロールができなくなるのは、大きなショックです(第二の無力感)。若いころバリバリ働いていた人の場合、特に大きなショックを受けるでしょう。

さらに、社会での活躍の場が少なくなったり、親しくしていた方々が亡くなったりする経験は、つながりの喪失で自信が低下します(第三の無力感)。

このようにただでさえうつ状態が悪化する要素があるのですが、認知症などの病気と重なると、うつ状態が悪化しやすい状態になってきます。

たとえば、認知症では、失禁してしまったり、つい先ほどのことをすぐに忘れてしまうことがあります。

失禁は、大きなショックです。そのことを恥じる思いがあると、周囲の人に嘘をつくようになります。それがいっそう何か悪いことをしているような罪悪感につながり、支援しようとして近づいてくる人にも、つい邪険に当たってしまいます。こんなに感情が動くのに、しばらく経つと、もう忘れてしまうこともあります。そのことに気がついたとき、より大きなショックを受けてしまいます。

認知症には、忘れる、無気力、無表情、徘徊する、自分の居場所がわからなくなる、家事ができなくなるだけではなく、いろいろなタイプがあります。たとえば、ピック病と呼ばれるものは、万引きをしたり、他人の畑に無断で入るなどの以前なら考えられないような非常識な行動をしたり、激怒したり横暴な態度を取るなど、特に対人関係が悪化するような性格の変化が見られます。

またレビー小体病というタイプは、体の動きがぎこちなくなり、現実にないものが見える・聞こえる妄想（幻視、幻聴）に特徴があります。

このように認知症では、症状の一つとしてうつ状態がある上に、認知症のさまざまな症状を抱えて生きる苦しさの中でまた疲労が蓄積し、疲労うつが悪化しがちなのです。

高齢者のうつの場合、「年のせい」と考えて、対処が遅れがちです。

認知症などは、根本的な治療法はまだ見つかっていないものの、周囲の理解や生活環境の改善で、その進行をかなり抑えられるようになってきました。

そのためにも、まず医療機関につないで、専門家のアドバイスを受けるべきです。

専門家につなぐことは、本人だけでなく周囲の人々にとっても大きな安心になります。というのも、通常高齢者は支援者の親族の場合が多く、支援者もいろいろな気持ちが湧くからです。物忘れをする高齢者に、「しっかりしてよ」と言いたくなったり、暴言を吐いたり軽犯罪を行う当事者を、情けない思いから強く叱責したり……。

それが認知症などの症状であり、本人の本来の性格ではないと理解できれば、支援者の心も少しは穏やかになります。支援者がゆったりすれば、自然に接し方も変わり、当事者の怒りや不安も収まっていくものです。

高齢者のうつは、若者のうつと違い、少し休憩したぐらいで簡単に改善するものではありません。悪化させないというぐらいの目標を持って、長期戦を戦うつもりで支援する必要があるでしょう。

そうなると、専門家の意見だけではなく、福祉施設や福祉サービス、同じような環境にいる仲間の集いなどを積極的に活用し、支援者自身が孤独に陥らないように注意していく必要があります。

Ⅳ　家族や支援者の不安

(1) 精神科を受診させるのはどうも気乗りがしないのですが

当事者だけではなく、家族や上司のほうが、当事者の精神科への受診に難色を示すことがあります。まず精神科受診に対する一般的な偏見がその背景にある場合があります。

たとえば、薬漬けになる、電気や手術で廃人にされる、牢屋に閉じ込められ人間扱いされない……などの偏見です。

確かに、閉鎖病棟といって、ドアには鍵がかかり、窓に鉄格子が施されている病棟があります。それは幻覚が強い場合やどうしても自分を傷つける行為をやめられない人の安全を守るための措置です。また、精神保健福祉法という法律があって、患者の人権は、むしろ他の分野の患者より守られていると言っていいでしょう。

駅前の◯◯クリニックなどをのぞいてみてください。内科や外科の病院と何ら変わることのない雰囲気です。ご家族が安心できて初めて、当事者も安心して受診できるでしょう。

ご家族などが当事者の精神科受診を嫌がるのは、それればかりではありません。

精神科受診を勧めても「妻が反対して……」と言う方がいらっしゃいました。私が直接奥様に会うと、彼の実家から「息子は、精神病院に行くような人間ではない」とか「病院に行くようなことになっているのなら、そうさせたのは妻の責任だ」などと脅されているというのです。

また、会社の上司が「○○君の経歴に傷がつく。できれば精神科受診は避けて、一般のカウンセリングで対処できないだろうか」と言ってくる場合もあります。

そのような場合、私なら妻の実家や上司と直接会ったり、電話したりして理解を求めるのですが、なかなかそこまでやってくれる専門家にめぐり合うのは難しいかもしれません。

そこで現実的には、やはり支援者の覚悟が必要になってくるのです。

もし、支援者も当事者も精神科受診を受け入れているのなら、その他の周囲の人々が何と言おうと、受診すべきです。

考えてもみてください。うつ状態は命がかかっているのです。もしあなたは愛する人ががんだとわかったとき、周囲の人から治療するなと言われれば、それであきらめるのでしょうか。

精神科受診に抵抗する周囲の人には、「それでもし、○○（当事者）が自殺でもしたら、それはあなたが責任を取ってくれるのですか」と詰め寄る手もあります。脅しではないかと言われそうですが、事態はそれほど切迫しているのです。

このような説得が功を奏するためには、事前に当事者の苦しさを理解し、「死にたい気持ち」が存在するかどうかを聞いておくというステップが重要になります（p341）。

（2）このまま夫が治らないと家計のことや子どもの教育、子どもの結婚のことが心配で仕方がない

一家の稼ぎ手がうつ状態になってしまうと、家計のことが大問題になってきます。

うつ状態からの回復には、通常の人が思っているより長くかかりますし、会社を解雇されてしまうこともあるでしょう。そのような場合、大変デリケートなリハビリ期に、新しい職場を探さなければならなくなり、当事者の不安や負担感もかなり大きくなります。長引く治療にかかる医療費も問題になるでしょう。

あなたとしても、「このまま夫が治らないのではないか」という不安に苛まれ、それが〝将来の家計〟〝子どもの教育や結婚〟の不安へとエスカレートしていっても無理はありません。これまでは夫を頼りにし、夫に任せていたのですが、今は自分がやり、自分が決めなければなりません。心細さと不安で爆発しそうです。

ところが、あなたがお金のことで不安に思えば思うほど、当事者もつらくなるのです。当事者にとって、〝もろく崩れそうな自信〟と、お金がない不安（貧困妄想）はうつの苦しさの大きな要素なのです。あなたが不安そうにしていると、当事者は夫としての自信を失い、お金がなくて生きていけないという極端な考え（妄想）を亢進させてしまいます。

そこで、あなた（家族や支援者）に工夫と心の整理をお願いすることになります。

まず、医療費については、自立支援医療制度や高額療養費制度などを、賢く使いましょう。

休職期間の保障については、会社ごとにシステムが異なるので、会社の人事部などに話を聞いてみましょう。

金銭的なめどがつけば、あなた自身も少し落ち着けるでしょう。

ご自身のうつ、子どもの将来などの不安は、できれば第三者に相談して、心を整理することをお勧めし

ます（p346）。

代表的な相談機関・相談先は、病院の精神保健福祉士・医療ソーシャルワーカー、あるいは保健所、産業保健総合支援センターのカウンセラーなどですが、各地域で担当部署や呼び名が異なります。厚生労働省のサイト（こころの耳　http://kokoro.mhlw.go.jp/）で調べたり、近くの地域機関を訪ねて聞いてみましょう。

(3) 最近夫婦の関係がなくなった。浮気をしているのではないかと心配

「うつ状態では性欲がなくなるのです。だから心配ありません」という回答が一般的でしょう。ところが私の経験では、それほど単純ではないように思います。

ここでは二つのケースで当事者の心理を説明しておきましょう。

一つ目は、単なるうつ状態の性欲減退のケースです。

性欲が減退するというだけでなく、うつ状態では日々の生活で精一杯（三倍モード）で、疲れ切っています。ですから当事者は、そのこと（性生活がなくなったこと）をあまり意識していないこともあります。それどころではないのです。

ところが、相手が求めてきたとき、初めて性欲減退を意識し、それにどう対処すればいいか戸惑うことになります。性行為は心も体も裸になり無防備です。性欲がなくなったことを「私を愛していない」「浮気をしているのではないか」「そんなに元気がなくなってしまった（性的不能になった、男・女としての魅力低下）」と受け取られるのではないかと恐れます。責められ自信を失うのではないかという不安が強いのです。疲れ果てているので、議論する元気もありません。

仮に相手の求めに応えられる場合でも、疲れているので豊かなコミュニケーションなどなく、とても淡

白になり、相手をがっかりさせてしまうことがあります。それを責められ、それ以降性交渉がなくなったという例もありました。

また、配偶者や恋人に対して、自分の（うつの）つらさをどうしても理解してくれないという怒りがあり、それが性生活を避けるベースになっている場合もあります。そんなときは近くに寄られるのも嫌になるでしょう。これもうつ状態に含まれる〝怒り〟のなせるわざです。

このようなとき、当事者はそっとしておいてほしいものです。

性交渉が少なくなるケースでは、やはりこのパターンが多くを占めるでしょう。

このうつ状態による性欲減退は、年齢との関係、仕事等の忙しさ、配偶者のうつの理解度等によっても影響を受けます。いずれにしても、しばらくは様子を見てあげる心のゆとりが必要です。

もう一つのケースは、残念ながら浮気をしているケースです。

うつのしがみつき行為（p253）で風俗や不倫などに溺れるケースもあります。しがみつきの不倫は、元気なときの不倫と異なり、巧妙に隠す気力が欠けていますので、けっこう堂々と（？）交際してしまうというのが私の印象です。ところが本人としては、うつの影響の強い罪悪感があり、不倫がばれることを恐れており、「知られてしまったかもしれない。もうだめだ。申し訳ない」と自殺に至ることもあります。

金銭が絡む場合など特に注意が必要でしょう。

うつ状態のときの不倫は、リハビリ期のしがみつきとしても表れます。リハビリ期は本人が自信を取り戻したいと焦る時期です。新しい恋愛によって、男としての、あるいは女としての自信を取り戻そうとするケースもあります。特にこの時期は、当事者と支援者・家族の行き違いが生じやすい時期です。配偶者が自分のことを理解してくれないと感じた当事者が、他の人に理解を求めてしまうのです。魔法を求めドクターショッピングを繰り返す気持ちと似ています。

さて、このような場合、あなたがどうするかについてです。

信じてきた、あるいは支えてきた相手に裏切られるのですから、とても苦しい。

ここは、あえて他人事としてアドバイスします。

たとえば、浮気現場を押さえて、離婚するのもあなたの選択肢です。

ところが、もしそれで当事者が自殺したりすると、あなたは一生それを後悔するでしょう。うつ状態の人にとって、長年連れ添った相手に去られるのは（という不安だけでも）大変大きなダメージなのです。

そこで、あなたのためにも、ここは我慢のしどころなのです。

当事者のことは、泳がせてあげてください。突き詰めて調べたりすると、あなたが苦しくなります。誰かに相談し気持ちを整理してください。つまり、これらすべてのことは当事者がしているのではなく、うつ状態の別人がしたことと理解するのです。

今は我慢です。勝負は、相手がうつを脱してからなのです。

しがみつき行為といえども、あるいはリハビリ期のもがきといえども、本人がした行為に変わりはありません。自殺の危機が少なくなったら、そのことを正面から取り上げてもけっこうです。もちろん当事者が、そのショックに完全に耐えられるかは予測がつきません。一〇〇％の保証はありません。しかしあなたの人生もかかっています。浮気のことをどうしても心の中で整理しきれない、許せないのなら、どこかで勝負しなければなりません。しかし、自分のためにも、時機を見計らって慎重に事を運んでください。

（4）うつ状態を見抜けなかったのは、私のせいでしょうか

当事者がうつ状態にあると理解した家族や友人は、どうしてそれに気がつかなかったのだろうかとか、自分が当事者をそこまで追い詰めたのではないかなどと考えてしまいがちです。

うつ状態はそもそも疲労ですから、休養すれば回復する性質のものです。だから本来はそれほど怖いものではありません。ところが、「死にたい気持ち」が発生しやすい、つまり絶望・覚悟のプログラムが誤作動しやすいということと、本人にも周囲の人にもその進行がわかりにくいという二つの点が、うつ状態をあなどれないものにしているのです。

うつ状態は、本人にとっても大変気がつきにくいものです。精神科医やカウンセラーでも自分がうつ状態になったことにはなかなか気がつきません。何か変だなと思いますが、「うつ状態だ」と確信して行動を起こすまでには至らないのです。

うつ状態が、自他共にわかりにくいのには、理由があります。

一番目の理由はうつ状態の変化が短期間に急激に起こるものではなく、数カ月をかけて徐々に悪化していく性質のものだということです。徐々に不安が強くなり、徐々に感情をコントロールできなくなり、次第に体中に不調感が表れる。昨日と今日の明らかな差が感じられないのです。

二番目の理由は波の存在です。不調感は波としてやってきます。一日中つらい日が続けば、誰でも覚悟するでしょう。ところがうつ状態の苦しさは、苦しくても数時間で収まってしまうことがあるのです。すると、「きっと、朝食べたものがよくなかったんだ」とか「昨日の寝不足がたたってしまった」とか「仕事に根をつめすぎた」などと自分なりに理由をつけてしまうのです。また「風呂に入ってからよくなった」とか「映画を観ているうちに忘れてしまった」などと自分なりのストレス解消法が功を奏して、改善できたと勘違いしてしまうのです。

三番目の理由は、〝がんばっていない妄想〟が〝表面飾り〟を激しくさせてしまうからです。

p85で紹介したように、うつ状態の初期（落ち込み期）には、体調の波と思考感情の波の時間差から、「自分は努力が足りない、我慢が足りない」と考える傾向があります。〝がんばっていない妄想〟です。これが強い当事者は、もっとがんばって（一人で）乗り越えたい、乗り越えなければならないと考えてしまいます。その結果、周囲には自分がピンチであることを悟られないように一生懸命努力してしまいます。これを私は〝表面飾り〟と呼んでいます。周囲の人に悟られないように本人が努力しているわけですから、周囲が気がつかなかったのは当たり前なのです。

うつ状態をわかりにくくしている四番目の理由は、個人差の存在です。

エネルギーが枯渇したピンチの状態のときに、それが体調に表れる人、行動に表れる人、人間関係に表れる人、そして心に表れる人があることは先に触れました。これだけでもバリエーションがあります。さらに心に表れる場合にも、次のような要素で個人差が出ます。

p92の図15を見てください。うつ状態の心の機能低下は三つにまとめることができます。一つは気力の低下です。根気とかやる気、興味がなくなってしまうことです。もう一つは感情のコントロールができなくなることです。これもまた人によって違うのですが、悲しみが強い人、怒りが強い人、不安が強い人、驚きが強い人のバリエーションがあります。三つ目は自信の低下です。

特に、周囲にわかりにくいうつとは、一番目の気力があまり衰えない人のパターンです。

気力が衰えない限り、表面飾りができてしまうのです。そういう人は本当は不安、特に自信を失いたくない気持ちが強く、内面では大変苦しい思いをしているのですが、それを表面に出したり助けを求めたりすることができないタイプなのです。というより表面を飾ることによって、何とかがんばっているという状態です。そういうタイプの人のうつ状態は、周囲に察知されることはありません。

それはまるで、進行しているがんが、外見からだけではさっぱりわからないのと同じです。

ではすべてのうつ状態が、わかりにくいかというと、そうではありません。

身体症状が強ければ、医師につながることは簡単でしょう。気力の低下が著しい人は、仕事面で行き詰まり、その結果周囲に気づかれます。感情のコントロールが低下すると、周囲の人は「いつもの彼ではない」と察知しやすいでしょう。

このようにうつ状態にはわかりやすいうつと、わかりにくいうつがあるのです。あなたが見抜けなかったのは、たまたまわかりにくいうつだったからです。自分を責める必要はありません。

(5) 愛する人が自殺未遂をしました。私は自分を責めています。怒りもあります。どうしたらいいでしょう

大切な人が自殺未遂をしたときの苦しさは、既遂よりもつらいものがあります。

既遂なら悲しみや後悔が主ですが、未遂のときには、「また同じことをするのではないか、自分がそのきっかけを作るのではないか」という強い不安が加わるからです。

その不安がある分、終わったことではなく〝今ある危機〟として、次のような感情があなたを苦しめているのでしょう。

「私は、(未遂した人に)捨てられた」「私の存在は死にたいという気持ちを止めることはできなかった」と感じる

これまで説明してきたとおり、うつ状態になると別人になってしまいます。価値観が変わり、感じ方・考え方も変わってしまうのです。

直前まで家族が大切だった人間が、死ぬときは自分のことしか考えられないモードになってしまう――どうしようもないのです。

ですから、あなたは自殺未遂をした当事者を〝その人〟として考えるのではなく〝別人〟と認識し直してください。

自殺未遂をされ、自分だけ苦しみから逃げた、裏切られたと感じる

支援者や家族は、当事者に対する怒りを持つこともあります。裏切られたという感じです。ところが自殺未遂をしたとき、当事者はうつと運命の波が重なった、とても人間の力ではあらがいがたい大波に襲われたのです。

純粋に、その波に飲まれなかったことを喜ばなければなりません。当事者にはもちろん苦しくて人生をやめたい、終わりにしたいという気はある。しかし、だからといってつらさから逃げようとする気持ちから、自殺未遂をしたのではないのです。あくまでも人間の力ではどうすることもできない大波の影響なのです。

自殺未遂をされ、自殺する気はなかった、アピールだったと感じる

支援者は、「本当は死ぬつもりではなかったんだ」と考えることで、自分の不安を打ち消そうとしてしまうことがあります。

もしアピールなら、しっかりそのアピールを受け止める必要があります。

少なくとも、「死んでしまいたくなるほど苦しいのだ」というのが、私たちが受け取るべきアピールです。それをしっかり受け取ったということを当事者に伝えなければなりません。

死にたい気持ちと生きたい気持ちは、同時に成立しています。それは同じ人に対して好きと嫌いが同居することや、同時に二人の人を愛してしまったりすることがあるのと同じです。人間とはそういうものなのです。

ですから、死のうと思って手首を切ったのに、したたる血を見てこのままだと死んでしまうと、急に怖くなることがあるのです。ふらふらと電車に近づいている自分を発見し、怯えてしまうこともあります。

死にたい気持ちは波のように襲ってきます（うつの波）。それを本当に恐れているのは、波が低い（死

にたいと思わない）ときの当事者自身です。死を恐れている姿が周囲にもわかるでしょう。それを、「自殺は本気ではない」と単純に捉えないでください。むしろ自殺未遂は、死にたい気持ちが確実にあったことを示すのです。生き残ったのは、生きたい気持ちがたまたま勝ってくれたからなのです。まさにたまたまなのです。

しかも自殺未遂の場合、助かってからしばらくの間はうつ状態が軽くなり、「申し訳ありません。自分がどうかしていたのです。もう大丈夫です」などと明るく振る舞うことがあるので、なおさら周囲の誤解を招きがちなのです。

ところが自殺未遂をしたからといって、うつ状態の原因となっている〝疲労〟が回復したわけではありません。また落ち込んできます。そのとき周囲の人が、今回の自殺未遂の件を「アピールだったんだ」とか「本気ではなかった」と考えることは、当事者を苦しめます。

たとえば自傷行為を繰り返す人の場合、「自分は本気で死ぬ気があるのだろうか」という疑問は、自分の心の中で何度も繰り返されているテーマなのです。確かに死んでしまいたい気持ちがあるのに、行動を完遂できない。自分は臆病者、卑怯者だ。生き残った後、当事者はこう考えがちになります。そんなとき、周囲の人の「本当は死ぬ気なんかなかったんじゃないの」という視線は、当事者の心をひどく追い詰めてしまいます。

このような周囲の人々の不安や苛立ちは、敏感な当事者にはすぐに見破られてしまいます。

できるだけ支援者や家族同士で話し合い、お互いの気持ちを整理しておいてください。みんなでやっていこうという雰囲気が確認できれば、支援者の不安もだいぶ和らぎます。

(6) 自分が何とかしなければと焦ってしまいます。こんなに甘やかされてばかりいると、一人前の大人になれない

これは当事者の親御さんからよく質問されることです。基本は、当事者の苦しさを理解できていないことから始まっています。

そこでまず、第1章I、IIを読んでいただき、うつとは何かを理解していただきたいと思います。

ところが、親御さん、特に母親の場合は、頭で理解しても、心配を止めることができません。母親にとって、子どもは、確実に自分のDNAを引き継ぐ者なので、自分自身と同じなのです。

母親は、うつの子どもに対して世話を焼きすぎるぐらい焼いてしまいます。自分の心配を何ともできないのです。その態度はうつの人にとっては大変重く、かえって苦しい思いをさせてしまいます。母親の「もう少し食べたら?」「早く寝たら?」「寒いからこれを着たら?」などは、何かやりなさいと言われているようで、苦しいのです。しかも母親自身の心配がベースになりますから、ひっきりなしにそのような世話を焼きます。これはたまったものではありません。そのようなお母さんには、ストーブの話をします。

心が寒い当事者にとって、ストーブ(家族の支援)はなくてはならない。しかしストーブも近すぎるとやけどをします。適当な距離が必要なのです。適当な距離は、当事者が選びます。ストーブのほうから近づいていってはいけません。

「そうですね」とそのときは理解してくださる方が多いのですが、家に帰るとやはり心配で仕方がなくなるのでしょう。お母さんや奥さん、娘さんなど、女性は特にそうなるようです。

そういう方はまず、比較的離れていて巻き込まれていない人に、話を聞いてもらって、自分自身の不安を小さくしましょう。また、あまりにも世話焼きが止まらないのなら、当事者に接する役割を他の人に代

行してもらってもいいでしょう。

そうしないと、当事者だけでなくお母さんも参ってしまいます。

「他人に任せられない」という人もいるかもしれません。

しかし、子どもにとって親は影響が大きすぎるのです。関係が良く働いているうちはいいのですが、悪く働くとき、親から見放された感じは一気に死にたい気持ちに発展する運命の波になってしまいます。

当事者はこの関係が大切であることを知っているからこそ、我慢する。そしてそれは消耗を深めるという悪循環に至ります。

私は、会社でうつ状態の部下に面接する場合、部長などでなく、まずは係長ぐらいが面接することを勧めています。もちろん部長に自分のことをよくわかってほしいのは、うつ状態の社員の切なる願いでしょうが、部長や社長は影響力が大きすぎるのでしょう。親と同じです。悪い関係になったときが怖いので、それほど重要と感じない関係性の中で支えるほうがいいのです。つまり本人が気楽になれるということです。

その意味では、カウンセラーに入ってもらったり、近くの親戚や学校の先生などに間に入ってもらうこともできるでしょう。

努めて、親子の一対一だけの関係にはまり込まないことがポイントです。

一方、父親は、「この苦しさを乗り越えないと独り立ちできない」と考え、一か八かの奮発を要求しがちです。

あまりにもうつうつとした状態が長いので、このまま治らないのではないかという不安が、家族を襲うのです。

病気だ、疲労なのだと理解しようとしても、リハビリ期が長引けばどうしてもそう考えてしまいます。

そんなときは、必ず行動する前に、他の人に相談してください。男の人はあまり相談する習慣がありません。したがって、自分自身の価値観が相当偏ってしまっていることに気がつかないのです。

自分が元気なうちに何とかしなければ、という焦りがそのような極端な行為をあおります。しかし当事者の気持ちと今の状態を無視した極端な励ましや脅しは、そのときは当事者が奮発しても、決して長続きしません。かえって疲労を深めるだけでなく、強い恨みの念を植えつけてしまいます。

うつは、長引きます。本人も苦しいのですが、支援者や家族も苦しい。しかし、支援者や家族には、まだ他の力を借りたり、相談したり、苦労を分かち合うこともできるのですから、決して一人ですべてを担おうとしないでください。借りられる力や知恵はすべて借りましょう。

また、三〇歳の子どものうつに対して、六〇歳の親が、「自分が変わらなければ、子どもが変わらない」などと、あまりにも努力しすぎてしまい、親御さんのほうがあっという間に消耗してしまうというケースもあります。

うつは、回復までに時間がかかります。それまでは支えていただきたいのです。いつものようにご飯を作り、洗濯をしてあげてほしいのです。ところが親と同居する子どもは、うつ状態になると親に怒りをぶつけることが多く、親は過剰に自責を感じ、真正面に捉えてしまう方は、自分を変えようと努力してしまいます。

「まだまだ、私がだめなのです。変わっていないのです」と言う親御さんに対して、私は「親は変われませんよ。子どもが変わるのです。たとえうつでも、子どものほうが親より可能性も柔軟性もある。自分が相手に合わせるのは、中学までですよ。今やることは、日々の生活を距離をおいて支援することだけです。それは当事者にとってとてもありがたいこと。今は文句を言っても、回復したら必ず涙を流して感謝します。人の生き方はそれぞれで、間違いなどありません。親はこれまで通りでいいのです。当事者は別人モードが働いていますから、表面だけ合わせておいてください。それがきついのなら、距離を取ってください。そうしないと長くは支援できませんよ」とアドバイスします。

(7) うつ状態の人に励ましの言葉は厳禁と聞きました。どのような言葉をかければいいのでしょうか

「がんばれ」と言ってはいけないという教訓は、かなり知られてきました。

ところが「がんばれ」という単語や励まし全般がいけないというのではないのです。支援者が「がんばれよ」と言ってしまう背景には、これまで紹介したように支援者の、「これぐらいは、我慢できる。方法はいくらでもある」という考え方があるのです(p126)。

ですから、まずあなたが当事者の状態を正しく認識し、努めて偏見を持たないように努力してください。この支援者の態度が、当事者を苦しめるのです(p338)。

さて、どのような言葉をかければよいかという質問ですが、これは支援者の不安をよく表しています。当事者と同じ視点に立てると、無理な提案はしなくなります。一緒に困ってあげてください

自分の一言で、当事者を苦しめてはならない、万が一自殺でもされたら……と考えてしまいます。ですから質問の裏には「どんな言葉が禁句ですか」というテーマが隠れています。

その意味から回答すると、どのような言葉をかければいいか、かけてはいけないかという決まりはありません。

別に突き放しているわけではありません。多くの相談者に接してきた私の結論なのです。

私自身もそうした当事者が傷つく言葉を避けようと努力した時期があります。ところが無理だとわかり、やめました。

日常の些細な言葉でも、ある人にとってはとても傷つく言葉になってしまうことがあります。小学校で逆上がりができなかったとき、先生に「みんなもがんばっているよ」と言われたことがショックで不登校

になった、という話をしてくれた人がいました。

先生の一言が、結果的にはその当事者を傷つけたのですが、多くの生徒を指導しているその先生に落ち度があったわけではありません。いわゆる普通の会話です。傷つくときにはそれでも傷つくのです。うつ状態のときはなおさらそういうことがあります。

私は言葉のやり取りで当事者をサポートする仕事をしています。カウンセリング中に私の言葉で当事者が（人知れず）傷ついてしまうこともあるのです。

どんな言葉で傷つくかばかりを考えていると、私のカウンセリングがとても不自然なものになってしまいます。そこで私は、開き直りました。ミスを犯してもいい。大切なのはそのミスを取り戻せる人間関係を作ることです。

うつを支援するあなたも同じ心構えで接してください。

何が当事者を傷つけるか、事前にわかっているものがあれば、それは避けるほうがいいでしょう。その努力をしてもその他の言葉やしぐさ、良かれと思ってやってあげたことが、当事者を苦しめてしまうこともあるものです。そのときはミスを犯したと考えずに、たまたまその言葉が当事者の心に引っかかってしまった、たまたま相手が知らないうちに傷ついてしまった、これをどうしようもないことであると受け入れるのです。いちいち後悔していては始まりません。後はそれをどうフォローするかに注意を向けることです。

フォローするためにも、当事者が「嫌なことは嫌」と言ってくれることが前提になります。言ってくれなければなかなかわからないものです。

ところが「嫌」と言うのがうつの人には難しい。嫌と言ってもらうためにも、本項の最初に説明した当事者の気持ちを理解する努力を惜しまないでください。この人なら私を責めない、私をわかってくれようとしていると感じてもらえれば、当事者も「嫌」と言えるようになります。

当事者が、傷ついたこと・嫌だと感じたことを表現してくれるようになれば、当事者の心のもろい部分が、だんだんあなたにも理解できるようになります。それでも、あるときは傷つくけれどもこのときは傷つかないということもよくあります。日常会話の中の何気ない言葉がそのような不安定な影響力を持つとき、一回一回のミスにとらわれないようにすることのほうが数倍も重要です。あなたの心が安定していることが、愛する人の心を安定させる第一歩だということをいつも忘れないでください。

(8) 自殺は運命的要素があることは理解できました。しかしそれを当事者に説明してもいいのでしょうか

この疑問を持つ人は、かなり冷静に事態に対処されている方だと思います。自分の不安を抑えて、当事者の感じ方や考え方を推し量ろうとされているからです。

ご心配のとおりだと思います。

自殺はうつの波と運命の波の不幸な相乗効果であり、社会現象でもあるという考え方は、支援者や愛する人を自殺で失った人々のための考え方です。

この考え方が論理的におかしいというわけではありませんが、当事者に説明するのには慎重になるべきです。

当事者は、別人になっています。客観的に説得力のある説明でも、違う解釈をしてしまうこともあるのです。

当事者の死にたい気持ちは、絶望・覚悟のプログラムの誤作動によるものである。つまり、死にたい気持ちが生じても、当事者が「壊れてしまった」わけではなく、むしろ正しく反応しているだけである。そ

の原因は疲労であるから、休めば治る。治すためには薬と休養が大切である。――これだけの説明でけっこうです。

運命的要素を話すと、「自殺するのも自分の運命だ」と短絡的に発想するかもしれません。

私など慣れた者が接する場合は、自殺への誘惑を運命と捉えさせないように注意しながら、当事者を苦しめる環境や人間関係、当事者のこだわり、しがみつき行為などを運命的に説明して、当事者の「変えよう」という努力を休止させるようにするかもしれません。

ところが一般的には、運命論は当事者に誤解されやすいので、あえて説明する必要はありません。当事者には、『人はどうして死にたがるのか』の内容を説明（本人が本を読めない場合が多いので）してあげたほうがいいでしょう。

(9) 私はカウンセラーです。リストカットを繰り返す当事者を心配して、夜も眠れなくなってしまいました。どうしたらいいでしょう

なかなかつらい状態ですね。

カウンセリングをしていると誰もが突き当たる壁の一つです。熱心に相談に乗るとどうしても情が移る。カウンセリングが終わってもその人のことを心配してしまう。

逆転移といって昔から取り上げられてきたテーマです。

自殺予防という状況で、後輩カウンセラーからこのような相談を受けると、私は次のような質問をします。

「あなたは、自殺することを心配しているの。それともあなたのミスによって、その人が自殺することを心配しているの」

カウンセラーの心の中をよくよく振り返ってみると、このような場合心配の中心は、やはり「自分のせいで自殺させたくない」ということが多いのです。

もしそのことに気がつけば、自分の心配が、当事者との距離を接近させすぎていることに思いが至るでしょう。

自殺は社会現象。人の力が及ばないこともある。カウンセラーは、相談者が今の時間を苦しくなく過ごせるように、お手伝いができるだけ。でもそれはとても大切なこと。このようなことをもう一度思い返してください。

カウンセラーは神様ではない、できることをやるだけです。

自分自身が苦しくなっているというサインを無視して、近すぎる支援を続けていると、それが極限に達したとき、相談者を急に突き放してしまうことにもなりかねません。

私は、カウンセラーの教育の際に「カウンセラーは、自分の不安を少なくすることまで相談者に要求してはならない。相談者は自分のことだけで精一杯なのだから」と強調しています。

逆転移の処理については、カウンセリング関係の本の中に、さまざまなアドバイスを見つけることができるでしょう。カウンセラー仲間やスーパーバイザーとディスカッションしながら、自分の心を見つめ直し、エネルギーを回復していってください。

(10) 人事担当者として自殺予防に関して気をつけておくことはありますか

自殺予防の重要性が社会で認知され、自殺対策基本法も二〇〇六年に制定されるに従い、会社などでもうつ対策や自殺予防に真剣に対応するようになってきました。多くの場合、人事がその担当を担っていることが多いようです。予防施策だけでなく、うつになった人の人事を扱わなければならないので、どうしても人事担当者は、この分野のことをある程度知っておくべきです。

ぜひ、このマニュアルを通読していただくことをお勧めします。

そのうえで、人事の方にわかっていただきたいことを、二点挙げておきます。

一つ目は、うつ状態での性格・能力を本人の本質と捉えないでほしいということです。病的状態になり、その間の戦力とならなかったことは、客観的評価として避けることはできません。しかし、そのときの本人の発言や行動を、その人物の固定的性格や能力として扱わないでほしいのです。うつは、時間がかかりますが回復します。そのとき、うつ状態時の評価が残っていると、本人の可能性をつぶしてしまいます。

リハビリ期は当事者にとってつらい時期ですが、復活して会社に貢献しようと必死になっている当事者の傷つきやすい心を、人事の評価がひどく傷つける事例に何度も遭遇してきました。

このことは、その当事者だけの問題にとどまりません。たとえ落ち込み期にさまざまな失敗をして迷惑をかけた人でも、「復活すれば以前と変わらない活躍ができ、それを正当に評価してくれている」という会社なら、他の人が調子を崩したときでも、その人が早めに不調を訴えてくれるようになります。

一方、「いったんうつになるともうおしまい」という会社では、不調を感じても誰も言い出せず、自殺、失踪、体を壊すなどの重篤な状態になりがちです。このように優秀な人材を失っていくことは、会社の業績にもいいわけがありません。

二つ目は、リハビリ出勤を丁寧に支援してほしいということです。リハビリ（職場復帰）の難しさは、本書でも各所（p294）で触れています。

ぜひ、本人の話を聞いて、会社での勤務に慣れるまでの一年間は、支援をしていただきたいのです。調子の波があるので、本人の希望もコロコロ変わるかもしれません。しかし、それは本人の優柔不断さではなく、うつの「波」のせいだと理解してください。

一見、会社で調子が良くても、実は二倍モードに落ちていたり、家庭や私的人間関係でうつの兆候が再び表れ始めているかもしれません。本人だけでなく、家庭や友人からも情報収集するように心がけてみてください。

そして人事とはいえ、人の子。うつのリハビリ期の人と接していると、心を乱されます。ここでお願いした二つのことも、心が冷静でないとなかなか実行し続けられません。そこで、ぜひカウンセラーなどを活用して、ご自身のメンタルケアを行っていただきたいのです。当事者への対応のアドバイスを受けてもいいいし、当事者を支えるときの怒りをその場で開放してもいいでしょう。

うつの支援は長きにわたります。しかも人事担当は、複数の方の支援をしなければならないこともあります。長丁場は、職務の責任感と気合だけでは乗り切れません。

(11)「ストレスチェック」で高ストレス者と判断された従業員に、医師との面接の働きかけをしているが応じない。仲間内で「死にたい」と漏らすこともあるらしい。どうすればいいか

二〇一五年一二月一日「ストレスチェック制度」が施行されました。五〇人以上の事業所では実施が義務づけられ、それ以下の事業所でも実施が奨励されています。

ストレスチェックの調査票で、衛生委員会が高ストレス者と判断した従業員には、医師との面接が勧められます。ところが、本人がこれを拒否することもできるのです。

人事担当者が衛生委員会の一員である場合、この事態を不安に思うことが多いでしょう。

結論から言うと、そのままにしておいてほしいのです。

この場合、いくつかのことが想像できます。

一つは、本人が自分の苦境を周囲に気がついてほしいときです。自分からは言い出せないけれど、ストレスチェックの場では表現できたケースです。ただこの場合は、通常は面接の働きかけに乗ってくれるものです。

ただ、うつには調子の波がありますし、不安も強い。調査票に記入したときはそうでも、面接を勧められたときは、もう必要ないとか、逆に不安が強くなり面接まで行ったら終わり……などと考えるかもしれません。

そこで、一度断られても、二週間ごとに数回、面接を勧めてほしいのです。元気な人なら、しっかりした価値観が伴っているので、意見はそれほど頻繁に変わりません。ところが、うつ状態は波があるので、意見が変わるのです。断られても、何度も聞いてあげるのがあなたの役割だと思って、声をかけてあげてください。ただし、一度の声かけは、しつこくないことが重要です。あまりしつこく勧誘されると、あなたに会うこと自体を負担に思うようになってしまいます。

せっかくの制度で把握した危険な兆候だから、確実にその芽を摘みたい、あなたはそう思っているかもしれません。そうしないと、あなたの責任が問われると感じている部分もあるでしょう。

ここは冷静になる必要があります。

実は、そんな実務担当者が、不用意に本人にアプローチしたり、何らかの行動をとったりすると、当事者を苦しめてしまうことになりかねないのです。だからこそ、ストレスチェック制度では、当事者が拒否できることが明確にされているのです。

つまり、その方が面接を受けなくても、あなたの責任は追及されません。冷静に、「その方」のことを考えてあげてください。

その方は、今は、面接を活用しない方法で、自分を保っているのです。その方の戦い方を邪魔してはいけません。

今回のようなケースで、不安になっているのは、情報を知ってしまったあなたです。本人は、それ以前と変わらないのです。

自殺予防にはこれだけやれば完全という方法はない、ということを思い出してください。国が導入した制度とはいえ、自殺予防を総合的に考えた場合、単なる一部でしかないのです。その一部を突き詰めても、自殺が確実に防げるものでもないのです。

第2章　うつ状態を悪化させ、〝死にたい気持ち〟を生じさせやすいもの

うつ状態は、（苦しいとはいいながら）根本が疲労ですから、休息することで回復します。また病気と捉えた場合でも、研究も進みよい薬も開発されたおかげで、比較的取り組みやすい病気に位置づけられています。

ですから本当は、それほど恐れるものでもないのです。

しかし、うつ状態をなめてはいけません。それは、症状として「死にたい気持ち」が出現し、実行されてしまうことがあるからです。

うつ状態は疲労ですが、それがどのような苦しみの形になるのか、死にたい気持ちと結びつきやすい方向で発展しやすいのかは、疲労の度合いだけでなく、その人が頼りにしてきた人生観、価値観（人に弱みを見せない、完全に仕事をしたいなど）、男と女の社会的役割（ジェンダー）、弱音を見せられない立場、これまで苦しさを乗り越えてきた経験則の存在や年齢などの影響を受けるのです。

それは結果的に、うつという苦しみに対して無意識にとられる、個人ごとの対処の差と見ることもできます。

その人が一人で悩み、苦しむだけなら、この対処の差はあまり問題にならないかもしれません。しかし現実には、このことがとても大きな問題になるのです。

というのも、うつ状態は一人で乗り越えるべきものではなく（悲しみのプログラム　p29）、周囲の人人の支援を集めてしまうプログラムです。当事者が死にたいということ、あるいは自殺してしまうことは、周囲の人々、支援者・家族にとても大きな影響を与えてしまうので、周囲の人は放っておけないのです。

特に、うつ状態に陥った当事者の〝対処の癖〟を、周囲の人がどう理解するかは、現実問題として最も大きいテーマです。

傍から見たものと当事者の感覚が違うのが、うつ状態の一つの特徴です。

周囲から見たら、「これさえやめれば……」と思う対処の癖があるかもしれません。しかし、元気な人にはそうでも、うつ状態の人には努力して避けられるものとそうでないものがあるのです。避けられるものにしても、今避けるべきものと今は触らないほうがいいものがあります。

ここで紹介するのは、今は触らないほうがいいもの、むしろ運命として捉えておいたほうが、結果的には自殺の危険性を少なくするという行動です。

その行動がどうして引き起こされるのか、その行動をやめようとするとどういうことになるのか、当事者の心理を説明します。それを理解しないと、支援者や家族は、焦って、手を出してしまうのです。この章は、支援者に何か具体的に行動してほしいということではなく、支援者の心を整理し、現状を受け入れ、むしろ反射的な行動を控えるために記載されているものと理解していただきたいのです。

I　個人の持つ対処の癖（表面飾りとしがみつき行為）

対処の癖には、大きく二つのパターンがあります。私は〝表面飾り〟と〝しがみつき行為〟と呼んでいます。

いずれも落ち込み期と回復期・リハビリ期によく見られる対処の癖です。

表面飾りは、その名のとおり〝苦しくても表面を飾ってしまう〟癖です。特に落ち込み期に現れることが多く、周囲にも本人にもうつ状態が悪化していく過程に気づかせないようにしてしまう癖です。

しがみつき行為は、苦しくなったときに、あるストレス解消法にしがみついてしまうことです。「しがみつく」と表現しているのは、そのストレス解消法がうまくいかないにもかかわらず、それに固執し、その結果うつ状態を悪化させてしまう癖だからです。

しがみつきはさまざまな対象に対して行われますが、その中でもうつ状態を悪化させやすいものがあるので、それを説明したいと思います。

Ⅱ　表面飾り

自殺で亡くなった方を振り返る作業に参加するようになって、初めにびっくりしたことは、周囲の人に自殺する兆候がほとんど気づかれていないケースが案外多いということです。

そういうケースに遭遇すると、「周囲の観察力の問題ではないか」と考えがちになりますが、どうもそうではないのです。

ある人は、任されていた大きな仕事を前日にやり終え、その打ち上げでは、いつものようにマイクパフォーマンスで会場を沸かせ、二次会でもとても陽気に振る舞っていたのです。

仕事もきっちりこなしていましたし、顧客からも「本当によくやってくれている」と感謝の電話が上司に入ったばかりでした。

宴会の後、彼は会社に戻り（宴会の後は会社に泊まることが多かったのです）、翌日会社の倉庫で亡くなっていたのを警備員に見つけられました。

実は、彼は一カ月も前に遺書を書いていたのです。

一週間前には、自ら精神科を受診し、〝重いうつ状態〟と診断されていました。食欲もなく、体重も五キロ減り、強い不眠があったのです。彼は入院を勧められましたが、「妻と相談してきます」と病院を後にし、それ以来受診することはなかったのです。もちろん、奥さんには相談していませんでした。

本当は苦しいのにその苦しさを自分でも認めたくなく、他人にも悟られたくないという思いから、いつもの自分より明るく振る舞ったり、余計に仕事をしたりしてしまうのです。周囲には、むしろ「元気だった」としか映りませんが、低いエネルギーでいつもの仕事、それ以上の仕事をするので、蓄積疲労を一気に加速させてしまいます。

表面飾りの苦しさをある当事者は、「シンクロナイズドスイミングをしているよう」と表現しました。水の上では笑顔を作っていても、水面下では必死に足をばたばたさせている、その足を止めた瞬間、水に沈んでしまうという恐怖感が似ているそうです。

このような表面飾りは、基本的には周囲に悟られたくないという思いから生じているのですが、そのベースには、「こんな状態にある自分を認めたくない」という強い思いが隠れているように思います。「これまであらゆる困難に対して妥協せずに乗り越えてきた」、それが自分のポリシーであり、自信の基礎であり、「今回も乗り越えられる。今回も乗り越えなければ。弱音を吐いたら負け、とことん落ちていってしまう」などと考えているうつの落ち込み期の人は、非常に多いのです。

トラブルがあっても、相談しない、受診しない、薬を飲まない。これらも自分自身で不調を認めたくない思いの表れであり、周囲に悟られたくないという不安の裏返しでもあります。

表面飾りは、リハビリ期にも現れます。

まだまだ体力はないのに、周囲の人に合わせてしまう。周囲の期待に応えてしまう癖です。

表面飾りを指摘しても、なかなかすぐにはやめられるものではありません。

「わかっているけど、やめられない」のです。

落ち込み期もリハビリ期も、完全に体力が低下しているわけではないので、気力で何とか表面を飾ることができてしまうのです。昨日までできたことが今日できないのは、当事者にとっても〝自分の怠け〟と考えてしまうのです。これが、表面飾りがなかなかやめられない一番の原因です。

表面飾りは、次に紹介するしがみつき行為、特に仕事へのしがみつきと重なることが多いようです。

Ⅲ　しがみつき行為

（1）なぜしがみつくのか

しがみつき行為の根底にあるのは、生きていく〝自信〟を失う不安です。

人は何とか他人に頼らずに生きていきたいという基本的な欲求を持っています。誰かに頼る人生は、その人がいなくなったらおしまいになるし、その人に左右されながら生きていくのは疲れることだからです。だから、私たちは現実的な関係としては、対等のギブ・アンド・テイクの関係になりたいと思います。対等の関係とは、基本的には自立している（人に根本的なところを依存していない）状態を意味しています。これが生きていける〝自信〟の源なのです。

さてうつ状態になると、自分の体調や感情をコントロールできない事態に直面します。自分自身が思うように動かせないわけですから、大ピンチです。この状態が亢進すると、絶望・覚悟のプログラムの発動条件の〝絶対的な無力感〟に進みかねない事態になります。私たちはそれを否定したいのです（図28）。

ですから、そんなことはないぞと、努力して苦しくても我慢し、感情を必死に抑え、何とか表面を保つのです（表面飾り）。と同時にこの苦しさを打開しようと思います。そのときこれまでの人生の中でうまくいったストレス解消法を試してみます。これも「これさえやれば、乗り越えられる」という自信を回復したいと思うからです。

しがみつくのはこれまでの人生で身につけた快感刺激を求める〝ハシャギ系のストレス解消法〟であることが多いのです。

図28 ▶しがみつきと表面飾りで絶望・覚悟のプログラムを否定したい◀

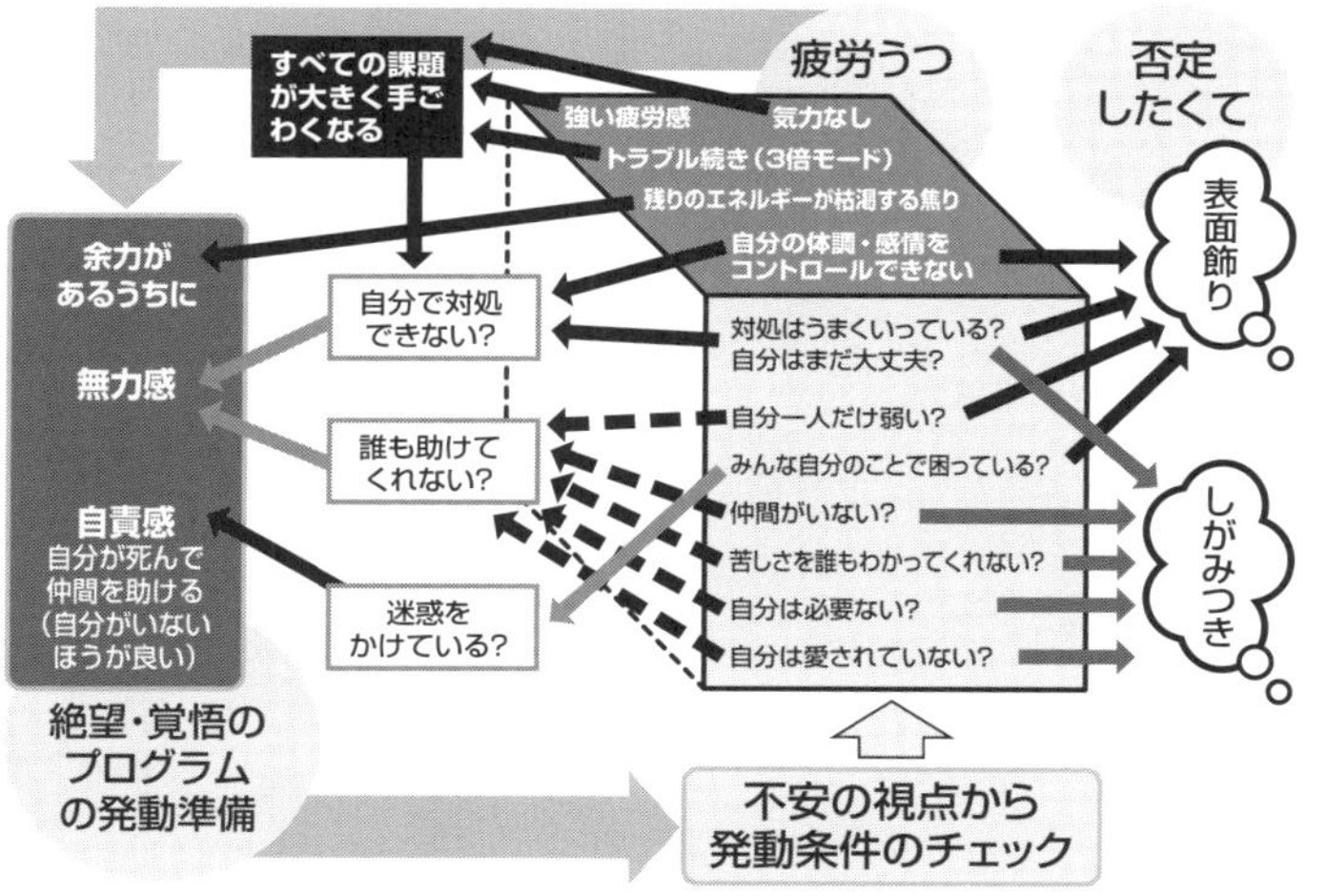

たとえば楽しいことをしたり、やりがいのあることをすると、疲れもふっ飛びます。人が持っている本来の回復力がそれほど衰えていない場合は、このハシャギ系ストレス解消法がかなり効果を発揮します。日ごろの仕事とは違うこと、しかも楽しいことをしている間は、日ごろの仕事で使用した脳や肉体が休息することができ、さらに快感によって疲労を感じることが少なくなります。

疲労が蓄積し、何となく苦しさを感じ始め、それを打開するためのストレス解消を模索するとき、私たちはこのハシャギ系だけをイメージしてしまいがちです。

ストレスがあるときは、何か楽しいことをする。あるいは酒を飲んで忘れてしまう。そういう対処法でこれまで過ごして、何とかうまくやってきたのです。ですから今回も同じようにこれまで身につけたストレス解消法を試みてしまったのです。

ところが、今回はその〝ハシャギ系ストレス解消法〟がうまくいかないのです。それは、そのストレス解消法をうつ状態（エネルギーが低下している状

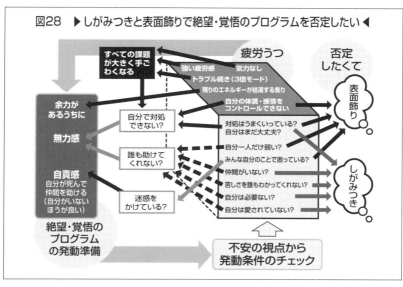

態）で行ったことに原因があります。

ハシャギ系は、抜本的な疲労回復対策ではなく、余裕のあるときのストレス解消法なのです。それは、覚醒剤によって一時の元気を得るようなもので、心身が本当に疲労している場合は、疲れていることを隠すだけで問題を先延ばししているにすぎません。

逆にその解消法を試みることにより余計にエネルギーを使ってしまいます。ストレスを解消しようとして、たとえばディズニーランドに行ったり、一晩中踊り明かしたり、インターネットゲームに没頭したりすると、そのときは確かに楽しいかもしれませんが、その分の疲れが翌日以降のうつ状態を急激に悪化させるでしょう。

さらに、苦しさが深くなるにつれ、そのストレス解消法が与えてくれる快感自体もあまり感じられなくなってきます。つまりストレス解消効果も薄くなってくるのです。

しかし、それでもその行為をやめることはできません。

それは、それほど苦しい状態になってしまっているからなのです。あまりにも苦しいので一時の快感によって、今の苦しみを忘れたいのです。少しの間、息をつきたいのです。そうやって、結果的には、このストレス解消法にしがみついてしまう、わかっていてもやめられないという状態が続いてしまいます。

〝何とか自分でコントロールしたい〟〝あまりにも苦しいので、何でもいいから少しだけ息をつきたい〟これがしがみつき行為の本質なのです。

しがみつきが、しがみつきである理由は、これだけではありません。うつ状態で活性化している不安のプログラムも影響しています。

不安のプログラムが働くと、新しいことを取り入れることがとても難しくなります。冷静なときにはA案とB案を比べられるのですが、うつ状態の不安の強さは「死ぬかもしれない」という不安です。そのような不安の中では、「今のやり方は、確かに不十分で苦しいかもしれない、しかし何とか生きていけているではないか。これを捨てて、新しい案を採るのは危険だ」と感じてしまうのです。

もし、あなたが目隠しをして細い一本橋を渡っていたとしましょう。隣の人が、五〇センチ横に飛べば大きな橋があるよと教えてくれたとします。あなたは飛べるでしょうか。細い橋を渡り続けるのは大変です。でも今まで何とかやってこられた。横に飛ぶのは、危険があります。大きい橋の話は嘘かもしれないし、たとえ本当でも大きな橋はもろいかもしれないし、うまく飛び移れないかもしれないのです（不安のプログラム、最悪シミュレーション）。それなら、苦しくてもほとんどの人が細い橋を渡り続けるでしょう。

うつ状態の人が、一つの方法に固執してしまうのは、そんな不安が背景にあるからです。

〝しがみつき〟というと少しマイナスのイメージがあると思います。本書でも、しがみついた結果、うつ状態を悪化させるものを「しがみつき行為」と呼んでいます。ところがしがみつくこと自体が悪いわけではありません。激流から脱出する人に対し、私たちは「岩にしっかりしがみついておけ」と指示します。

どんなものにしがみつくかは、その人のそれまでの人生や、当事者を取り巻く社会情勢、職、周囲の人々の存在という運命的要素が大きく関係してきます。

うつから脱出するとき、私たちは自然に何かにしがみつくのです。そのしがみつきが悪循環である場合でも、そのしがみつきたい気持ち自体を否定してはいけません。しがみつくこと自体も何にしがみつくかも、運命なのです。

がんにも転移しやすいものや、苦痛を伴うものなどいろいろな種類があります。しがみつきも含めて、その人のうつの症状と心得てください。

転移しやすいがんを責めるのではなく、転移しやすいのならそれをケアしていきます。苦痛が大きいがんなら、苦痛を非難するのでなく、できるだけ痛くないような支援をします。

うつの場合もしがみつきは症状として受け入れ、それを前提に、当事者の苦しさを少しでも緩和する方向で支援していくのです。

(2) しがみつきの具体例

アルコールを例に、しがみつきについてもう少し詳しく説明しましょう。

うつ状態になると、何となく不安な感じが消えないようになってきます。原因があって不安があるのではなく、まず不安があってその原因を探している状態です。

不安は悪いことをシミュレーションさせ続けます。それは大変エネルギーを消耗してしまう作業です。しかもその不安は、もともと「疲労して(エネルギーが枯渇し)このままでは死んでしまうかも」という危機感に端を発しています。ここに疲労すればするほど不安になり、不安がるほど疲労するという悪循環が生じてしまいます(図29)。

その状態に陥ると人は、何とか嫌な出来事を「忘れよう」と努力します。意識的に考えないようにしたり、あることに没頭したりします。その一つの手段として、アルコールが使われることがあるのです(図30)。

不安がある特定の出来事から発している場合、その出来事を忘れてしまう努力は、ある程度うまくいくこともあります。そのうちに状況が変わってきたり、新しい情報が入りそれほど悩むことではないと思えてきたり、あるいはその状態に慣れてくるものです。つまり、「忘れてしまう」というのは、なかなかの優れものの対処法ではあるのです。

ところが、うつ状態に付随する不安の場合は、少し様子が違ってくるのです。

図29　▶不安の悪循環◀

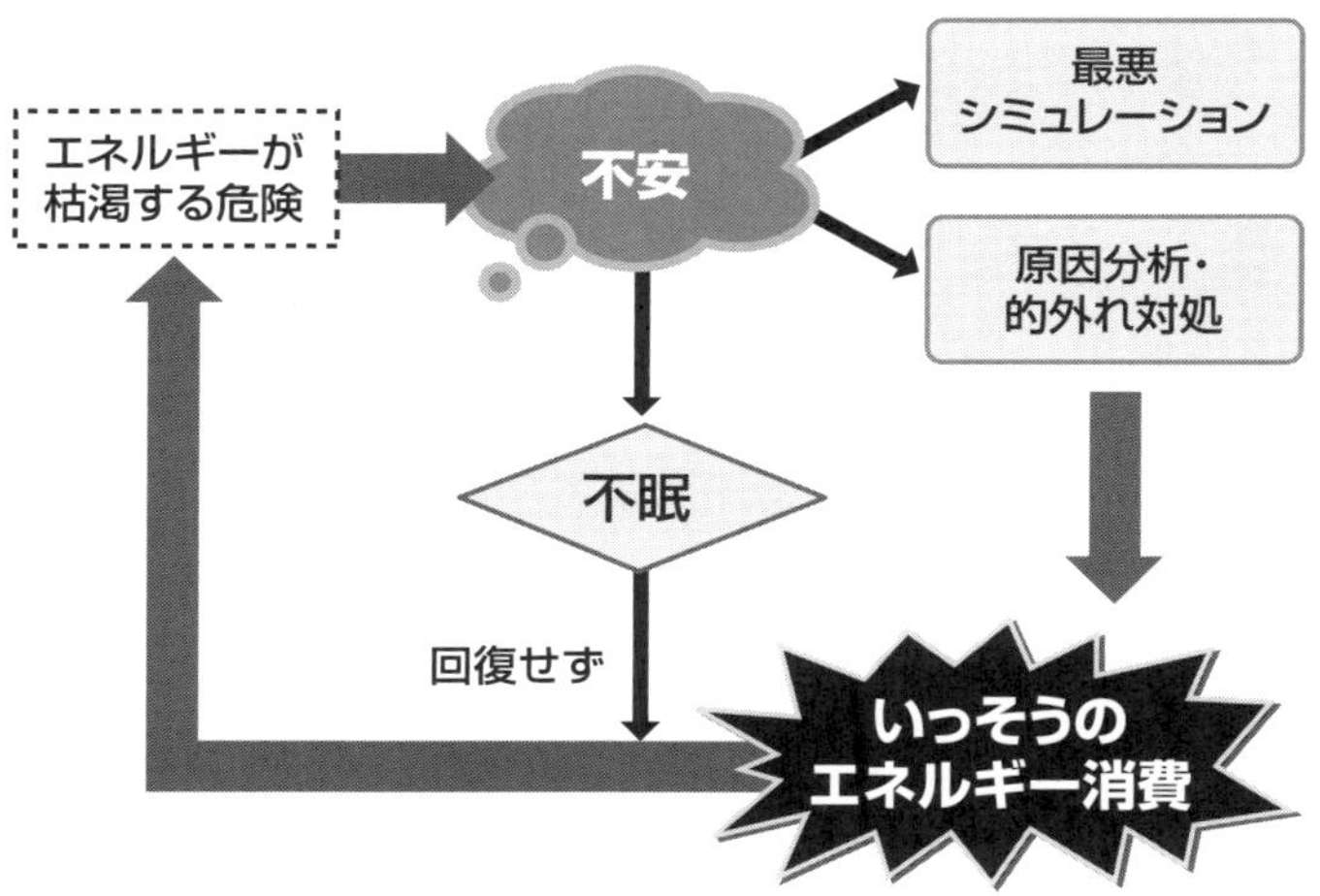

図30　▶アルコールの悪循環◀

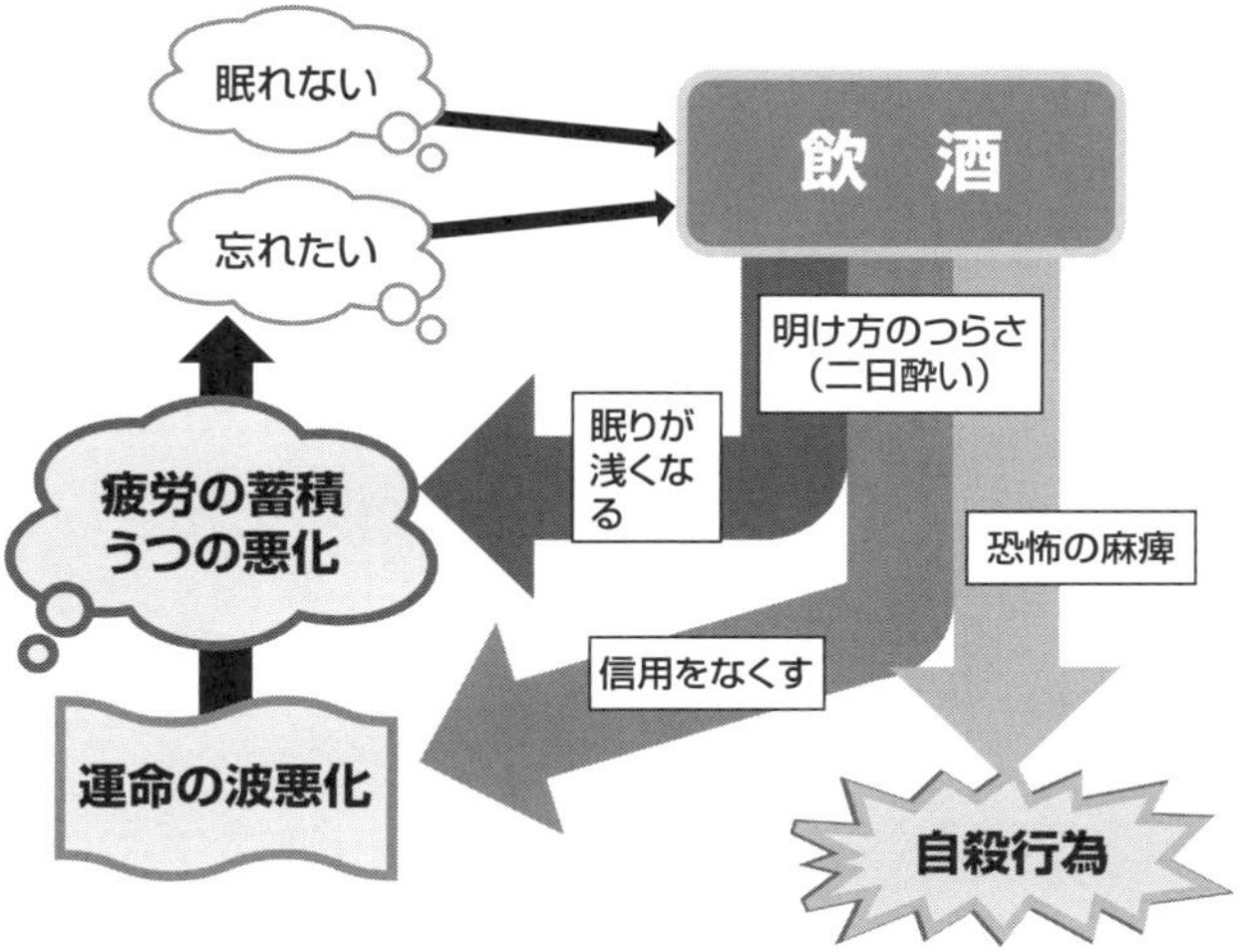

うつ状態の根本原因は疲労です。ある出来事を忘れても、疲労自体が解消されないうちは不安のプログラムが停止しないのです。つまり、忘れるという対処法は、この場合基本的にはうまくいかないのです。ところが、忘れたいという強い欲求があり、それは「一時でも忘れたい」にエスカレートします。自分の意識の力だけで追いやることが無理だと感じると、今度は〝何か〟の力を借りて忘れようとします。あることをしているときに得られる強烈な快感・麻痺状態を求めてしまうのです。それがアルコール、薬物、違法行為、ギャンブル、危険行為、異性との乱れた関係として表れます。しがみつきの一つの側面です。

うつ状態の人が酒を飲むのは、「忘れたい」からだけではありません。不安がもたらす不眠、この苦しさを何とかしたくて酒を飲んでしまう人も多いのです。もちろん実態的には「忘れたい」と「眠りたい」は、多くの場合重なってきます。

睡眠は、疲労を回復するための最も重要な機能で、エネルギーの枯渇に恐怖するうつ状態では、睡眠をとるということが元気な人より数倍大切になってきています。そのことを当事者も無意識のうちにひしひしと感じているのです。だから「眠れない」ことは、当事者にとって大問題です。何とかしなければならないのです。そこで「酒を飲むと眠れる」という知識、過去の経験から、酒に手を出します。

酒を飲むと確かに眠くなります。ところが実際には、アルコールは睡眠の質を下げ、睡眠不足を悪化させてしまうのです。

それでも、何とか眠ろうと思い、当事者は大量の酒を飲んでしまうのです。

このようなときの当事者の飲み方は、酒がおいしいから飲むわけではなく、酔うため、眠るために飲みます。勢い、量は増えます。元気な人でも二日酔いになれば朝が苦しいのですが、うつ状態の人は、うつの朝の波がこれに重なってしまうのです。

周囲はこれをどう見るかというと、彼の調子が悪いのは毎晩深酒をしているからだと捉え、本人を冷たい目で見るようになります。その目を当事者は敏感に感じ、苦しくなっていっそう眠れず、また酒を飲みます。

さらに、人は酒を飲むと理性の力が低下し、恐怖心も薄らいできます。私は自殺をとどめる最後の力は、恐怖心だと思っていますが、酒の力でこの安全装置さえ外れてしまうのです。

このように、アルコールは、結果的にうつを急速に悪化させてしまいます。しかし当事者は、一時でも「忘れる」ため、今の不眠の苦しさから逃れるため、酒を飲んでしまうのです。

(3) しがみつき行為をやめさせること

さて、そのような状態が続くと、アルコール依存に近い状態になってきてしまいます。

周囲の人は、うつ状態には気がつかなくても、酒で酔いつぶれ記憶をなくし、次の日にも苦しそうにしている姿を見て、さらに「死にたい」とか「苦しい。消えてなくなりたい」などの言葉を聞くと、ようやく大変な事態だと感じるようになります。

そのとき周囲は、「酒を飲むからそんな気持ちになるのだ」と考えます。元気な人には、酒の二日酔いの苦しさと、アルコールが理性を失わせることしか理解できません。「酒さえ飲ませなければ、大丈夫。アルコールをやめさせなければ」と本人を大切に思えば思うほど、禁酒させる努力をしてしまいます。するとどうなるでしょう。

当事者にとっては、自分でも理解できない今の苦しい状態を、一瞬でも忘れることができる唯一の方法、それが酒なのです。それを取り上げられたら、自分で対処できる方法がなくなるのですから、極端な不安に陥ります。それは「さらに眠れない」→「忘れられない」の悪循環を深めてしまうのです。

私は、しがみつきの当事者の気持ちを、底なし沼で溺れる人がイバラをつかんで放せない状態として丈援者や家族に説明していますＰ127）。

支援者や家族にぜひともわかっていただきたいのは、アルコールやリストカットなどの自滅的な行為は、死ぬためにやっているのではなく、生きるための、当事者なりの精一杯の努力だということです。「死にたい」気持ちがあるので、「もしかしたらついでに自然に死ねることがあればいいいな」と感じている部分があることは否定できません。しかし、ほとんどの場合あくまでも「自然に死ねたら」なのであり、心の大部分は「何とかコントロールしよう、何とか自分で乗り越えたい」という強烈な思いが支配しているのです。

このような思いを理解せず、単に「アルコールは後で苦しくなるから、絶対やめたほうがいい」「自分で決意しないとやめられないよ」「少しは自分でコントロールしていかないと」などと強く迫ると、当事者は本当に困ってしまいます。

本人も、その酒の自滅性に気がついている部分もあるのです。それがうつ状態で敏感になっている自己嫌悪、罪悪感を刺激するのです。できればやめたい。やめられない自分はダメな自分。

親しい人からそのことを指摘されると、正論だけに言い返せない。しかも自分の苦しさは理解してもらえていないことを痛感します。「わかってくれない」は、「誰も助けてくれない」↓「自分はこの状態に対処できない」というルートで無力感をいっそう強めます。

さらに支援者や家族が、そのことをやめられない当事者に対して困り果て、苛立ちを感じてしまうと、それを察知した当事者は、「自分が迷惑をかけている、自分がいないほうがみんなは幸せだ」という考えを膨らませてしまうのです。

つまり、しがみつきの問題を突き詰めたりすれば、当事者の罪悪感や無力感を浮き彫りにして絶望・覚悟のプログラムに近づけてしまうことになります。

(4) しがみつき行為にどう対処するか

では、しがみつき行為にはどのように対処すればいいのでしょう。

一つは、前項で説明した当事者の心情を理解し、しがみつき行為を〝生きるための行為〟と理解してあげることです。

しがみつきを責めるのではなく、「それをしないと苦しさを乗り越えられないのだよね。自分ではいけないと思っていても、それをしなければ持たないのだよね」と話してください。

二つ目は、覚悟することです。

しがみつきは、運命です。これまでの当事者の生き方すべてが影響していますから、それをこのうつ状態（エネルギーが低下した状態）のときに、捨てることはできません。

「命がかかれば、できないことはない」と反論する人もいるでしょうが、すでに当事者は命がけで、その行為にしがみついているのです。もうすでにその状態にあるのです。

しみついた価値観や考え方を変えるのは、元気なときでも難しいものです。ダイエットやタバコをやめることがどれほど難しいか。自分を律する学業の競争社会を乗り越え、しかも医学的知識がある医師でも、タバコをやめられない人がいるのです。

うつ状態の人に、その人が命がけでしがみついている何かをやめさせることは、無理だと理解してください。

ではしがみつきはそのままでいいのか。

そのままでいいわけではありませんが、今は触らないほうが「よりダメージが少ない」のです。しかし、もちろんダメージはあり、悪化する可能性もゼロにはできません。すると、覚悟が必要になります。

しがみつきは、運命です。それもその人の症状の一つです。それを抱えながら、うつ状態を乗り切らなければならないのです。もしかしたら、しがみつきがもとで自殺してしまうかもしれません。それも運命で、寿命というものです。

私たち人間は、運命には逆らえない。しかし努力することはできます。当事者の今の状態を悪化させないようにするためには、周囲が不必要な刺激を与えないことです。そのためには、周囲の人同士で対処の方針を話し合い、覚悟を決めてほしいのです。

そのうえで、具体的に対応を準備します。

眠れない苦しさはアルコールではなく睡眠薬を利用することを勧めます。

あると飲んでしまうので、本人の了解を得て、家にあるアルコールを捨ててしまいます。

それでも飲んでしまう場合は、それをあまりとがめずに、むしろその後一人にしないことに気をつけます。

酒を飲んで車を運転する人なら、鍵を隠してしまうことも検討してください。酒は仕方なくても、飲酒運転で他人の命を脅かすのは、どうしても止めなければなりません。他人の力を借りても、阻止するべきでしょう。もし暴力に及ぶようなら警察の力を借りる必要があります。

しがみつき行為そのものは、うつ状態が軽快すると、なくなっていきます。本当のアルコール依存症になっていない限り、うつ状態が治れば、アルコールの乱用はなくなります。しかし、アルコールにしがみつきやすいという事実は変わりません。

うつのときはできなくても、うつから回復したら、しがみつき行為そのものをテーマに取り上げておくことも必要でしょう。

アルコールについては、支援者や家族にもう一つ気をつけていただきたいことがあります。ここでは、すでに酒を飲む習慣がある人の場合を前提に話を進めてきました。

しがみつき自体は運命と捉えるしかありません。糖尿病になった人が失明しやすい危険があるのと同じことです。後はそれを受け入れ、失明しないように工夫するしかありません。

ところが中には、本来は酒を飲む習慣がなかった人が、うつになり酒を飲み始め、その結果うつ状態を悪化させるケースがあります。

うつになって苦しくなる。何かで解消しようと思う。そのとき「ストレスがたまったら、酒を飲めばいい」というコマーシャルを思い出します。あるいは友人や家族が、「酒でも飲んで忘れちゃおう」と宴席に誘う。それがきっかけで、「苦しいから酒を飲まなければ」と考えて、それを実行し続ける人もいるのです。

ちなみに、不眠があるときにアルコールを飲もうとするのは、日本人だけだそうです。他の国では、ホットミルクやカモミールティーを飲んだり、睡眠薬で対処しているようです。

いずれにしても周囲の人が、安易に「悩み・不眠→酒で対処」という図式で支援しないことです。

そのような事例に接するたび、酒の怖さを痛感するとともに、このことをぜひ多くの人に知ってもらいたいと思うのです。

ここでは、うつ状態になりそのしがみつきとしてある行為が繰り返される場合を取り上げました。

そのような人は、うつになる前はその行為にしがみついていなかったはずです。

ところが中には、うつになる以前からある行為を繰り返している人もいるでしょう。借金癖やギャンブル癖、買い物癖、異性への過度の依存癖などの場合です。

この場合も、これはもともとの癖だから、やはりその癖を治さないと「死にたい気持ち」は収まらないとは考えないでください。

その人は、癖はあっても、以前から死にたい気持ちが常に存在したわけではないでしょう。ですからそのような場合でも、うつ状態への対処を優先させるのです。うつ状態が、もともとあった癖をさらに強力なものにさせている可能性が高いのです。

何が、「死にたい気持ちの原因なのか」という原因分析を先行させるより、まずうつ対策を実行してみましょう。その結果次の手を打てばよいのです。

たとえそれが病気（うつ病・統合失調症・アルコール依存症）でも、個人の癖や習慣に端を発する「死にたい気持ち」でも、とりあえず死にたいことには変わりなく、うつ状態に対する対処が、その気持ちを緩和してくれるのです。

まずうつ状態に対処し、もしそれで問題が残っていれば、さらに対処を加える、これが現実的な対応なのです。

（5）さまざまなしがみつき

リストカット（手首を切る、自分を傷つける）

リストカットは、周囲の人々に大きな影響を与えます。友人からリストカットの跡を見せられ、それがトラウマになって人が怖くなったという人もいます。

周囲の人々は、リストカットによって引き起こされた自分の不安に対処するために、当事者のリストカットをさまざまに解釈しようとします。

最も多いのが「本当に死ぬつもりではなかったんだ」「他人に甘えているだけだ。助けてもらいたいだけだ」という解釈です。この解釈は「甘やかしては、本人のためにはならない」につながります。

あるいは、「自分の体を使って、私を脅している」と解釈する人もいます。この解釈は「そんな脅しを続けさせてはいけない。厳しく接して反省させなければならない」「もっと、自分の体を大切にするように教育しなければならない」という考えにつながります。

すると、周囲はリストカットした当事者に対し、そのことを無視するか、あるいは厳しく叱責する態度を取りがちです。

リストカットは、しがみつきです。

生きるために切るのです。

うつ状態では、自分ではどうにもならない不安や怒り、悲しさ、身体的な疲労感などがあり、そこから何とか逃れたいと思っています。この状態が続き無力感と自分がいないほうがいいという自責の念（自己否定）を持ってしまうと、絶望・覚悟のプログラムが作動してしまう可能性があります。そこでこの二つを極端に避けよう、感じないようにしようともがくのです。

無力感は、自分が何もできないと感じ、さらに「誰も私を助けてくれない」と感じたときにスイッチが入ってしまいます。自分で何もできなくても、誰かが助けてくれれば乗り越えられるので、絶対的な無力感ではありません。

「誰かが助けてくれる」と感じられるためには、誰かが自分の苦しさをわかってくれなければなりません。そこで「わかってもらおう」と努力するのです。

私たちには、相互に助け合うという愛のプログラムが組み込まれています。他の動物との生存競争を、集団の力で勝ち抜こうとしてきたときに備わったプログラムです。うつ状態は、エネルギー枯渇状態なので、切迫しています。「わかってもらわなければ、死んでしまう」という図式です。

そこで私たちは、最も相手の愛のプログラムを刺激しやすい行動を自然に取ってしまうのです。

周囲が、当事者の苦しさをわかってあげられるのは、当事者が目に見える形で傷ついたときです。血が出て、傷口が見えるときです。おなかが痛いとか、頭が痛いとか、疲労困憊などは、「根性がない」とか「我慢できるだろう」と判断される可能性がありますが、血が出ると万人が、苦しさを理解してくれます。

だから、うつ状態の当事者は、「わかってもらいたくて」自分を傷つけるのです。死ぬかもしれないほど苦しいということをわかってほしいのです。

ところが、実際には先に触れたように、無視されたり怒られたりする。それはわかってくれないことを意味し、また追い詰められ、それならもっと深く、もっとたくさん血が流れればと、繰り返してしまいます。まさにしがみつきです。

本人には、自分の体を傷つけるのは本当は良くないことだと、わかっている部分もあります。周囲に言われるまでもなく、「人に頼っている」弱い自分を自分でも否定したいのです。ですから、「死ぬ気はなかったのではないか。甘えているだけではないか」と言われると、罪悪感が募ります。

また、このようなことが何度も繰り返されると、わかってもらう努力が通じないという思いから無力感が広がり、いよいよ絶望・覚悟のプログラムが活発に作動するようになってしまいます。

リストカットをするとき、記憶や意識がなくなる人（「知らないうちに切っていた、気がついたら切っていた」）もいます。痛みを感じない人もいますし、痛みを感じることで（さまざまな悩みを一瞬忘れられ）生きていると感じる人もいます。血を見てうれしくなる人や、切った後、強い自責の念に苛まれる人もいます。

それぞれ、「生きよう」と戦っているのです。

リストカットを責めては苦しくなるだけです。

切らなければならないほど、つらいのだと理解してあげてください。一緒に困ってあげるのです。

そして、当事者のためではなく、支援者・家族のために「私がつらいから、できたら切るのをやめて」

「深く切らないように気をつけて」「引っかくだけにして」「何か他のこと（話をしたり、皿を割ったり、散歩したり……）を試してみて」とお願いします。

そしてこの場合も、切ることの癖を治そうとするより、うつ状態に対処することを先行させます。「あなたは疲れている。手首を切るのも、疲れているから。もう休んでもいいんだよ。そうすれば必ず回復して、手首を切らなくてもすむから」と話してあげてください。

手首を切った後は、きちんと手当をしてください。

自分で切ったのだからと冷たくせずに、温かく一つひとつ対応してあげることが、「自分の苦しさをわかってくれている」というサインになります。当事者は自責の念に苛まれています。それを「仕方がないんだよ。切らないとやっていけないんだよね」と、温かく受け入れてください。

今は、切ることの危険性を覚悟して、うつ状態が治るまで、安全に切って乗り越えていこうという態度で臨んでほしいのです。

過食・拒食

リストカットに、周囲の人とのコミュニケーションという側面があるのと同じように、食べるという行為も、周囲の人への影響が大きい行為なのです。

「食べない」「食欲がない」は、そのまま続いてしまうと餓死してしまう行為です。特にこれまでの人類の歴史の中では、毎日の食事が満足に得られる状態は、極めてまれです。そんな状態の中で「食べない（食べられない）」のですから、死とはかなり近い距離にあったのです。その感覚は私たちの心の中にまだ生きています。

ですから私たちは、愛する人が「食べられない」ということに、ことさら反応してしまうのです。

リストカットと同じように、うつ状態で苦しい人は、この周囲に響きやすい「食べる行為」で自分のピンチをわかってもらおうとするのです。

もともと、うつ状態では、悲しみのプログラムの影響で食欲が落ちてしまいます。これに当事者の「周囲にわかってもらえていない（わかってほしい）」という思いが重なると、食べることを避けるようになってくるのです。

ところが、周囲の人には、それが当事者のつらい状態として伝わるのではなく、「わがままで食べない」と映ってしまいます。その結果「少しでも食べなさい。食べる努力をしなさい」と責められることになり、当事者の中では「やはりわかってくれない→もっと食べなければ（やせれば）わかってくれるかも」とエスカレートしてしまいます。

また、軽いうつ状態で、自信（自分をコントロールできる感覚）を感じたい（取り戻したい）ともがくとき、たまたまなくなった食欲を利用してダイエットを始めることがあります。すると、これまでうまくいかなかったダイエットがうまくいくのです。それはうつ状態の悲しみのプログラムのせいなのですが、それを自分をコントロールしている感じ（自信）と錯覚してしまいます。そこに体重を落とすことへのしがみつきが始まります。

食べないと、体力が落ちる。うつが悪化するという悪循環になります。

周囲の人々にとっては、「ばかなことをするな。やせすぎだ」と思えるようなことでも、体重が落ちることで、当事者はかろうじて自分（自信）を保っているのです。

一方、食べすぎるのはどういうことでしょうか。食べすぎるのは、うつ状態の早い時期かリハビリ期に多く見られます。私は、食べる行為は、人にとって愛される行為の代替行為だと考えています。人の赤ちゃんは、母親にすべてを頼っています。母親におなかがすいたという苦しみを理解してもらって初めて、食べられる＝生きていけるのです。

うつ状態の苦しさを「わかってもらえない」とき、与えられない愛情を、食べる行為で紛らわすのです。食べられているから愛情をもらえているのだと、自分で慰めているのです。

しかし、食べすぎるという行為は、長い間飢餓状態の中で生きてきた人類にとって、「人の食料まで食べている」という罪悪感に結びつきやすいのです。食べた後、強い罪悪感と自己嫌悪に襲われるのはよく見られるパターンです。

これに、女性の場合は、「食べすぎた→太る→魅力がなくなる→自信がなくなる」のルートからも、後悔の念が大きくなってしまいます。

その結果、自分で戻して（吐いて）しまうのです。

もしそれを周囲に見られると、異常なことだと見られるために、それを隠そうとしてしまいます。隠そうとすると、何か悪いことをしているという罪悪感が当事者を襲います。

拒食も過食も、罪悪感を増大させます。また周囲を困らせている感じも大きいので、「自分さえいなければ」という自責の念も強くなるのです。結果として絶望・覚悟のプログラムに結びつきます。

この場合も、うつ状態のときは食行動をとやかく言わず、うつ状態を脱出することのほうに、目を向けるようにします。周囲が「食べなさい」「食べるな」「吐くな」と言わないことです。

ただし、極端に体重が減っていて本当に生命維持の危険性が感じられる場合は、うつ状態の対処だけでなく、拒食症への対応として、入院しての体重管理から入ったほうがいい場合もあります。

借金（特に消費者金融など）

借金へのしがみつきも、うつ状態を悪化させる大きな要素になってしまいます。

借金は四つのルートで、うつ状態を悪化させます。

ルート1：実際の借金が増えていく

これまで借金を抱えていた人がいるとします。この人がたまたまうつ状態になったとしましょう。うつ状態になると記憶力や集中力が鈍り、粘り強く仕事を続けることができなくなります。実は、もしその人が消費者金融など数社から借金をしていたとすると、支払日は月に五～一〇回に及ぶことがあるのです。ところが、収入は一回です。うまく返していくには、かなりの計画性と節制が必要になります。

もともと借金をするぐらいの人ですから、計画や節制が苦手な人が多いでしょう。そんな人が、うつになりさらに頭が回らなくなってしまうのですから、返済日に返せないことが多くなります。

気力があるのなら、友だちにお願いして借りるなどの対処をするのですが、うつ状態ではその気力も低下してしまいます。すると安易に他の消費者金融から新たな借金をして、当面の返済に充ててしまうのです。いわゆる自転車操業です。その結果、あっという間に借金が増えてしまいます。

ルート2：実質以上に大きな借金に見えてしまう

うつ状態では、自分の将来がやたらに不安に見えるようになり、自信も低下します。現代においては、お金が自信と将来の不安にかなり密接に関連しています。その結果うつ状態になると、お金に異常に敏感になってしまう人が多いのです。これを貧困妄想といいます。

元気なときなら、三〇万円を失っても、「何とかなるさ」と思える人でも、うつ状態で三〇万円を失うと「大変な金額をなくしてしまった。もう生きていけない」と感じてしまうのです。

私たちが、借金を抱えて亡くなる方の実際の借金額を聞いて、「（退職すれば）退職金で何とでもなる金額なのに」と釈然としない思いをすることが多いのですが、当事者にとっては、とてつもない金額を背負っている（失った）感じがしているのです。

ルート1で、実質的に大きくなった借金が、ルート2でさらに大きく当事者にのしかかってくるのです。

ルート3：誰にも相談できなくなる

うつ状態になると、不安が極端に強くなるため、元気なときのような柔軟な考えができなくなります。背水の陣のように、一歩も引けない、切羽詰まった感覚です。

元気なときには、「借金がもし大きくなっても、自己破産すればいいや」と思える人でも、うつ状態になってしまうと、「自己破産したら、社会の信用を失う→そうなるともう二度と立ち直れない→誰にも知られないように何とかしなければならない」と考えてしまうのです。

その結果、借金のことだけでなく、自分が（うつ状態で）悩んでいるその他のことや、身体的苦しさ（眠れない・食べられない）も相談できなくなります。

ルート4：強い罪悪感と「死んで清算」という発想

消費者金融などから借金をしている人は、もともとある程度の罪悪感を持っている人が少なくありません。元気なときにはその罪悪感も無視できるものです。

ところが、うつ状態になると、罪悪感に非常に敏感になってしまいます。これまで持っていた罪悪感が異常に大きく感じられてしまうのです。

さらに、悪質な消費者金融業者は、その罪悪感を執拗に利用してきます。「借りたものを返さなければならないのは、子どもでもわかることだ」とか、「約束は守るべきでしょう。きちんと約束したのだから、あなたの責任で何とかしてもらわないと困る」と迫ります。

「会社に、言いますよ」という脅しも、元気なときなら「どうぞ」と開き直れるのですが、ルート3の影響もあり、「それだけは、やめてくれ」ということになります。

罪悪感を刺激され、借金の自転車操業のためにいっそう疲労を蓄積してしまうと、「何をやってもこの状態からは抜け出せない」という無力感が現れてきます。

この二つがそろうと、絶望・覚悟のプログラムがうごめき始めるのです。
さらに借金の場合、気をつけなければならないのは、〝生命保険〟の存在が、本人の苦しさを解決するとても魅力的な手段に見えてしまうということです。

借金をした自分は、みんなに迷惑をかけている。そんな自分はいないほうがいい。自分が死ぬと保険金で、業者にも返せるし、家族も救える。（企業経営者などは）それで従業員や取引先も救われる、そう考えてしまうのです。

借金を抱えているときの対応も、他のしがみつきと同様です。借金のことはさておいて、うつ状態への対応を開始します。

とはいえ、本人にとっては借金のことが頭から離れないでしょうから、借金は他の人に任せてしまうという見せかけを作ることが大切です。

見せかけと書いたのは、実質的には借金について対応しなくても、誰かに任せたという形を作れということです。要は本人に「借金は他の人が対応してくれる」という安心感を持たせればいいのです。

もちろん、弁護士を入れるとか、職場の上司や親戚の誰かが前面に出て対応してくれるとか、実質の伴う手助けがあればそれに越したことはありませんが、見せかけだけの人を置いて、借金がそのまま残っていたとしても、うつ状態さえ脱出できれば、あきらめるべきものはあきらめることもできますし、冷静な頭で柔軟な思考ができ、借金への対応も容易になるのです。

ギャンブル（課金ゲーム）

借金へのしがみつきは、ギャンブルへのしがみつきと重なる場合があります。

うつ状態でないときは、ある程度負けが込めば「今日はやめとこう」という自制ができるのです。

ところがうつのエネルギーがない状態では、我慢するという高度な作業ができません（p112）。

さらに、うつ状態にはエネルギーが枯渇する前に何とかしろという強烈な焦りがあります（p33）。長い時間をかけて地道に努力するという作業はできないのです。そんな時間がかかることをやっている間に死んでしまうと（無意識に）感じるのです。

結果的に、うつ状態の人が〝一発逆転〟や〝一攫千金〟を求めてしまうのも仕方がないのです。むしろ当たり前の行為といえるでしょう。

ところが周囲は、治療に必要なお金、自己破産のために準備したお金、当座の生活資金までつぎ込んでしまう当事者とギャンブルを責めます。

後は、借金のときと同じです。失ったお金がいつも以上に大きく感じられ、それが自責の念を呼び覚まします。さらに周囲の目や態度が、「自分が悪い、自分がいなければ」をいっそう大きくします。またギャンブルを繰り返すたびに失敗し、味方を失うことで無力感も広がります。

保険金が絶望・覚悟のプログラムを進めてしまうのも、悪質な消費者金融業者の場合と同じです。

ギャンブルの場合の対処は、お金を与えないことです。

今の時点で、ギャンブル癖を直せと迫ったり、もう二度とギャンブルに手を出さないと誓約させても意味がないばかりか、結果的にそれを破ることになり、当事者の罪悪感を増大させるきっかけを作るだけになります。

それより、実質的にそれ以上のお金を与えないようにして、口座を管理し、家族の財産を守ることを考えてください。

つい当事者の「今日の弁当代。薬代」「人に借りた金を返す」という説明を信じてお金を渡すと、それをギャンブルに使わないことは、当事者にはできないのです。裏切られたのではなく、渡してしまった周囲がいけないのです。

ギャンブルは仕方がない、あるお金を使ってしまうのも症状（運命）と割り切り、冷静に今あるお金を〝防衛〟し、当事者にはうつ状態への対応を始めるのです。

SNSやインターネットゲーム

近年スマートフォンの普及によって、人々のSNSやインターネットゲームへの依存傾向が危惧されています。

ただでさえ魅力のあるSNSやインターネットゲームに、うつのときには簡単にしがみついてしまいます。

インターネットの中では、自分のペースで本音を打ち明けることができます。同じような苦しみを持つ人との交流を得ることもできます。孤独に陥りやすい、うつの人を支える重要なツールになるのです。

では何が、デメリットなのでしょう。

一つ目は、人間関係に不必要にエネルギーを使ってしまうことです。SNSでのやり取りは、短い言葉が主流です。どうしても誤解が多くなりやすいのですが、特にある特定の見方をしてしまいがちなうつ状態だと、たとえば相手が当事者の体調を配慮した「今日のイベントには、来ないんだよね（来なくていいからね、の意味）」というコメントを、「やっぱり来るなということだ」と解釈してしまうことです。

このような文脈の解釈だけでなく、返信が来ないとか遅いなど、SNSでは不要な邪推により心理的エネルギーを使います。

二つ目は、不眠になりがちだということです。インターネットでは不特定多数の参加者とつながってゲームをすることができます。多くは仕事が終わってから、夜にかけて盛り上がるそうです。ゲームやSNSをやっているうちは、うつのことを忘れられるという効果もあるのですが、それが続きすぎると、目も疲労してきますし、睡眠リズムが崩れ、疲労が悪化します。疲労が深まりうつっぽくなると、さらに何気ないコメントで傷つくことが多くなるという悪循環を招きます。

課金によりゲームへの興味が大きくなる場合は、ギャンブルへのしがみつきが重なります。

この場合も、ゲームやSNSを極端に制限したり、叱責したりしないことから始めてください。疲労のことを説明し、本人ができる範囲で制限する程度でいいのです。

支援者は、SNSなどのマイナス面より、SNSで救われているプラス面を意識してみるようにすると、自分の心を落ち着けることができるでしょう。余裕があれば、それがゲームなら、自身も参加してみると、当事者に「味方」になってもらったような安心を持ってもらうことが期待できます。

買い物

買えるということは、お金があるということで、現代社会においては〝社会の中の優位〟を感じることができる行為です。

無力感を感じたくない当事者は、何とかして自分の優位性や能力を保とうとしますが、うつ状態では、根気のいるものや多くの労力を要するものは、できなくなります。

手っ取り早いのが、お金を使うことなので、うつ状態の人が買い物にしがみついてしまうことがあるのです。

特に女性の場合は〝買える〟ことが、その財力を与えてくれている誰かに「愛されている」ことにもつながります。それは、食べることで「愛されている」のルートを補うのと似ています。

ところが、うつ状態の〝貧困妄想〟（p242）のおかげで、買い物をしたことを大変後悔してしまいます。絶望・覚悟のプログラムから遠ざかりたくてやったのに、結果的に「自分は迷惑をかけている（自責の念）」「自分はコントロールできない（無力感）」を高めてしまうのです。

自分でまいた種だということはよくわかっているので、なかなか相談しにくくなるという要素もあります。その結果、消費者金融などへのしがみつきと重なることも多いようです。

支援者や家族は、当事者の買い物癖を非難したくなるでしょうが、当事者は「生きるための必死の行動」なので、それをやめることが（今は）できません。これもギャンブルのときと同じように、お金を管理することにより、損害を大きくしないようにコントロールしてください。現金だけでなく、カードなどのローンも使えないように工夫することが必要です。

消費者金融にまで手を出してしまったら、借金の項を参考にしてください。その場合も、買い物へのしがみつきを非難しすぎず、うつ状態のほうを悪者にしてください。別人がやったことなのです。

仕事

仕事に対するしがみつきは、休まないこと、受診しないことと連動して生じることが多いようです（p222）。

しがみつきは、絶望・覚悟のプログラムの作動を避けるため、自責の念と無力感を感じないようにする当事者なりの必死の努力なのです。

仕事ができるようになって自分に自信を持ちたい、これは誰でも思うことです。ところがうつのときの仕事にしがみつくさまは、これとは少し違います。

もっといい仕事をして「できる自分を感じたい」というより、すでに疲れていて、自分に自信がなくなりかけているので、今の自分のパフォーマンス（活動）を維持するだけで精一杯なのです。

元気なときの自信は、他人の評価というより、仕事のでき（内容）に自分なりにこだわります。ところがうつ状態では、周囲にどう見えるかにこだわるのです（p222　表面飾り）。

うつ状態で感じたい自信は何かというと、「自分は誰かから助けてもらえる」という自信なのです（p237）。

図31　▶「自分だけ弱い」妄想◀

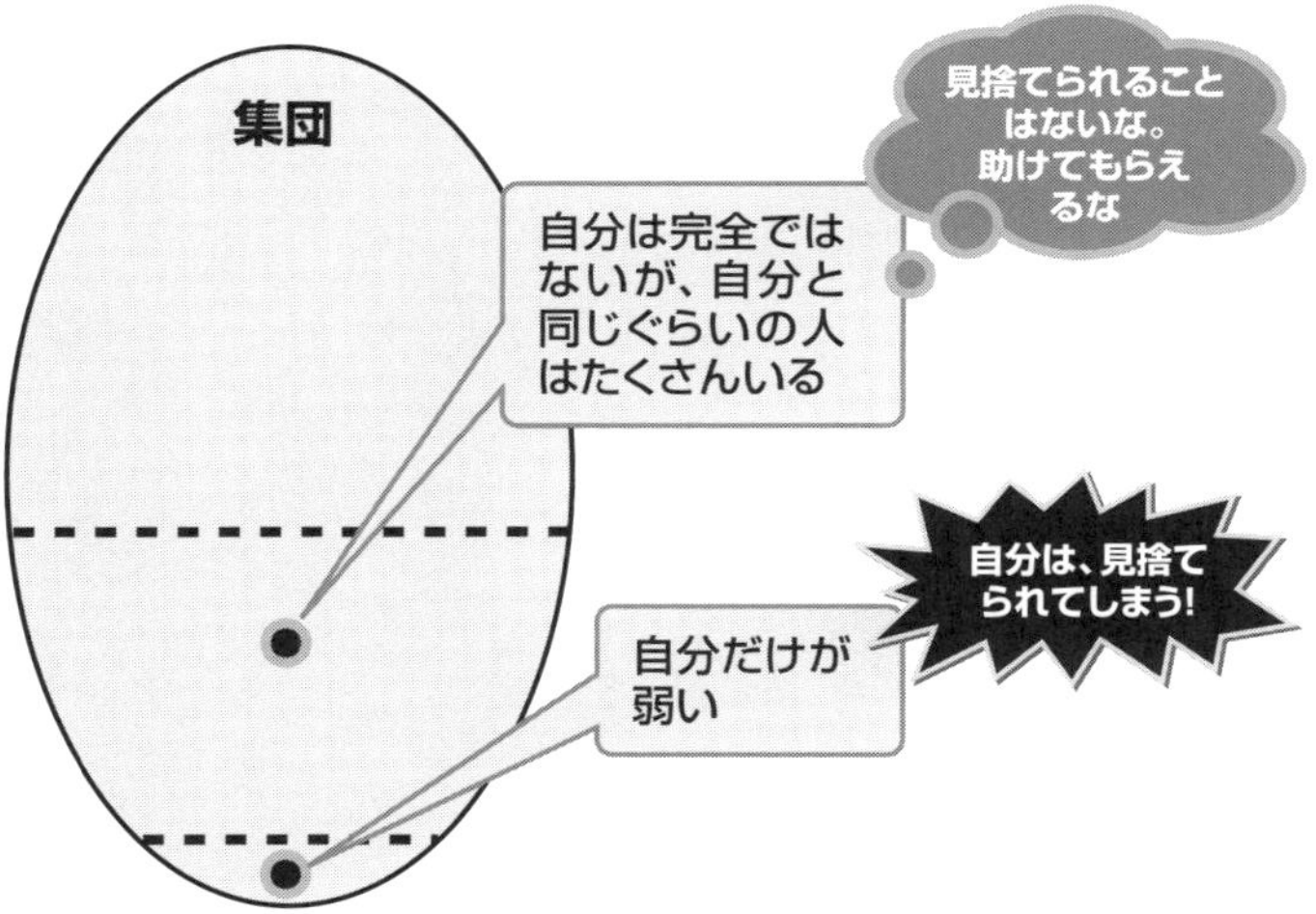

無力感は、自分で対処できる自信と、対処できないときは誰かが助けてくれるという自信のいずれもなくなったときに、感じてしまうものなのです。

誰しも余裕のあるうちは、「自力で何とかしたい」という前者の自信にこだわります。ところが、自分で自分の感情や体の調子がコントロールできず、このままではうまくいかないという感じが広がるとき、「誰かに助けてほしい」と思うようになります。

さて、そこで問題になるのが、「自分は誰かから本当に助けてもらえるのだろうか」という不安です。そのとき考えるのは、自分はグループにとって、なくてはならない人間だろうか、仲間として受け入れてもらえているだろうかということです。

これを感じていたくて、職場を離れられないのです。

このとき、〝自分だけ弱い〟妄想にとらわれると、仕事を休むことがさらに難しくなります。

一人だけ弱い妄想というのは、このグループの中で、自分だけが弱いという状態にあるのではないかと強く恐れる気持ちです（図31）。

原始人は、一〇〇人ほどのグループで生活していました。他部族との抗争や災害、食糧難などで、たびたび村を移動することがあったでしょう。そのとき移動に耐えられない病気や怪我、身体的能力の低い者などは、その数が少ないときには（〝自分だけ〟状態）、置いていかれたでしょう。もし自分と同じような体力の人が相当数いれば、置いていかれることもありませんし、たとえ置いていかれても、まだ残された者で助け合うことができます。私たちの心の中では、「みんなに比べて、一人だけ弱い」状態が、最も見捨てられる可能性の高い状態なのです。

ですから、私たちは無意識に「みんなこんなことでダウンしてはいない」「自分だけ休むわけにはいかない」と考えてしまいます。

もう一つ、仕事を休みにくくしているのが日本人特有の「苦しくなければ休めない」という思考です。日本人は、農耕民族。苦しい農作業をできるだけ多くの労働力を集めてやり遂げなければなりません。少しぐらい調子が悪いからといってサボる人は嫌われて、結局仲間外れにされてしまう社会なのです。狩りを主体とする西洋では、一人でやったほうが収穫を独り占めできるし、都合のいい場合も多かったのです。ここに個を大切にする西洋と集団を大切にする東洋の差があります。

日本人は、自分から苦しいというのではなく、周囲から「大変そうだね。休んだほうがいいよ」と言われ、つまり周囲に本人の苦しさが十分理解されて初めて、仕事を休もうという気になれるのです。

そのためには、少々苦しくても簡単には仕事を休めないのです。

さらに、不安のプログラムの影響が強くて、仕事を休めない人もいます。

元気なときの本人なら、「仕事を休んでも、どうってことはない」「仕事だけが人生ではない」「この会社をクビになったって、この世の中なんとでも生きていける」と思えるような人でも、うつ状態になり不安のプログラムが強く作動し始めると「休んだら、この不況の中、解雇される。ここを辞めさせられたら、どの会社でも雇ってもらえない」と考えるようになります。

すると、元気なときなら誰にでも気楽に相談できたのに、自分の弱みを暴かれたくなくて、誰かに相談することができなくなってしまうのです。

不安は、仕事を休むことだけでなく、精神科やカウンセラーを受診することへの強い抵抗としても表れます。

さて、絶望・覚悟のプログラムは、無力感と自責の念（自分が死んで仲間を助ける）で作動するのですが、仕事を休めないのは、無力感を感じたくないという思いだけでなく、自責の念を感じたくないという思いにも関連しています。

これが、「自分が休むと他の人に迷惑がかかる」という思考です。

すでに、職場に出ているだけで仕事も進まず、当事者がいてもそれほど戦力になっていないときでも、「迷惑をかける」ということが気になって休めない人が多いのです。

これも、「迷惑をかける」が、もしそうなら「自分が死んで仲間を助ける」にエスカレートしやすい構図なので、それを必死で避けているのです。

このようにして発生する仕事へのしがみつきですが、「誰かが助けてくれる」と感じるために職場に出ても、結局エネルギーがなく仕事に穴を開けたりします。

そうでなくても、表面飾りをすれば、苦しいということが周囲に伝わらず、「それならもっと苦しまなければ」と、自分をどんどん追い込むことになります。

仕事にしがみつく人は、ギャンブルにしがみつくのと同じように、仕事をして一時の快感を得るのです。「みんなと一緒の仕事をした」（仲間を感じた）ことで少し息がつけると、「仕事があれば何とかなる。仕事をしていないと苦しいのだ」と思い込み、また忙しい仕事を求めてしまいます。しがみつきの悪循環です。しかし、根気・気力がなく、どれにも手がつかない。抱えた仕事がやけに大きく見え、焦りだけが増す。これができないと仲間や会社から見捨てられると感じるようになります。その結果、ほとんど何の仕事もしていないのに、渦巻く不安と苛立ちだけで、どんどんエネルギーを消耗していってしまうのです。

その状態がさらに悪化し、「誰も助けてくれない」「自分がいると迷惑がかかる」と考えるようになると、あれほど休めないと思っている会社を「辞めたい」と思うようになります。周囲は混乱しますが、それは、「死にたい」の直前の状態なのです。

さて、仕事へのしがみつきにどう対処するかですが、この場合休養するという、うつ状態への基本対処と真っ向から衝突するので、これまでの対応のように、しがみつきはそのままというわけにはいきません。

仕事へのしがみつきを緩めて、何とか休養を取らせたいものです。

そのためには、まず〝自分だけ弱い〟妄想へ対処し、不安を少し鎮めた後、「誰も助けてくれない」を「わかってくれる人がいる」というルートから対処していく作戦を取ります。

詳しくは、死にたい気持ちへの対処の項（p324）を参考にしてください。

もし、どうしても仕事に対するしがみつきが強い場合は、他のしがみつきと同様、当事者のうつ状態の症状（運命）として考えるしかありません。それ以上強く説得せず、働いたままで、何とか薬や環境調整をすることを考えましょう。

運良く、うつを乗り越えることができれば、他のしがみつきと同じように、「どうしてあんなに仕事にこだわったのだろう」と本人が振り返れるようになります。

そのときに、仕事について一緒に考えてみるといいと思います。仕事の内容によっても、しがみつきやすさが変わるからです（p277）。

私は、当事者が仕事を休めない心理は、本人の「あきらめ」の能力による部分が大きいと感じています。

興味のある人は、『あきらめ上手は生き方上手』を参考にしてください。

異性

うつ状態で別人になりつつあるとき、異性にしがみつく人もいます。

まず「誰も助けてくれない」につながる、「愛されていない」を否定したい、男性・女性としての自分の魅力（価値）を感じていたいという思いがあります。

これに、当事者が男性の場合は、「自分は必要とされている」と感じたいため、女性は「わかってくれている、リードしてくれる、ちやほやされたい」と感じたいために、しがみつきが強まります。

リードしてくれる人を求めるのは、エネルギーの少ない当事者が「この人に任せていれば、何も考えずにすむ」という状態になりたいからです。

さらに、性交渉の快感は、「一時でも忘れたい」を満たしてくれますし、人肌のぬくもりが悲しみのプログラムによって発動している寂しさを紛らわせてくれます。

ところが、同時に不安が発動しているので、その恋人が心変わりをしたらと心配し、エイズになるのではないかと心配し、不倫がばれるのではないかと心配します。

大変消耗するしがみつきです。

非常につらいので、清算したいと考えますが、今の苦しさには耐えられません。我慢ができないのです。

暴力をふるわれても、ひどいことをされても、しがみついているので離れられません。

ところが、この恋愛が何らかのきっかけで、その関係が破局を迎えたり、不倫がばれたりする（その恐れが強くなる）と、一気に絶望・覚悟のプログラムを誤作動させてしまいます。

また、お互いうつ状態の人が結びつきやすい傾向があります。これまで触れたプラス面に、さらに「自分の気持ち（苦しさ）をわかってもらえる」ことと「自分が支えになれ、自信を感じられる」からです。

しかしそのようなカップルは、一人の調子が崩れたとき、相手がそれを本当に支える体力がないので、破局に至る確率も高いのです。

このように、相手がいることでいっそう複雑になりがちな異性へのしがみつきですが、これも別人がそうさせている、恋愛にしがみつくことで、ようやく息をついていると理解してください。

今、別れさせようと強く要求しないことです。周囲があきらめることが大切になります。それより、うつ状態への対応を優先させます。

ただ、配偶者の場合は心穏やかではないでしょう。p199を参考にしてください。

引きこもり・不登校

引きこもりや不登校をしがみつきというかどうかの問題はあるでしょうが、私から見るとこれらのいくつかのケースに、うつ状態に本人が対処しようとして、引きこもり、それが周囲の対応と相まって、固定してうつ状態が悪化、あるいは回復を妨げているように見えるケースがあるのです。

うつ状態になってくると、悲しみのプログラムが作動します。悲しみのプログラム自体に「しばらく安全な場所に引きこもれ」という指令が入っています。不安のプログラムと相まって対人恐怖が強くなるので、外に出られなくなります。

仕事場や学校に向かおうとするときはとても重かった足が、あきらめて、「今日は休もう」と決め、家に帰る足取りは嘘のように軽くなるのです。

周囲は、「このままでは、社会から脱落してしまう」と焦ってしまいます。うつ状態であることにはほとんど気がつかず、何か嫌なことがあってそれから逃げているのだと考えてしまいます。そして本人に「学校に行ったら」「会社に行ったら」と勧めたり、行けない本人に対する失望の表情を示したりしてしまいます。

自分でも行かなければと思っている、行けない自分が情けなく、ダメなやつだと思っているのに、周囲のそんな態度は、「こんな自分は……」という自責の念を刺激します。

また、うつ状態には怒りも付き物です。安全な家庭内に引きこもっているときは、家族に対しその怒りを簡単にぶつけてしまいます。自分に対して怒りを持つより、他人に向かうほうが健全といえば健全かもしれませんが、それを受けるほうはたまったものではありません（暴力への対応　p128、259）。暴力をふるったりひどいことを言ったりした後はここでも、また強い後悔が現れ、自責の念を深めます。

引きこもっている間は、運命の波に洗われる確率が低くなるので、無力感を感じることも少なくなります。基本的にはよい対処なのですが、現在では、引きこもっていること自体が、「社会から遅れてしまう」「同級生から取り残される」「進学できなくなる」「仲間から忘れられる」などの不安をかき立てる行為になってしまっています。ですから、休むために引きこもっているのに、心の中は休めず、かえって無力感を強めてしまいます。

自責の念と無力感がそろうと絶望・覚悟のプログラムが誤作動します。

〝引きこもり〟の対処・研究で高名な斎藤環先生は、引きこもりには案外自殺は少ないとおっしゃっています。

私は、苦しさ自体は自殺する人と同じだと思っています。ただ、引きこもりという状態が、〝運命の波〟を抑えてくれるので、自殺にまで至らないのだと考えています。

引きこもりは、うつ状態のしがみつきで起こるものだけではありません。また、引きこもっている間に、精神疾患が発症してしまうこともあるでしょう。引きこもりへの対処は、斎藤先生などの専門家がさまざまな本で具体的に説明しているので、ここでは、基本的考え方だけお知らせしておきます。

他のしがみつきと同様、ここでも引きこもりそのものをやめさせることに、周囲がこだわらないことが大切です。

実際にはどうなるかわかりませんが、まずは「うつ状態がさせている、死にたい気持ちがなくなれば（うつ状態が回復すれば）、引きこもりは終わる」と考えて対処していただきたいのです。

周囲に脅かされず安心して上手に引きこもれると、うつ状態は早く回復できるでしょう。いずれにしてもリハビリ期まで含めると一般的なうつ状態でも一年から二年かかります。それぐらいを目標にしたらいいでしょう。

ただその場合でも早めに受診して、薬の力を借りることも必要です。精神疾患の発症もチェックできます。

完全に引きこもっている場合は、家族が理解を示すことで休養はできても、受診させることが難しくなるかもしれません。まずは家族だけでも医師に相談してください。

次に難しいのは、引きこもりが長引いてしまうときです（一年以上）。これはリハビリ期の難しさでもあるのです。社会に復帰するには、相当の勇気ときっかけが必要になります。嫌でもその状態（引きこもり状態）に慣れてしまうのです。

そんなときは家族だけでなく、医師や精神保健福祉センターなどに相談し、第三者の力を借りながら、徐々に慣れていくためのきっかけを作っていかなければなりません。

また、若い人、たとえば学生の場合も、総合的に考える必要があります。学生が二倍モードのうつになり、不登校になったとしましょう。休んでいると苦しくないのに、登校しようとすると苦しくなります。周囲もがんばらせるべきか休ませるべきか戸惑うところでしょう。

体の本来の仕組みだけなら、休ませたほうがいいのです。ところが、若い人が重視する、「自分は人並みにやれている」という自信や、「仲間として受け入れられている」という自信が低下してしまいます。

また現実問題として、学業の遅れはブランクが長引けば長引くほど大きくなってしまうし、友だちも当事者がいないことが当たり前の雰囲気になってきます。ある専門家は、学生の引きこもりは二週間が一つの区切り、二週間を過ぎるとどうしても学校や友だちのきずなが薄くなってしまうと言っています。

このような場合、本人を含め、家族、医師、教師、カウンセラーなどが率直な意見を交換し、サポートの方針を決めていく必要があります。

ただその際も、「逃げてばかりいては今後どこに行っても同じになる」という叱責だけは、控えていただきたいと思います。当事者はそれを痛いほど感じているのです。でも体が言うことを聞かない。そこを責めて一時的な登校につながっても、結局は体からのブレーキが再作動し、さらに自信を失ってしまうことが多いのです。周囲が焦らず、腰を据えてサポートするためにも、先のような会議が重要になります。

夜更かし・夜遊び

夜更かしには二つのタイプがあります。部屋でインターネットやゲームで時間を過ごすタイプ。もう一つは外出して夜遊びするタイプです。

いずれも、（うつで）すべてがなんとなくうまくいかない感じを「忘れたい」ために快楽を求めるのと、「眠れない」を紛らわそうとする行動です。

周囲から見たら、好きなことをやって「死にたい」と言うのですから、腹が立つでしょうが、当事者としては、死にたい気持ちを何とかそれでごまかしている、とても危うい状態なのです。

不眠のつらさは、p230で説明していますが、それが続くと夜が怖くなります。みんなが寝てしまうと独りぼっちになるからでもあります。

一人の部屋でパソコンに向かっているときも、実はネットで人と触れ合ったり、ゲームに集中し、寂しさを忘れようとしているのです。パソコンやゲームがない時代は、テレビやラジオで寂しさを紛らわす人が多かったようです。

うつで弱まっているとき〝一人になる〟というのは、原始人にとって外敵にも襲われやすく、自分の体調が悪くなっても誰も助けてくれない状態なので、とても嫌なのです。

エネルギーのない人は、ネットでつながり、まだ身体エネルギーのある人は、外に行って友だちを求めます。

すでに絶望・覚悟のプログラムが作動している人は、「自分が変なことをしないように」友だちと会っているという場合もあります。友だちと何か楽しいことをしている間は、ばかなことをしないし、「忘れる」こともできるのです。宴席で主役になりたい、ちやほやされたい、その瞬間だけ「死にたい」を忘れていられる、という人もいました。

ところが、朝帰りをして昼は寝ている子どもを見ると、親はそれを指導するのが普通です。うつ状態に関する知識があれば別ですが、通常は若者の生活の乱れと映ってしまいます。

すると、うるさい家族から逃れるために、部屋に引きこもったり、また夜の町に出て行くという行為を繰り返してしまうのです。

まず、様子がおかしいと思ったら、うつ状態を疑ってください。「眠れない」が背景にあったら、楽しいだけで夜更かしをしているのではないのです。体重も聞いてみてください。もしかしたら、このところお菓子だけを食べて、体重もだいぶ落ちているかもしれません。

うつ状態に対する対処を始めていただきたいのです。

眠れないときに、眠りなさいと強く迫っても、逆効果です。しがみつきなのですから、夜は自由にさせてあげるという周囲の覚悟が必要です。

「その代わり、昼間に受診しよう」と持ちかけてください。

悪い友だちに誘われるから、外に出るのだと思っている親御さんも多いでしょうが、私は、ご子息の苦しい時間帯を一緒に過ごしてくれているのだから感謝したほうがいいとアドバイスします。その友だちが相手をしてくれなければ、家族が一晩中対応しなければなりません。そのお友だちのおかげで、一家の生活が保たれているようなものです。

怒り・暴力

うつ状態の怒りが強い人の中には、暴力にしがみつく人もいます。

疲労からくるうつだけの場合、暴力が誰に対しても無差別に拡大することはほとんどありません。暴力が向けられるのは、当事者が安心できる家族、恋人、友人、病院関係者などの特定の人々だけです。

暴力の背景には怒りがあり、その背景には強い不安が存在します。エネルギーが枯渇し絶望・覚悟のプログラムが作動する不安、それを紛らわすために暴力をふるいます。暴力をふるっている間は高揚感があり、不安を忘れることができます。

また、怒りには自分に力強さを感じさせる機能があります。何をやってもダメという無力感が苦しい当事者は、怒りを発散しているその瞬間は、この無力感を感じずにすむのです。

自分の不安や無力感を怒りのパワーで少しでも忘れたいと、怒りを反撃しない（できない立場の）人に向かってぶつけることが、癖になってしまう場合があります。いわゆるパワハラの中には、パワハラをしている本人が、実はかなりうつっぽくなっているケースも意外に多く見受けられます。

暴力が子どもや妻、部下などの〝（立場上）弱い者〟に向けられる場合は、まだ単純です。不安を紛らわすことと、壊れそうな自分の〝自信〟を暴力という非常に幼い行動で確認しているのです。

暴力が、身内や医療従事者に向けられる場合、当事者には心の中の言い分があります。それは、「親なら、配偶者なら、医療従事者なら、上司ならもっと自分のことを理解するべきだ」という怒りです。

暴力をふるうと、その場の苦しさは乗り切れても、その後に強い不安と後悔が現れます。それは自分を支えてくれている（愛してくれている）人が、今度のことで自分から離れていってしまうのではないか、見捨てられてしまうのではないかという不安です。

自分が忘れられてしまう、見捨てられてしまうという恐怖を抱えたとき、人は自分の存在をアピールするために、とにかく相手が反応するような行為をしてしまいます。元気なときなら、相手に気にいられるようにさまざまな工夫をするかもしれませんが、応用力のないうつ状態で怒りが強い人は、相手を攻撃することで、その反応を得て、最低限の安心感を得ようとします。しかしながらその行為の結果、相手はどんどん離れていき、不安と後悔が募るという悪循環に陥ります。

暴力をふるわれると、周囲の人のうちエネルギーのある人は、当事者から距離を取り、暴力のサイクルが終了します。ところが当事者を見捨てられない人、逃げるエネルギーのない人、子どものように生活の基盤のない人は、当事者のそばから離れられず、結果的に当事者の暴力を続けさせてしまうことになります。

暴力の衝動は通常我慢できるものですが、暴力をふるっても受け入れてくれる相手がいる場合、その行為が癖となり、その人間関係では暴力が固定してしまいます。

暴力をふるう当事者から離れるのは、見捨てるようでつらいし、離れていて自殺されることを思うと、自分が暴力をふるわれているほうがいいと考えるかもしれません。

ところがここでも、本人の苦しさはどちらが総合的により大きく（小さく）なるのかを冷静に考えてほしいのです。暴力をふるうサイクルでは、自分の暴力をコントロールできない無力感、いつ見捨てられるかもしれないという不安（自分は誰からも助けられないという無力感）、明らかに自分が迷惑をかけている感じなどから、絶望・覚悟のプログラムが誤作動し、怒りが自分のほうに向いてしまう可能性が大きくなってしまうのです。

それより、支援者が当事者から避難し暴力をふるわないですむ環境のほうが、本人にとってまだ苦しみが少ない場合が多いのです。

距離をとるときの注意事項は、p128をご覧ください。

Ⅳ　相性の悪い出来事

うつ状態の人が、元気な人とは異なる感じ方をし、異なるショックを受けてしまいやすいいくつかの出来事があります。これらはうつの人にとって大きな運命の波になります。支援者は、これらの出来事について、当事者がどう感じ、どう考えてしまうのかを知っておくべきなのです。

というのもそれを知らないでいると、支援者としては、「何でそんなことで……」という思いが大きくなり、つい当事者の個人的な特性（心が弱い、我慢が足りない、こだわりが強い、ネガティブ思考）のせいにしてしまうからです。

ここで紹介するのは、うつ状態の人が大きな影響を受けやすい、つまり自殺に結びつきやすい出来事と理解していいと思います。

これらの出来事は、四つの要素のいずれか（あるいは複数）を持っているようです。

一つ目は精神的エネルギーを消耗しやすい出来事という側面です。

感情のプログラムを作動させやすい人間関係の問題や、区切りのない仕事などがこれに当たります。

二つ目は休息を取りにくい出来事という側面です。

身体活動を伴わないため疲労を自覚できない出来事、睡眠が取りにくい出来事、相手があるために自分のペースで休息できない出来事などです。

三つ目は当事者の不調に周囲が気がつきにくい出来事という側面です。転属などで人間関係が中断してしまう場合、周囲が忙しすぎて配慮できないなどの状態がこれに当たります。

四つ目は絶望・覚悟のプログラムが誤作動しやすい要素を持つ出来事です。絶望・覚悟のプログラムの作動には自責の念と絶望感が関連していますが、大災害、大事故や知人の自殺、レイプ被害などはこれに当たるでしょう。

うつと相性の悪い出来事というのは、たまたまうつ状態の人にこのような出来事が起こると、うつが悪化するということだけではありません。元気な人がこのような出来事をきっかけに疲労を蓄積し、うつ状態になっていくきっかけとなる場合もあるのです。元気な人のストレスコントロールとしても活用できる知識です。

(1) リストラ・退職・退校、卒業

居場所を失うということは、うつ状態の人にはとても大きなダメージを与えてしまいます。うつが嵩じると「職場（学校）を辞めたい」と思うことも多いのですが、辞めてしまうとぽっかりと心の穴が広がって、寂しさが埋まりません。

これは、「仲間がいない」「必要とされていない」から「誰も助けてくれない」という無力感を刺激しやすい出来事なのです。

さらにリストラの場合は、いっそう「必要ない」が刺激される上、うつ状態の貧困妄想から、将来の不安をとても大きく感じてしまうのです。

家族の反応などで、自分が家族のお荷物だと感じるようになると、いよいよ絶望・覚悟のプログラムが

刺激されやすくなります。

対応としては、許容範囲で自分の居場所を確保するという作戦を取ります。そこが本当に自分に合うか合わないかは、うつ状態を脱してから判断するようにしましょう。

実は卒業も、疲労が蓄積した人にとってはかなりの負担を伴う出来事になってしまうことがあります。もし元気なら、卒業後の進路も早めに決まるでしょう。ところがうつ状態で先の見えない状態のまま卒業を迎えてしまうと、これまた精神的な居場所を失ってしまうことになるのです。つい先日までは（学校に行っていなくても）同級生であり、同じ仲間という意識を持てた友人たちも、今はそれぞれ新しい道を進んでいます。他の人が忙しいのに、自分だけがまったく前進することができない、これが〝自分だけ弱い〟妄想（p249）を駆り立てます。

周囲の人から見れば、あれほど心の苦痛の種だった学校から解放されてよかった、自分の好きなことを自由にやれるのだからよかったと思うかもしれませんが、逆に苦しい時期を迎える可能性があるということを理解しておいてください。

また退職の場合、人生の一区切りとしてめでたいことでもありますし、当事者も「これで悠々自適の人生を送れる」と、退職を楽しみにしていることもあります。ところが一般に退職するということは、その後の生活の不安やこれまでの仕事の引き継ぎ、再就職する場合はそれに対する不安など、精神的にはかなりの活動を要求される時期でもあります。さらに年齢も重ねているため精神疲労が蓄積しやすい状態にあるのです。

たとえ完全リタイアで、精神的なストレスからも解放されたように見えても、生活リズムの変化だけでも、私たちの体調は大きな影響を受けます。きちんとした生活リズムから、自由なリズムへの変換のために、エネルギーを使っているのだと考えてみてください。

退職を楽しみにしていた人が退職前後にうつ状態になってしまうと、当事者も周囲も〝楽しみにしていた退職後〟というイメージに引きずられ、当事者の不調に気がつかず、うつ状態が悪化していくことがあります。

(2) 破産・多額の借金

現代人にとって、お金は〝生きていく自信〟の裏づけとなるものです。前にも紹介したとおり、うつ状態になるとお金についての感覚が元気なときとは変わってしまいます(p241)。

うつ状態のときに、ある金額を失う場面に遭遇すると、いつもなら「これぐらいは何とかなる」と思えるような額でも、「もうダメだ。生きてはいけない」と感じてしまうことがあるのです。

破産の場合それだけではなく、従業員をはじめ債権者などに「迷惑をかけた」と感じてしまい、自責の念が大きくなってしまいます。

通常、破産に至るまで精神的に追い詰められる時期がかなり続いていることでしょう。蓄積疲労は相当のものになっています。結局、自分の努力が何も実らなかったという無力感にさらされるでしょう。うつ状態によって過敏になっている不安のプログラムは、これからの将来に対して悲観的なシミュレーションをしがちです。

もしかして当事者は、逆にさばさばしたように見えるかもしれませんが、そういうときこそ心の中では、「保険金で何とかするしかない。それしか顔向けできる方法がない」と、覚悟を決めている場合もあるのです。

また、家の新築やマンションの購入は、大変めでたいことですが、同時に多額の借金をするのが一般的です。悪質な消費者金融(業者)のように自責の念をかき立てるような取り立てはなくても、自分が大きな負債を抱えてしまったという心理的負担を強く感じる人もいます。さらに、新築などの前後は手続きや家具の新調、引っ越し、転校手続きなどで生活上の疲労が増加する時期なのです。いつうつ状態が悪化してもおかしくありません。

新居で浮かれているであろうという常識に、周囲も当事者もとらわれているので、うつ状態で、しかも死にたいと思っているなどとは想像しにくい、つまり対処が遅れやすい出来事の一つなのです。

(3) 結婚、出産、子育て

結婚は幸せの象徴的な出来事です。結婚がストレス(疲労)であると自覚する人は少ないように思います。

ところが結婚という作業は、二人の異なる価値観を持った人間が共同生活を始めることなのです。食事の味付け、金銭感覚、生活パターン(癖)など、ささいな違いでも、双方にとって我慢しなければならない(ゆずり合わなければならない)生活が続きます。

お互いが元気なときであれば、愛する人と一緒に暮らせる喜びのほうが勝り、ゆずり合いの苦しさもそれほど気にならないかもしれません。ところがうつ状態になっていると、我慢することが非常に難しくなります。

そもそも結婚の前は、結婚式や新婚旅行、新居の準備などで精神的にも肉体的にもかなり活動量が増えています。そのうえ、結婚に伴い、転居、転職、新しい人間関係、退職・家族との別れ(喪失感)と、ここで紹介している〝うつ状態と相性の悪い出来事〟が重なってくる場合が多いのです。元気な人でも、結婚前後には理由もなく落ち込む〝マリッジブルー〟に襲われる人も少なくありません。

うつ状態と結婚が重なると、周囲が気づかない間に当事者の心の中で「こんなに幸せな状態なのに幸せになれない自分」に対する無力感、それを助けてくれない配偶者（助けてもらえない・わかってくれない無力感）、むしろ自分などいないほうが配偶者をはじめ周囲も喜ぶのではないかという自責の念が募るのです。

さらに現在では、いわゆる〝さずかり婚〟の場合も多く、結婚と同時に出産というイベントも重なります。

出産も結婚と同じように、「大変めでたいこと」の一つです。ところが女性にとって、ホルモンバランスが崩れ精神的に不安定になる時期でもあるのです。出産後の支援が得られない場合など、深刻に落ち込む人も珍しくありません（マタニティブルー）。

さらにそれに続く子育ては、重労働であるにもかかわらず、核家族の影響を受けて母親一人にその負担がのしかかっている場合もあります。母と子の近すぎる一対一の関係は、ときに子どもに対する虐待に発展することさえあります。

さらに、女性の場合、子育てと仕事の両立や実家との関係で悩む方も大変多いように思われます。

このように結婚、出産、子育ては、本来人間にとって子孫を残すための喜ばしい出来事だったはずなのですが、現代社会においてはうれしい反面、多くの精神的・肉体的活動が必要とされる出来事になってしまったのです。

結婚、出産、子育てが〝幸せの象徴〟というイメージがあるため、その場面で苦しんでいる自分を認めることが難しくなります。もちろん結婚などに伴う苦労があるのですが、周囲のすべての人がそれを乗り越え幸せになっているという概念が、「自分だけ（うまくいかない）妄想」を膨らませてしまうのです。

また周囲も、当事者が楽しい状態にあるとの思い込みから、支援をするタイミングを逃してしまいがちになります。

うつ状態にある人は、恋愛にしがみつき、「この人と結婚しさえすれば、苦しみから脱出できる」と考えることが多いものです。周囲も結婚や子育てがめでたいこと・楽しいことというイメージで見ていますので、当事者の希望を後押しすることも多いでしょう。

ところがここで紹介したように、結婚・出産・子育ては非常に消耗しやすい出来事だということを、周囲の人は忘れないでいてほしいのです。

当事者は、周囲の人々に明るい顔を見せるかもしれません。しかしそれは〝表面飾り〟によるものかもしれないのです。

援助を受けられない出産・育児

女性の社会進出が進んできました。経済的理由からも、夫婦共働きが普通の時代です。そんな中でも、出産の大役はどうしても女性が担わなければなりません。

そもそも出産や子育ては、大人数の家族や親族が助け合って行ってきたものです。ところが、現代社会では、親族と離れて暮らし、近所づきあいもあまり活発でなく、また保育園などの整備もいまだに十分ではない中で、結果としてその重労働を一人で担っている女性が多くなりました。

育児は体力がいる上、睡眠も削られがちです。また、「みんなやっているんだ、だからやらなければならない、しっかりやれないのは自分の努力が足りないからだ」と、自分を責めやすい側面もあります。

また、そんな孤独な重労働の環境の中で、たとえば夜泣きが続く、発達が他の子どもより遅れている感じがすると、母親はとても不安になります。さらに他の子どもと比べたり、躾ができていなかったりして親族から責められることがあると、自分を責めるだけでなく、自信も失います。感情もコントロールできずに、つい子どもに厳しい言葉を投げかけてしまうと、それもまた「母親なのに……」と、自分にダメ出しをしてしまいます。

つまり、援助のない子育ては、うつが悪化しやすい自責感、無力感、不安感、疲労感を刺激する体験なのです。

今の時代、ぜひお母さんには「頼る勇気」を持っていただきたいと思います。自分を責める必要はありません。もともと助け合って育児してきたということを忘れないでください。

お母さん同士の会話や悩み事相談は、子育ての孤立感を癒します。

また、家族も会社も、どうか今の時代の子育ての困難さを理解し、お母さんたちを支援してあげてほしいと思います。

(4) 就職

就職も、社会人として独り立ちするわけですから、めでたい出来事の一つです。

ところが、これも結婚と同じように、卒業・家族や友人との別れによる喪失感や転居、新しい仕事、新しい人間関係などによる環境変化への対応が重なる、エネルギーを消耗する出来事の一つなのです。

うつ状態は基本的に対人恐怖に陥っています。新しい人間関係に囲まれるのは苦手なのです。弱っている自分が誰かに襲われるという不安や、自分の縄張りを周囲から侵されはしないかという不安（怒りのプログラム）が誤作動しているからです。これは大変疲れる精神活動です。

元気な人でも、新しい環境に慣れるために疲れ切ってしまう、いわゆる〝五月病〟になることもあるのです。たまたまうつ状態にある人は、新しい職に就くとき、普通の人が予想するよりもかなり大きなエネルギーを消費します。

さらに、社会に出て行くこと、人から評価されること、仲間に受け入れられるかどうかの不安（恐怖）などもあります。うつ状態では〝自分だけ弱い〟妄想が働きやすいのですが、新しい職場に入った人は、通常「自分だけ慣れていない・戦力になっていない（弱い）」状態に置かれてしまいます。

この足手まとい感は「自分がいないほうが……」という自責の念に結びつきやすく、初めのうちは会社を辞めたいと相談を持ちかけるでしょう。周囲の人々も、「誰だって新しい職場に入るときはそんなもんだ」と、本人の苦しさを自分の尺度だけで判断しようとしてしまいます。すると当事者の相談は、相談を受けた人からの〝人生訓〟で返されてしまうのです。その人生訓はもっともなことで、本人も「自分が努力してないからだ」とすでに自分を責めているのです（がんばっていない妄想）。

結局「がんばってもダメだ」という自己の能力に対する無力感に、「（苦境を）わかってもらえない」「自分は助けてもらえない」という無力感が加わります。

このようなことが続き、自分では打開できない、自分は誰にもわかってもらえず助けてもらえないという無力感、自分がいないほうがみんなのためだという自責の念が高まると、絶望・覚悟のプログラムが誤作動を始めます。

（5）離婚・恋人との別れ・失恋

離婚や失恋は、もともと元気な人でも「死にたくなる」ほどつらい出来事です。そんな運命の波がうつ状態の人を襲ったら、危機的な状態を迎えるのは容易に理解できるでしょう。ところが実際には、周囲の人が当事者の苦しさを理解していないことも案外多いものなのです。

それは、当事者のこれまでの行動や発言に惑わされるからです。

うつ状態になり「死にたい」という気持ちが生ずるぐらいになると、絶望・覚悟のプログラムの誤作動条件の一つである「迷惑をかけている」と感じないようにするために、これまで支えてきてくれた人々や組織との関係を断ち切ってしまいたいと思うことがよくあります。長年勤めてきた会社に「これ以上いると迷惑をかける。辞めたい」と思ったり、仲良くやってきた配偶者と離婚したいと考えるようになるのです。

また、うつ状態による怒りや不安がもとで、ここ数カ月の夫婦（恋人）の人間関係が崩れている場合も多いのです。すると当事者は「何となく苦しくて死にたい感じ、離婚すれば（別れれば）それが少し楽になるような気がする」という漠然とした意識と、ここ数カ月の悪化した夫婦（恋人）関係を結びつけてしまうことがあります。

そんな当事者は「妻（夫・恋人）のこういうところが自分に合わない」と周囲の人に相談していることが多く、周囲の人はそれを鵜呑みにしてしまいがちです。

うつ状態の場合、確かに離婚したい（別れたい）という気はありますが、一方で一人になるのが大変怖くもあるのです。しかも離婚するには相当のエネルギーがいります。

当事者だけが「離婚したい」「別れたい」と思っているときは、ことはそれほど早急には進まないようです。ところが相手が、それをきっかけに行動を起こす場合には、実際に離婚や恋人との別れが成立してしまうこともあります。

そのような場合、周囲は「離婚したい（別れたい）と言っていたんだから、離婚できる（別れる）ことは良いことではないか」と思うのですが、当事者は見捨てられた感じや守ってもらえない感じから無力感が大きくなってしまうことがあるのです。

表面飾りをしている場合も多く、〝自分がまいた種〟なので人に相談することもできません。実際的な援助も得られず、一人でマイナス思考の悪循環に陥ることがあるのです。

結果的に、うつ状態の人のこのような離婚や別れは、失恋と同じになるのです。

失恋は自分のＤＮＡを後世に残せるチャンスの消滅を意味します。悲しみのプログラムが最大限に発動し、急激に消耗を深めます。

さらに自分の男性・女性としての魅力に自信がなくなり（無力感）、絶望・覚悟のプログラムを刺激します。

また、絶望・覚悟のプログラムの「迷惑をかけている」と感じないようにするため配偶者や恋人と別れたのですが、いざそうなってみると、「もし自分が死んでも泣いてくれる人もいない。自分が死んでも誰の役にも立てない」と感じ、無力感（そんな自分は誰からも助けてもらえない）をいっそう強めてしまう結果にもなるのです。

(6) 転職（転校）・転居、単身赴任、昇任

うつ状態になり始めの時期やリハビリ期に、転職（転校）・転居、単身赴任などがあると、うつ状態が悪化する一つのきっかけになってしまいます。

現在では転校や転職、単身赴任などは当たり前の世の中になってきました。しかしながら人という動物にとって、これらは非常にエネルギーを使う出来事なのです。

まず新しい土地に慣れなければなりません。気候や食べ物、水などが変わっただけで、私たちの体はそれに適応しようとして大きなエネルギーを使います。見知らぬ土地、見知らぬ人々との接触は、緊張と不安を高めます。

転居に伴い住民票の移動、子どもの転校の調整、電気・ガスの依頼など、日常生活を営むための仕事が増えるだけでなく、引っ越しのときの肉体的な疲労を引きずったまま、この新しい活動に入っていかなければなりません。

さらに職場（学校）では新参者として注目を集めるため、その緊張と不安が一段と高まるのです。新し

い仕事を覚えるエネルギーも必要になります。やり方やしきたりなどわからないことが多いのですが、うつ状態になっていると不安が強く人見知りをしてしまうため、誰にも聞けません。周囲にばかにされているような気がするのです。

また、周囲も〝以前の当事者〟を知りません。もしかしたらだいぶ元気がなくなってきているかもしれないのですが、以前の当事者を知らない周囲は「もともと静かな人なのだ」と理解してしまうのです。

転勤や引っ越しをきっかけに疲労が蓄積しうつ状態になることもあれば、すでに疲労が蓄積しているところに転勤や引っ越しがあり、うつ状態を悪化させることもあります。

転勤や引っ越し、若者の独立などは、元気なときだったら心機一転と考えられ、「みんながやっていること」であるから大したことではないと、周囲も本人も考えがちです。

ところが、その転勤や引っ越しの半年後にいよいよ疲労が蓄積し（p66）、絶望・覚悟のプログラムが誤作動することもあるのです。

すでにうつ状態の人の中には、「仕事や住所を変えて、何とか回復したい」と考える人も多いのですが、このように大きなエネルギーを使う作業なので、うつ状態のときには避けたほうが賢明なのです。

特に単身赴任は、生活や食生活が不規則になるばかりでなく、一人でいる時間が多くなり不安のプログラムを暴走させてしまいがちになります。また一人だと、自分のうつ状態が悪化していることにいっそう気づきにくくもなります。

一般に昇任は、大変めでたいことの一つです。

ところが、昇任したことにより仕事量が増え、新しい内容に取り組まなければならず、自分も周囲も期待しているので休むこともできず、立場上部下に弱みも見せられない状態になります。周囲の人々から試験され続けるような緊張を強いられます。

さらに、昇任に伴い転勤や単身赴任が重なると、大きなストレスになるでしょう。

昇任を理由にうつ状態になるのを「昇任うつ」と言う人もいますが、私はもともと何らかのきっかけで疲労を蓄積しつつある人が、たまたまその時期に昇任が重なり（運命の波）、状態が悪化していくケースだと考えています。

（7）いじめ・パワハラ・セクハラ・DV

うつ状態では日常の生活を維持するだけで大きなエネルギーを使っています。注意力も集中力も欠けていますので、複雑な精神活動ができません。それが最も端的に現れやすいのが対人関係のもつれです。挨拶をしても気がつかない、返事ができない、人を避けるようになる、頼まれていたことを忘れることもある。こうなると当事者を見る周囲の目が冷たくなります。

うつ状態では不安のプログラムが誤作動するため、そのような周囲の目が恐怖に感じられ、さらに人を避けるようになったり、人の行動を深読みし、被害妄想的になることもあります。

周囲の人に悪意がない場合でもそうですから、うつ状態にある人が、いじめなどに遭うととても大きな反応を示してしまうことがあります。

元気なときの当事者なら、いじめる人と距離を取ったり、反撃したり、第三者の力を借りるなど適切な対処法が取れるような事態でも、うつ状態になり複雑な対応が取れなくなると、自分を責め、内側にこもってしまうことがあるのです。

会社における上司の個人攻撃（パワハラ）やセクハラ、配偶者や恋人から暴力をふるわれる状態（DV）でも、うつ状態になると、相手に立ち向かおうという気力が低下し、ひたすら我慢し、自分を責めてしまうという悪循環に陥りがちです。

自分を責めてしまうことに加えて、いじめやセクハラなどに対し何の対処もできないという無力感は、絶望・覚悟のプログラムを発動させてしまいます。

また、直接自分が被害を受けていなくても、他人が攻撃されるのを見るだけで、うつが悪化することがあります。大きい声での叱責、物をたたきつける音、そのときの形相などが「もし自分に向けられたら」と無意識のうちに感じて、緊張を高め、それで疲労してしまうのです。

周囲の人から見たら、「それぐらいのこと自分で何とかしないと、これからの人生を生きていけない」と思うかもしれませんが、それは当事者がうつ状態から脱したとき、かけてあげるべき励ましなのです。当事者は好きでその状態にいるのではないのです。

今は、いわば心が骨折している当事者に、これ以上重い荷物を持たせないようにしなければなりません。周囲の人が積極的に介入し、そのような苦しい人間関係から当事者を解放してあげなければなりません。

また意外ですが、うつの当事者がパワハラを行っていることもあります。怒り・暴力へのしがみつきの項を参照してください（p128、259）。

（8）対人交渉の仕事

うつ状態の人が配置転換などで新しい仕事をもらう場合があります。周囲の人は当事者のためを思って配慮したつもりでも、結果的に当事者にとって大きな負担となってしまう場合があります。そんな仕事を紹介しておきましょう。

一つ目は、対人交渉を伴う仕事です。

先に述べたように、うつ状態には基本的に対人恐怖があります。人と接するということは、相手の言葉を聞き、その真意を探り、顔色を読み、自分の言葉を選び、表情を作り、身振り手振りで相手に伝え、そしてそのリアクションを見ながら自分の動作を修正するという作業の繰り返しです。実は相当のエネルギーを要する作業なのです。

私たちが元気なときでも、大切な人と会う場合、かなりのエネルギーを使います。うつ状態の人は、どんな人にもそのエネルギーを使ってしまうと考えてください。

ですから、渉外、営業、広報、クレーム担当などの仕事は、うつ状態の人にとって負担の大きい仕事だということを理解してほしいのです。

また、宴会なども元気な人にとっては楽しいことでしょうが、うつ状態の人にはやはり人に関するエネルギーを使う〝負担〟になりやすいことも覚えておいてください。

(9) 昼夜が不規則な仕事

うつと相性の悪い仕事の二つ目は、昼夜が不規則な仕事です。

うつ状態は疲労困憊している状態です。精神的・肉体的な疲労を回復するために、睡眠は非常に大きな役割を果たしています。ところがうつ状態では不安のプログラムのおかげで、睡眠がうまくとれません。

もしそのようなとき、夜遅くまで仕事をするような状態が続くと、うつ状態を一気に悪化させてしまうでしょう。昼夜の仕事のリズムが不規則な場合も、同じように蓄積疲労を進めてしまいます。

元気なときなら、看護師などの夜勤と日勤の繰り返しのような生活に対応できても、うつ状態になると、不眠を背景にうつ状態がどんどん悪化していくのです。それは本人の努力とか能力の問題ではありません。もともと人間には昼間は働き夜は眠るというプログラムが書き込まれているのです。それに反した行為をしながら蓄積した疲労を解消することなど、動物としての人間にはできないことなのです。

(10) 評価があいまいな仕事・自主的に動ける仕事

うつと相性の悪い仕事の三つ目は、評価があいまいな仕事・自主的に動ける仕事です。

うつ状態の方に、負担にならないようにと、あまり大切ではない仕事を与えることもあるでしょう。

そのときに周囲は、「こんな仕事を与えられたのでは本人の自尊心が傷つくのではないか」と心配することがあります。

その心配は外れてはいません。「自分はこの会社に必要のない人間なのだ」という感覚は、絶望・覚悟のプログラムの自責の念を強めてしまうこともあります。

ところが実際は、うつ状態の当事者は強い疲労感に襲われているため、「役に立ちたい」よりも「休みたい」のほうが強いことが多いのです。

仕事へのしがみつきが非常に強い場合以外は、「守ってやる」というメッセージさえ与えれば、仕事を休むこともできますし、あまり重要でない仕事を与えられてもそれで大きく傷つくことがないのです。

ところがそのような仕事を当事者が続けられ、周囲の人も一安心したころに、当事者が深く悩んでいる場合があるのです。

それは、与えられた仕事がある程度自由にやれる（自主性が認められる）場合や、その仕事に対する評価があいまいな場合に起こりがちです。

元気な人なら、自主性が認められることは大変うれしいことです。ところがうつ状態の人は、自分で決めるという作業がとても苦手になります。それは自分で決めたことには責任を負わなければならないからです。

うつ状態の人の心の中では、自分は組織から見放されるかどうかの瀬戸際にあるのです。そんな中で一つの仕事を自分の責任で行うことは、その仕事のおかげで組織から見捨てられる危険性をはらんでいると感じてしまうのです。

当然当事者は、その仕事の評価が大変気になります。ところが周囲は極端に言うと「どうでもいい仕事」と感じているので、いちいちその仕事に対する評価を当事者に伝えることは少ないでしょう。すると当事者の心の中では、先ほどの見捨てられる不安が常に大きく膨らんでしまうのです。

たとえば、何らかのきっかけで上司が怒っている姿を見たとしましょう。それを「自分の仕事が不十分だからだ」と捉えてしまうのです。

同僚の「元気出せよ」「仕事うまくいっているか」の一言で「俺の仕事はうまくいってないと評価されている」と思ってしまったりするのです。

周囲の人が本人のためにと思って与えた〝自由で負担のない仕事〟が、逆に当事者の心のエネルギーを奪い、自分を責めてしまう環境を作っている場合がある、ということを覚えておいていただきたいのです。

(11) 人を助ける仕事、やりがいがあり張り切っている仕事、自分が自主的に請け負った仕事

うつと相性の悪い仕事の四つ目は、人を助ける仕事、やりがいのある仕事、自分がイニシアチブをとって始めた仕事です。

これらの仕事は、〝仕事に対するしがみつき〟が起こりやすい内容の仕事です(p248)。

人を助ける仕事は、それをやっている間「組織(仲間)から必要とされている」→「見捨てられない」と感じていられるのです。ところが人を助ける仕事は、自分のペースで仕事を進めることや適切な休息を取ることができません。結果的にどんどんうつ状態を深刻なものにしていくことがあります。

やりがいがあり本人としても張り切って取り組んでいる仕事は、その仕事を成し遂げて〝できる自分〟

を感じようとしています。できる自分は、絶望・覚悟のプログラムの無力感を否定することができます。

また、やりがいがありおもしろい仕事は、そうでない仕事よりも疲労を感じることが少なくなります。疲労の知覚システムが疲労を遮断してしまうのです。ところがうつ状態ではすでに、疲労の知覚システムが過剰に働きすぎ、オーバーワークを警告することができない状態になっています。おもしろい仕事・やりがいのある仕事は、結果的にやりすぎてしまうのです。

元気なときならそれでも〝心地よい疲れ〟がブレーキをかけてくれるでしょう。しかしうつ状態では、その仕事によって認められ「仲間から見放されない」ことのほうを強く考えてしまいます。そこには、いつでもやめていいという余裕はなく、何となく切迫した・追い詰められた感じがあります。

そのような仕事が、もし自分が主張、あるいは企画した仕事であれば、なおいっそうの責任を感じ、途中でやめられなくなります。

「いい仕事をして仲間から認められなければならない」「自らの責任を完全に果たして、仲間から認められなければならない」という考えは、無力感を否定したいという思いによるのです。

「自分が仕事を中断すれば、仲間に迷惑がかかる」という発想は、自責の念（自分が足を引っ張っている）を否定したい気持ちから来る仕事へのこだわりです。

周囲の人々は、うつ状態の人が仕事に対してこのような考えを持ちやすいということを理解しておく必要があります。

周囲の人々は、それほど緊迫した仕事ではない場合など、「大切な仕事ではあるが、絶対に穴を開けられないというようなものではない、適当に休んで自分の体を大切にするほうが大事ではないか」などとアドバイスするでしょう。

ところがうつ状態の当事者にとっては、どのような仕事でも「仲間から見放されるかどうか」がかかった命がけの仕事に思えるのです。

ここで紹介した、人を助ける仕事、やりがいがあり張り切ってしまう仕事、自分がイニシアチブを取って始めた仕事などは、他の仕事に比べてもさらに投げ出しにくく、疲労をためやすいため、結果的に絶望・覚悟のプログラムが誤作動しやすい条件を作ってしまうのです。

医師や看護師、災害派遣の自衛官や消防士、役場の職員やボランティアなどが陥りやすいバーンアウト（燃え尽き症候群）は、蓄積疲労とこれらの仕事が重なった典型例でしょう。

⑿ 介護や精神疾患の人の援助、子どもの不登校・引きこもりへの対応

他人を援助するのは医師や看護師、消防士だけの専売特許ではありません。私たちは家族の中で誰かが要介護状態になったり、精神疾患を患ったりすれば、その人を支援します。家族の中で誰かがつらい思いをすれば、その人を支えようと努力します。

たとえばあるお父さんが、何らかのきっかけでうつ状態になりつつあるとしましょう。そのときに、娘さんが摂食障害になり、息子さんが学校でいじめられ、奥さんが交通事故で入院してしまったとします。いわゆる運命の波が重なってやってきた状態です。

お父さんはうつ状態の落ち込み期にありますから、このような場合の的確な対処法は、親戚や学校、近所、社会福祉サービスなどの力を借りて、お父さんに休息してもらうことです。

ところが、うつ状態になるとなかなか周囲に支援を求めるという作業ができなくなるのです。

うつ状態ではすでに罪の意識を感じやすいモードになっています。大きい罪悪感は絶望・覚悟のプログラムを誤作動させる危険がありますので、日ごろから罪の意識をできるだけ感じないように行動してしまうのです。人の力を借りるというのは、「自分は何も努力せずに人の力を借りる」という罪悪感を刺激し

てしまいます。

またそれだけではなく、うつ状態では頭の働きが鈍るため、資料を調べたり複雑な調整をするなどの作業ができません。対人恐怖もあります。ご近所の力を借りるのも、社会福祉のサービスを受ける手続きも、当事者にとって「大変で、難しい」作業になってしまっているのです。

その結果、苦しいけれども自分でやったほうが、「まだマシ」という状態になってしまいます。

もともと介護や精神疾患の家族の援助などは、かなりのエネルギーを使う仕事です。うつ状態では、日ごろの三倍の疲れやすさになっています。相手があることですから、適切な休息も取れません。昼夜の別なく支援しなければならない場合は、最も重要な睡眠を阻害されます。

自分がやらなければならないという責任感に縛られる一方、自分の調子も家族の状況もどんどん悪化していく場合、「自分には何もできない」という無力感を感じてしまうことになるのです。

(13) 何かがなくなる

何かがなくなったという喪失感は、うつ状態の一つの特徴です。

本書で紹介している蓄積疲労からうつに至るルートでは、失ったものは自分の健康と自信です。それを取り戻すまでは、悲しみのプログラムが当事者を「何となく物悲しい」状態に包み込んでいます。

悲しみのプログラムは、悲しい雰囲気だけ与えるのではありません。「何となく大切なものを失った(失っている)」感じも、当事者は無意識のうちに持ち続けているのです。

そんなうつ状態の人が、実際に何かをなくしたとしましょう。うつ状態では、記憶力や集中力が欠けているので、ちょっとしたものを置き忘れたりすることが多いのです。

そのようなときに当事者は、「とても大切なもの」をなくした、と感じてしまうのです。たとえそれが、いくらでも代わりがあるもので、それほど深刻になるようなものではないと頭では理解できても、心（悲しみのプログラム）が、そういう切羽詰まった感覚にさせてしまうのです。

うつ状態では悲しみのプログラムだけでなく、不安のプログラムも作動していますので、当事者は、そのものが出てくるまでずっと考え続け、探し続けてしまうのです。もともとエネルギーが低下している状態で、これは非常に疲労を深める作業になってしまいます。

もしなくしたものが、預金通帳や印鑑、クレジットカード、保険証あるいは高価な装飾品・時計などであると、貧困妄想も手伝って、本人はかなり取り乱した状態になってしまうでしょう。スマートフォンや携帯電話、家の鍵、コンピュータのデータも紛失すると大きいダメージを受けてしまいます。

周囲の人なら、「きっとどこかにあるよ」とか「銀行に連絡して止めてもらえば大丈夫」と余裕を持って対処できるのですが、当事者の不安は、たとえそのような対処が終わったとしても、しばらくの間（数日間）は続いてしまいます。

自分が大切なものを失ったという無力感、自責の念が「もうダメだ。死ぬしかない」と極端な思考に陥る場合もあるのです。

⑭ 経済的不安

うつの人が強く悩み込むきっかけの一つに、経済的な不安があります。

うつには、貧困妄想と呼ばれるものがあるので、経済的不安は、普通の人より数倍強く感じやすいのです。

まずうつになると、仕事を辞めさせられるという不安が生じます。一番直接的に感じるのは辞めた後の金銭的不安です。ある程度の貯金があっても、うつの不安がベースにあるので、もし再就職先がなければ、もしがんにでもなったら、もし両親の介護が重なったらと悪い未来を想像し、お金が足りないと感じるのです。

そんなうつ状態の人がたとえば本当に、親族の病気、何らかの事故、会社の業績の悪化、株の下落、詐欺に引っかかるなどの事態に見舞われると、相当に大きなショックを受けてしまいます。

うつの人にとって、お金がなくなることは、自信を失うことと同じ意味合いを持ちます。また、不幸を避けられなかった自分を責め、今後の不安が頭から離れず、対処のためにインターネットなどを検索し続け、疲労を一気に深めてしまうのです。うつを悪化させる四つの要素がすべてそろいがちな事象です。

このように本人にとっては大きな不安でも、通常周囲の人には、それほどの経済的逼迫とは受け取られないことが多いようです。ですから、「大丈夫、そんなに心配するな」と言ってしまいがちですが、ここは注意が必要です。

客観的な問題は大きくなくても、うつの当事者の心の中の問題は大きいのです。

しっかり話を聞いてあげる時期です。そのうえで、金銭的なめどを一つひとつゆっくりと説明してあげてください。

また一度説明し、そのときは納得・安心しても、不安は症状なので、すぐにぶり返してきます。前に説明したではないかと腹を立てず、同じことを何度も説明してあげることが、経済的不安対処のコツになります。

(15) 事件や事故（のニュース）・知人の死（特に自殺）やペットの死

何かを失うことの最も深刻な例は、愛する人を失うことでしょう。

元気な人でも愛する家族や恋人と死別したり、別れたりすることで大きなショックを受けます。単に、子どもの巣立ちであるとか、距離的に離れる場合だけでも、私たちは目から涙がこぼれ、さびしい、悲しいという感情にとらわれることがあります。

もしうつ状態の人が、このような大きな運命の波に襲われたならば、その苦しさは周囲の人にも容易に想像がつくでしょう。実際に心の支えになってくれていた人が転勤したことで、死にたい気持ちが大きくなったケースに頻繁に遭遇します。

また、事件や事故に直接巻き込まれれば、元気な人でも大きなショックを受けます。もしマスコミなどからその事件や事故の責任を問われる立場に立たされるような事態にでもなったら、自責の念であっという間に消耗してしまうでしょう。

ここで紹介するのは、周囲の人から見たら「それほど強烈な悲しい出来事ではないのに……」と思うようなことに、うつ状態の人が大きく影響を受けてしまうという事実です。

うつ状態では、もともと悲しみのプログラムが発動しているので、ささいなことでも大きな喪失感を感じてしまうのは、〝なくし物〟をしたときと同じなのです。

大人になってからはまったくつきあいのなかった同級生が死んだという知らせ、遠い親戚の訃報、面識はないが同じマンションで同年代の人が死んだという噂などで、自分自身も「死にたい、死ねたらよい。自分のほうが死ぬべきだった」と思ってしまうことがあるのです。

特に誰かが自殺したという情報は、通常断片的な情報しか伝わってきません。すると当事者は勝手に「自分と同じ境遇だったのではないか」「自分と同じようなことを悩んでいたのではないか」「そんなに立派な人が死ぬしかないのなら、自分も生きてはいけない」などと、自分と相手を重ね合わせてしまいます。

もし当事者がうつ病と診断されていたとすると、「死んだ人もうつ病だったという。自分と同じだ。自分も自殺するかもしれない」と不安が募るのです。

もし自殺した人と少しでも面識があれば、今度は「自分のせいで自殺したのではないか」という妄想をしてしまいます。これはうつ状態でない人にも多く見られる関連づけですが、うつ状態の場合、特にこれを強烈に感じてしまうのです。それは、うつ状態で活性化された自責の念によるものです。この関連づけは周囲の人が思うほど生易しいものではありません。妄想とも呼べるほど強力な関連づけです。

ある人は、一〇〇人ほどの職場で発生した自殺を「自分のせいだ」と感じました。ところがその人は、自殺した人と面識がありません。

なぜあなたの責任なのかと尋ねると、「私のうつが、移ったような気がする」とか「私が職場のカウンセラーを利用したときに、彼も利用したかったのかもしれない。私が彼の時間を奪ってしまった」と答えました。私は「そんなことないと思いますよ」と口では否定しましたが、その方にとっては気休めとしか聞こえなかったでしょう。

いずれにしても周囲の人は、うつ状態の人が〝死〟にかなり敏感になっており、「自分の責任だ」と感じやすくなっていることを知っておくべきなのです。

ある人の自殺があった後、その近くでまた自殺が発生することを連鎖自殺と呼んでいます。一般的には、ごく近い人が後追いのような形で自殺することをイメージするでしょうが、実際はここで紹介したように、亡くなった方とあまり面識がない人で、たまたまうつ状態にある人が、自分と勝手に重ね合わせて自殺してしまうケースもかなり見受けられるのです。

このように、死や事故にかかわる情報が入ってきて、当事者の不安が急激に高まったときでも、当事者は周囲の人に心配をかけまいと、黙っていることが多いものです。

周囲の方から、「どう感じているの」と声をかけてあげてほしいのです。

自分に関連づける思考や死にたい気持ちを、否定するのではなく、「そう感じてしまうんだね。つらくなってしまったんだね」と理解してあげるように努めてください。

また、TVのニュースやドラマで自殺や事故、事件などの場面があると、それがもとで死にたい気持ちが高じることもあります。過去の震災や事件の発生時期に合わせて放映される特別番組で、心を揺さぶられて不安定になるうつの方は多いのです。

周囲の人は、世間を騒がすような大きな事故・事件があった場合や、TVドラマを見た後、当事者の様子がおかしいと感じた場合にも、「どうしたの。○○のことで、何か考えちゃった？」などと、当事者の受け取り方・感じ方を聞いてあげてください。

⒃ 身体の病気（風邪）・怪我

悲しみのプログラムが喪失をテーマとしていることはこれまで見てきたとおりなのですが、人間が、愛の対象の喪失と同じように深刻なダメージを受けるのは、自分自身の身体的健康、体力あるいは身体の一部を失ったときの喪失感です。

うつにはもともとさまざまな身体症状がありますが、頭痛や耳鳴りが苦しくて「死にたくなる」人も少なくありません。この場合も、健康を失った喪失感・無力感による絶望・覚悟のプログラムの発動です。

うつに病気や怪我が重なると、喪失感だけでなく、エネルギーの面からも、うつを悪化させます。

もともと、体の不調を回復させるために、私たちはかなりのエネルギーを使わなければなりません。ですから病気からの回復期は、栄養をとり無理な運動は避けるのが普通です。怪我や病気のときは、誰でも疲労がたまりやすい状態なのです。怪我や病気を患う人の一〇～四〇％が、うつ状態にあるという医師もいます。

うつ状態にある人が怪我や病気をすると、身体回復のために、いっそうエネルギーを消耗し、蓄積疲労を進めてしまいます。風邪、花粉症などによって、うつが悪化するのは非常に一般的なことなのですが、案外知られていません。しかも、そのような身体病は対処が遅れがちになります。というのも、本人が身体的な苦しさを、うつの苦しさだと勘違いしてしまうことが多いからです。

うつが悪化して苦しい、頭が痛いと訴えるので、「巷で風邪が流行っているよ、熱を測ってみたら」とアドバイスしたところ、三九度だったというクライアントもいます。慌てて病院に行って治療をしてもらい、大事には至りませんでした。

病気でなくても、生理痛の苦しさなども、うつと間違われやすいので注意が必要です。生理だと気がつくだけで、無力感が小さくなります。

もともとうつを抱える人が、大きな怪我などをした場合は、少し違う視点での注意が必要です。

それでも初めのうちは、そもそも活動量が制限される上、比較的身体的回復が目に見えやすいので、うつの苦しさもまぎれていることがあります。ところが、回復が安定し、喪失を伴う生活が現実味を帯びるころ、精神的な落ち込みを自覚するようになります。

大きな怪我や病気の場合、周囲はそのこと自体に気を取られ、多少元気がなくても当たり前だと思ってしまいます。しかも目に見えやすい怪我や病気が治りつつあるとき、まさか当事者が落ち込んでいるとは思いません。

当事者もそんな周囲の明るい顔を見て、深刻な相談をしにくくなります。すでに入院や治療の段階で、かなり迷惑をかけているという感覚を持っているからです。

身体は治っても、本人の（何となくの）喪失感は続き、内面をコントロールできず（無力感）、相談もできず、周囲にも迷惑をかけている（自責の念）となれば、周囲がまったく気がつかない間に「死にたい」気持ちが芽生えてしまうこともあるのです。

身体の病気が治って、病院を笑顔で見送られたその日に自殺未遂をしてしまった人もいるほどです。

また、病気そのものが脳にも影響を与え、うつ状態になりやすく（悪化させやすく）なることもあるようです。たとえば、脳梗塞や脳出血、糖尿病、ＨＩＶやウイルス性肝炎、がんなどでも、そのようなことが起こる場合があるそうです。

さらに、病気を患うと薬を飲みますが、その薬でうつ状態になってしまう（悪化する）こともあるのです。

周囲の人は、身体と精神（心）を別のものと考えず、体のピンチは、心のピンチでもあるということをよく認識し、当事者の心の部分までよく観察してほしいと思います。

その際、病気や怪我を診てくれている医師と、心のことについてもよく相談するようにしてください。もし、その医師が心について無頓着なら、周囲の人だけでも精神科を受診し、アドバイスをもらってほしいのです。

(17) 秘密がばれて、破産や離婚になる可能性

うつ状態では、罪悪感と不安のプログラムが活性化しているため、いつもなら気にならないような小さな失敗を、大きな失敗のように感じてしまうのです。

周囲の人から見れば、「そんなミス、大したことない」「みんなもやってること」「見つかっても、ちょっと怒られるだけのこと」と思えるような些細なことでも、うつ状態の当事者にとっては、とても不安をかき立てられる深刻な問題に映るのです。

その些細なことは、よく重なる場合もあります。元気なときなら無視できるような内容でも、うつ状態でこのような出来事が重なると、それに対して何の対処もできなかった無力感と、悪いことをしてみんな

から見放される無力感、自分がいないほうがみんなのためだという自責の念が、絶望・覚悟のプログラムを誤作動させます。

これまで秘密にしてきた小さな罪（嘘、SNSなどでの悪口、プライバシー暴露、不倫、借金、著作権侵害、脱税、駐車違反・速度違反、万引きなど）がばれるかもしれないと感じたとき、当事者はパニック的に不安になることがあります。隠していたことが、一つのことをきっかけに芋づる式に明らかになってしまうと考えてしまうのです。さらに、罪が明らかになった後の処罰や仕返し、仲間からの疎外などが頭の中でシミュレーションされ続けます。

ですから周囲の人は、「こんな小さなこと」と考えずに、本人の中でどんな不安物語が膨らんでいるのか、聞いてみていただきたいのです。

不安は、自分の中だけで囲っておくと、どんどん増殖し現実から離れた物語を作ってしまいます。当事者が誰かとその罪悪感について話せれば、不安の想像から現実社会に帰ってくることができます。

もちろん当事者も内緒にしていることですから、簡単には聞き出せないでしょう。できれば当事者がすべての心の内を話せるチャンネルを用意しておきたいものです。それは単一チャンネルでなくてもいいのです。複数の人が複数の物語を聞く。一つひとつは違う物語であってもいいのです。要は当事者が、自分だけの隠し事を、自分の心の中だけで増殖させないような工夫ができればいいのです。

罪悪感をベースにしたこの不安は、隠し事がばれてしまうときにだけ喚起されるものではありません。たとえば、いつもなら無視できる振り込め詐欺系の電話やメール、はがきなどにも、大変引っかかりやすくなっています。悪質な宗教系の勧誘にもだまされやすくなります。何となく悪い感じがあり、相手の言うとおりにしなければ、とても大きな災いがあるような気がしてしまうからです。

そのような出来事があっても実害がなかった場合、周囲の人は「大丈夫。今後は気をつけろ」とアドバイスし、忘れてしまうことが多いのですが、当事者はその後もずっとそのことが気になり苦しんでいる場合があるのです。

⑱ 一区切り（荷おろしのタイミング）

うつ状態の人が、気にかけていた大きな出来事が終わった後、死にたいという気持ちが急激に高まってしまうことがあります。周囲は、「大きな仕事が終わって、ホッとしているだろうに」と驚いてしまいます。

一つの仕事の終わりの時期に絶望・覚悟のプログラムが誤作動すること（あるいはそれまで元気だと思っていたが、一仕事終えたタイミングでどっと落ち込むこと）は、〝荷おろし〟と言われて、以前からよく確認されていることは前に説明しました（p118）。

私も知識としては知っていましたが、自殺にかかわる仕事をするようになって、このタイミングがうつ状態の人に与える影響の大きさに、改めて驚きました。

このタイミングが私たちに衝撃を与えるのは、周囲との認識の差があまりにも大きいからです。

ある当事者は、一人息子が学校でいじめに遭い、不登校になっていることをずっと心配していました。その息子さんが周囲の力を借りてようやく高校に受かったのです。そのお祝いの宴席の日に、自殺未遂をしたのです。

荷おろしのタイミングを数十件経験するうち、私には荷おろしにも二つのタイプがあると思うようになりました。

一つは、苦しくて苦しくて毎日を生きていく意味を感じられない人が、「このことまではがんばらなければ」と、最後のエネルギーを振り絞っている場合です。

もう一つは、当事者もそれほど深刻と感じていなかったのに、出来事が終わった瞬間、大きな疲労感と絶望感に急激に飲み込まれるケースです。

前者は、（当事者の気持ちを後で知れば）まだ周囲にも理解できます。ところが後者は、周囲にも当事者にもどうしてこんなに落ち込む（落ち込んだ）のかが、わからないのです。

私は、これは驚き・興奮のプログラムのせいであると考えています。

驚き・興奮のプログラムは、危機状況に合わせて、体を臨戦態勢にするプログラム。活動しろ・対処しろ系プログラムの中でも、最も即応性の高いプログラムです。体中を緊張状態にし、大変大きなエネルギーを使用するので、事態が終わるとあまり後まで引きずらずに終了します。

これに比べて同じ活動しろ・対処しろ系プログラムの中でも、不安や恐怖は消費エネルギーも驚き・興奮のプログラムより少ないので、出来事の後、警戒のためにしばらく続くようにできているのです。

驚き・興奮のプログラムのもう一つの特徴は、このプログラムが作動している間は、他のプログラムや疲労感を感じないようにする（抑える）機能があることです。

私たちが突発的な災害に遭ったとしましょう。必死でその場をくぐり抜けたあなたは、安全な場所で一息ついたときに、急激に恐怖感を感じました。気がつけば、怪我をしていたようです。今まで痛くなかったので気がつきませんでした。すると急に疲れも感じて、その場にへたり込んでしまいます。

驚き・興奮のプログラムが終了したため、他の感情や痛み、疲れを感じられるようになったのです。

うつ状態の人は、ある出来事のために驚き・興奮のプログラムを強く作動させていたのでしょう。そのこと自体が消耗を激しくしているのですが、出来事の間は疲労や（うつの）苦しさを感じていません。出来事が終わり驚き・興奮のプログラムが終息したとき、本来感じるべき疲労や怒り・不安などを一気に感じてしまったのです。

急激にその巨大な苦しさと接し、自分の無力感を痛切に感じてしまいます。出来事を乗り切ったのに……という感覚は自分の体がコントロールできていないという無力感に陥ります。自分でも「こんなに苦しくなる理由がわからない」と思っているのですから、人に苦しさを相談するタイミングを逸したまま、うつの大波に飲まれてしまうのです。不意打ちの感があります。

周囲の人は、当事者が抱えている〝何か〟が終わったときには、当事者の心の変化を聞いてみてください。少し落ち込むことがあっても当然だよ、あなたが壊れてしまったわけではないんだよというメッセージを与え、周囲の人が慌てないことが大切です。

落ち込んでいることがわかりさえすれば、援助の仕方はいくらでもあります。

⒆ 楽しいことの後

荷おろしと同じようなケースとして、本人がとても楽しく過ごした出来事の直後、大きな落ち込みに襲われることがあることにも注意しておかなければなりません。あるいは楽しい出来事の後半部分から、その落ち込みが始まることもあります。

あるクライアントは「祭りの後の寂しさ」と表現していました。

日ごろの何となくうつうつとした状態を、しばらくの間忘れることができた。またあの苦しい状態に戻ってしまうのかという不安と恐怖が引き金になるようです。

遠距離の恋人と会った後、学園祭などの後、楽しかった旅行の後……。これらが楽しければ楽しいほど、もううつは治ったと感じれば感じるほど、うつに戻ったときの落ち込みも激しくなるのです。

荷おろしと同じように、周囲には「あんなに楽しそうにしていたのに……」と、当事者の落ち込みが理解できません。

当事者も楽しそうにしている周りに気を遣って、不調を訴えられないばかりでなく、「やはり自分一人だけ、おかしいのだ」と〝自分だけ弱い〟妄想を膨らませてしまうことになるのです。

あるイベントに際し当事者が楽しそうにしていたら、周囲の人は、その後の状態に少しだけ気をつけておいていただきたいのです。

(20) ネット仲間との交流

うつ状態にある人は絶望・覚悟のプログラムの誤作動を避けるため、孤独(無力感に通じる)を感じたくありません。ところが対人不信があるため、実際の人間関係を保つことも難しいのです。しかし誰かとつながっていなければさびしいし、不安でもある。

また、「自分だけが弱い」という思考を否定するために、同じように「死にたい」という気持ちを抱えた仲間を求めてもいます。

さらに、不眠に悩まされる夜の時間を何かしてやり過ごしたいという気持ちも強い。

現代社会になって初めて、これらの要素を満たす関係が生まれてきました。それがインターネットによる当事者間の人間関係です。

インターネットでは、そこ(SNS、ブログ、ホームページ)での交流をしばらく観察してから、会話に入ることもでき、いつでもやめることができるという安心感もあります。

一般の会話では、自分の話の途中で相手から水をさされることが普通ですが、書き込み形式では自分の気持ちを途中で止められることなく、打ち明けることができます。

匿名のSNSなどでは、利害関係のない、知らない者同士のつきあいなので、表面飾りをする必要もなく本音を表現しやすいという利点もあります。

ネットでの交流が、実際の友だちより心理的に深い間柄に発展していることも珍しくありません。と、ここまではいいことずくめのようですが、自殺という観点から見ると、気をつけなければならない点がいくつか存在します。

一つ目は、インターネット上で攻撃されてしまうことです。

SNSでの何気ない、後で考えると不用意な発言や投稿が、思わぬところで反響を呼び、多くの人から攻撃されてしまうことがあります。いわゆる「炎上」です。また、SNSのグループ内で、言葉の攻撃や無視などのいじめを受けることもあります。

周囲の人の視線を気にする日本人にとって、インターネットで、多くの人から一斉に攻撃される体験は、元気な人でも自殺に追い込まれてしまうほどの破壊力を持っています。

ただでさえ、うつのときは孤独を感じ、周囲の人々に対人恐怖的感覚を持ってしまいます。もしそんなときにインターネット上での攻撃にさらされたら、かなり危険な状態になってしまうのです。

二つ目は、ネットを通じて知り合った友だちの死（自殺）に遭遇する機会が増えてしまうということです。

誰かがネットの中でピンチを訴えたとき、「死なないで」と書き込みしたとしましょう。それでも自殺が行われてしまった場合、自分は何もできなかった（無力感）とか自分の一言が追い詰めた（自責の念）と感じてしまうのです。

三つ目は、時間の錯覚です。感情は相互作用で大きく発展します。不安は、他人の不安を呼び、不安になった他人を見て本人はさらに不安になります。

ある人がたまたまうつの波に飲まれそうになっているとき、過去の誰かの死にたい気持ちの書き込みを読んでいたとしましょう。波が低いときは「自分だけではないな。それでも生きていけるんだな」と感じられるのです。ところが波が高いと、死ぬことだけを中心に頭が回るので「死にたいと思うのも自分だけではないな。やはり誰も助からない、みんなそうなのだ」と発想が逆に発展してしまいます。今の当事者の気持ちに共感しているのは誰もいないのに、ネット上の過去の文章との間で不安の雪だるまを大きくしてしまうのです。

四つ目は、「みんなで渡れば怖くない」状態の出現です。

自殺を踏みとどまらせる力にはさまざまなものがあると思いますが、私の経験から最後の最後にとどめているのは、やはり〝死〟への恐怖だと感じています。

ネットで共同して自殺計画を立てると、この恐怖を集団の力で乗り越えてしまうのです。

自分のためだけならできないことでも、人のためならできてしまうのです。この気持ちは種の保存のプログラムですから、絶望・覚悟のプログラムと相性がいいのです。だから、ネット仲間の誰かが、「死にたいのに一人では怖い」と言うと、「その人のためになるなら、一緒に死んであげる」という気持ちになりやすいのです。

周囲の人は、ネットでの交流をいたずらに否定するのではなく、そのプラス効果は認めてあげてほしいのです。

しかし当事者のうつの波が高くなったときには、プラス要素よりマイナス要素が多くなることもあります。日ごろは外に出ない当事者が急に遠出をすると言い出した場合、当事者とチャンネルのつながっている人に必ず面接してもらってください。

(21) リハビリ期の早すぎる社会復帰

リハビリ期は、うつ状態から回復する過程の中でも最も苦しい、逆に言えば工夫を要する時期だと思っています。また、周囲の人の支援と理解が必要とされる時期でもあります。

端的に言うと、自殺の危険性が高まる時期なのです。

リハビリ期に自殺の危険が高まるのは、

●うつの波が高くなる。

●社会に出て活動するので運命の波も高くなる。

●周囲も「治ってきた」と当事者に関心を払わなくなる。

という基本的構造があるのですが、早すぎる職場復帰は、これらの要素を悪化させ自殺の危険性を高めてしまいます。

早すぎる職場復帰は、〝相性の悪い出来事〟という側面と、当事者自らが望んでしまうという〝しがみつき〟の二つの側面を持ちます。

相性の悪い出来事としては、病気休暇や休職、段階的職場復帰のシステムが会社に実質的に整備されていない、職場復帰が会社の繁忙期と重なる、上司や人事の理解がない、などが挙げられます。

一方、本人が職場復帰を焦る（しがみつく）のは、次のような心理が背景にあります。

自信を回復したい

当事者は、うつの落ち込み期・底期に感じていた決定的無力感を引きずっています。リハビリ期のテーマは〝自信回復〟なのです。

ですから本人は、早く職場に復帰し一人前の仕事をして、自信を回復したいのです。

解雇されるのではないかという不安

うつ状態ではまだ不安が強いため、これ以上休むと勤めている会社から解雇されると考えてしまいます。

たとえ会社が、ゆっくり休めと指示してくれていても、「もしかしたらそう言っていて、急に解雇通知が来るのでは……」と疑心暗鬼の状態です。

また、貧困妄想が「これ以上休むと、ボーナスがなくなる」という発想につながることもあります。

周囲の反応をプレッシャーと感じやすい

周囲の人々は、当事者が自殺するのではないかと心配する日々が続いています。少し疲れてもいるでしょう。

ようやく当事者の顔に笑みが見られるようになりました。食欲も少しずつ回復し、活動もするようになりました（身体症状の回復）。それを見て周囲の人は、ようやく一息つけるのです。つまりほっとします。「これで治るんだ」と期待を持ちます。

ところが、当事者の心の中では、まだ以前と同じようなつらい状態が続いているのです（精神症状の改善の遅れ）。

そんな当事者は、周囲の微妙な変化を敏感に察知します。

周囲の人の「元気になったね」という言葉は、「もうそろそろ自分のことはできるよね」とか、「もうそろそろ責任ある仕事をしないとね」という言葉に翻訳されます。

もう甘えられない、これ以上迷惑をかけられない、そう感じる当事者は、いっそう早い活動開始に自分を追い込もうとしてしまいます。

当事者が望む場合、休暇を使い果たして復帰時期が決まる場合、職場が復帰を要求する場合、それらのいずれにしても職場復帰が早すぎると、当事者には次のようなトラブルが生じやすくなります。

仕事をもらいたい。しかしもらうと不安。仕事から距離をとれない

当事者は、早く一人前の仕事をして、自信を回復したいし、「みんなに迷惑をかけている」という状態から早く脱出したいと考えています。

ところが、一方でまだ自分の状態に完全に自信が持てないのです。波の影響があり、自分の調子を読めない。自分をコントロールできないという不安です。

今日は調子がいい、これで治ったと思っていると、次の日はドンと調子が悪くなってしまう。少しすると持ち直し、期待するとまた落ちてしまう。そういうことの繰り返し。まだ翻弄される感じがあります。早く仕事をしたい。ところが波の影響があり、自分の調子が読めないので、もし責任のある仕事をもらったら、それができるかどうか不安がある。もしできなかったら、みんなから見放される……。当事者はそんなジレンマを抱えている時期なのです。

仮に、ある仕事をもらったとしましょう。するとその仕事を「しっかりやらなければならない」と受け止めすぎ、大きなエネルギーを注いでしまいます。

うつ状態から回復しつつあるとはいえ、完全には回復していない状態なので、三倍モードほどではなくても、二倍モードにあります。つまり元気なときに比べ、二倍傷つきやすく、二倍長引きやすく、二倍トラブルに遭いやすい状態です。

そんな中で、仕事に責任を感じすぎると、それだけで疲労の収支がマイナスになり、結果的にまた疲労をためてしまうのです。

それを周囲に悟られたくなくて、表面飾りが復活してしまいます。

休みを取りにくくなる

仕事を詰め込んで疲労をためてしまうと、うつ状態が悪化してきます。

そうでなくても、リハビリ期は波の影響が強いため、順調に回復している人でも、時にはわけもなく落ち込む時期（小波）があります。

すでに三カ月休んだ人が復帰し、少し調子が悪くなったので二、三日休んだらどうかと、カウンセラーからアドバイスを受けました。ところが彼はその数日の休暇を申請できないのです。「これまでたくさん迷惑をかけてきた」「これ以上休むと解雇されるかもしれない」「これ以上休むと、査定が下がり給料が減る」——これが彼の不安です。

また、復帰後がんばりすぎて調子を崩した場合、自分のことをコントロールできないという情けなさから、以前よりいっそう周囲に弱音を吐きにくくなってしまいます。周囲の人に、「学習していないのか」「自業自得だな」「調子に乗っているからだ」「期待させるな」などと非難されるような気がしてしまうのです。

リハビリ期は、周囲の感じ方と当事者の感じ方の差が激しい時期です。

いったん復帰するとそれで周囲も安心し、数週間後に深刻に落ち込んでいる当事者に誰も声をかけないということも珍しくありません。

周囲の人々は職場復帰で安心せず、運命の波が高くなっているという意識をしっかり持っていただきたいと思います。

また、職場復帰のタイミングやペースは、医師や専門家のアドバイスを受けながら慎重に支援していただきたいと思います。

もちろん、遅すぎると引きこもりになる可能性はありますが、私が支援したケースではほとんどの場合、社会復帰が遅すぎて失敗したケースはありません。周囲の役割は、当事者の焦りにブレーキをかけることだ、と思って間違いないと思います。

(22) 精神疾患

うつ状態に陥るルートには、本書で主に紹介している、日々の生活をしているうちに疲労が蓄積しうつ状態になるケースだけではなく、薬の副作用や身体疾患から疲労が蓄積するケースがあることを紹介しました（ｐ285）。

その他に精神疾患からうつ状態になるルートもあります。

何の理由もなくうつ状態になる病気がうつ病だということは説明しましたが（ｐ82）、精神疾患にはその他に統合失調症、認知症、パニック障害、拒食症、過食症、ＰＴＳＤ（心的外傷後ストレス障害）、発達障害などがあります。

精神疾患になると、大変苦しい日々を過ごさなければなりません。

たとえばある統合失調症の患者は、何か行動するたびに耳元で「おまえは偽善者だ、それは自分のためだけにやっているんだろう。死ね」という声が聞こえてくるのです。それが毎日続くのです。あるいはパニック障害の人は、何らかのきっかけで急に気分が悪くなり、「このまま死んでしまうのではないか」という強い恐怖を体験します。それが怖くて、電車を利用できなくなったり人ごみを避けるようになるのです。そんな苦しい日々が続くのですから、疲労が蓄積しうつ状態になるのも当然のことでしょう。

また発達障害の方は、一般的に他人とのコミュニケーションが苦手です。仕事をしたり普通の生活をする中で、誤解し、誤解されることが多くなり、いつもストレスを抱えている状況です。自分の何が悪いのかがわからない、つまり自信が持てない中で、対人トラブルで消耗してしまいます。わかってくれる人が少ない状況ですから、自分を責めるサイクルにも陥りやすい。どうしてもうつっぽくなってしまいがちです。

逆に、日常の生活の蓄積疲労からうつ状態になった人が、その後に精神疾患を患った場合、うつ状態が一気に加速してしまい、絶望・覚悟のプログラムが誤作動する可能性が高くなってしまいます。

うつ状態は、疲れ果てた状態です。精神的な病気にもかかりやすくなっているのです。

この意味でも、うつ状態の人をできるだけ早く精神科に橋渡しできるような態勢を整えておいてください。

統合失調症も、パニック障害も、現在ではかなり治療法が進んできました。早めに対処すれば、治りやすいし、もし治りきらないにしても、ダメージが少なくてすみます。

早めに精神科で受診できると、
①うつ状態そのものに上手に対処できる
②うつ状態の背後に隠れている精神疾患を見つけ、対処できる
③うつ状態に精神疾患が重なることを予防できる（もし重なったら早期に対処できる）
というメリットがあることを、まず周囲の人々が理解しておいてほしいのです。

第3章　具体的対策

I　どこをゴールとするか

よく当事者や周囲の方々から「本当に治るのでしょうか」と聞かれることがあります。その質問に対して私は、かなり慎重に言葉を選んでお答えします。というのも、その質問がどんなことをイメージしているのかで、答えが変わってくるからです。

その質問が、単純にうつ状態は治るのかとか、死にたい気持ちが収まるのかということなら「はい」と答えられます。

ところが、治療やカウンセリングを受ければ、「もう二度と死にたいと思わなくなる」「もう二度と手首を切らなくなる」「もう二度と暴力をふるわなくなる」と思っている方もいらっしゃいます。

このような方は、本人が自分の悩みの根源であると考えている、中学のときのいじめの経験や幼いときのトラウマまで処理して、もう二度とそのことで悩まないようにしたいのです。対処療法では満足せず、体質改善とか、根本治療をしてほしいという願いがあるのでしょう。

当事者は大変怖い思いをして、二度とこのような状態に陥りたくないと思っていますし、周囲の人も、愛する人が死ぬかもしれないという恐怖に怯えてきたわけですから、その恐怖から完全に解放されたいと考えるのも無理はありません。

先ほどの質問が、このような意味を持つなら、私の答えは「できないことはないでしょうが、今の私たちの目標は違うのではないでしょうか」とお答えします。

いま、現実に困っているのは、「死にたい」という気持ちです。

私たちが目標とすべきは、うつ状態になる前の当事者に戻す、ということなのです。

思い出してほしいのです。いろいろと悩みはあったでしょうが、うつ状態になる前は、それなりに生きていたのです。それがその人の生き方でしょう。

ですから、今回のことをきっかけに、すべてを乗り越え整理して、悩みもなく、疲れもしない〝別の姿〟になることを目標にするのは飛躍がありすぎます。

「しかし、根本原因に対処しなくては……」と鼻息荒く反論されそうです。

当事者は、「私は、物心ついたときからずっと死にたいと思っていた。この性格が変わらない限り苦しみは終わらない」とか「私の死にたいという気持ちは中学のいじめが原因ですから、そのことを処理しなければ『死にたい』という気持ちは変わりません」と言うかもしれません。本人がそう言うのだから間違いないと周囲の人も思うでしょう。

ところが、そうでもないのです。

当事者は、今はうつ状態にあります。うつ状態の色眼鏡で、自分の過去・現在・未来を見ているのです。今は本当にそう思えていても、うつ状態が回復してくると、死にたいとは思わなくなるし、いじめのこともあまり気にならなくなります。

〝根本原因への対処うんぬん〟についてはこう考えてみてください。たとえば私たちがある病気になったとしましょう。病院に行ったとき、「二度とこの病気にならないようにしてください」と頼むでしょうか。風邪をひいた場合なら、風邪の症状さえ治れば、それで満足していませんか。

今回は、当面のうつ状態を乗り越えることを目標にしましょう。

たとえば、精神疾患や人間関係のトラブルが背景にある場合でも、それによって蓄積された疲労を解消し、うつがかぶっている状態から脱出させることを、第一の目標とするのです。拒食症が残っていてもいい、親子関係が最悪のままでもいい、とりあえず、それを抱えたまま「死にたい」とは思わなかった状態に戻すことをイメージしてください。

精神疾患やトラブル自体は、その後に（新たな対応が必要なら）対処すればいいのです。周囲の人がこの現実的な目標を持たない場合、「性格を変えるのは無理だから、自殺予防などできるわけがない」と極端な態度になり、結果的に投げ出してしまったり、あるいは当事者に対して「完全に治ってから出勤しなさい」と無理なプレッシャーをかけたりしてしまいます。

人の命がかかっている今の状態では、当事者も周囲の人々も冷静さを失い、非現実的な〝魔法〟を求め、それを与えてくれないと「ぜんぜんダメだ」と極端な判断をしてしまいがちになります。

当事者が冷静になれないのは仕方がないでしょう。

しかし周囲の人には、「一〇〇点ではないけれど、しないよりはましという施策を積み重ね、自殺の確率を少しでも低くしていく」という対応をしていただきたいのです。それはまず現実的なゴールのイメージを持つことから始まるのです。

自殺予防は、プラスを求める発想ではなく、マイナスをできるだけ少なくするという発想で臨んでください。

誰かが死にたいと思っている時点で、大きなマイナスからスタートしているのです。プラスにしたいところですが、今はマイナスをいかに少なくするかを考えなければならないのです。

つまり、どの方法が一番総合的なダメージが少ないかという発想です。一つひとつの方法のマイナス面に目を向けて、「それではだめだ」と非難したり、悲観したりする代わりに、その方法が他に比べてどれだけ〝まし〟かを考え、全体のマイナスを少なくしていく施策を粘り強く積み重ねていくしかないのです。

Ⅱ　兆候への対応では限界がある

これまでの自殺予防対策の主流は、自殺の兆候をいち早く発見し、対処するというものでした。自殺の兆候としては、大切にしているものを誰かに渡す。遺書を書く。死にたいと話す。ロッカーを整理する。妙に吹っ切れたように元気になる。危険な行為をする――などが知られています。

ところが現実には、このような兆候が現れることもありますが、表面飾りもあり、ほとんどそのような兆候が周囲に察知されない場合も多いのです。

もしこれが心筋梗塞の場合ならどうでしょう。

心筋梗塞は、(一例として) まず、心臓の血管が動脈硬化により狭くなっている状態があります。体中にも同じように血が流れにくくなっている場所があり、そこの血の塊が何らかのきっかけではがれて、心臓の狭くなっている個所に引っかかります。心臓への血が流れなくなり死んでしまうのです。

血がどろどろしていたり、血圧が高い人は、心臓の血管が詰まる危険性がさらに高くなるでしょう。

心筋梗塞の場合、頭痛や血圧の上昇、どきどき、疲れやすさ、めまいなどがその兆候と言われています。その兆候を発見したとき、私たちははたして心筋梗塞の危険を察知し、心臓のCTを撮るでしょうか。

そのような兆候は、日常生活を営んでいれば、誰でも少しは感じることがありますし、「昨日、疲れたからだ」とか「睡眠不足で……」とか「甘いものばかり食べているから」「酒を飲みすぎているから」などと考えてしまいます。そして、これまでも様子を見ることで、その症状が軽快していったことが多いのです。そんな兆候があったからといって私たちは、いちいち病院に行くことはないのが現実ではないでしょうか。

心筋梗塞を予防しようとするとき私たちは、兆候で察知することにあまり期待せず、定期健康診断で血圧や血液の状態を把握し、(心筋梗塞そのものよりも) 動脈硬化が始まっているかどうかを知ろうとします。もし動脈硬化が始まっていたら、血圧を下げるなどの対処をします。それが結果的に心筋梗塞の予防につながるのです。

自殺の場合も、自殺の兆候を発見することに力を注ぐのではなく、その前の段階〝うつ状態〟に焦点を合わせるべきなのです。

兆候を重視することのもう一つのマイナス点は、自殺を防ぎきれなかったときの周囲の人の心のダメージを、必要以上に大きくしてしまうということです。

不幸にも自殺が起こったとき、兆候を重視する自殺予防の概念があると、「兆候があったはずだ、それに気がつかなかった」と周囲の人は自分を責めます。後で振り返れば、どんなことも兆候のように見えてくるものなのです。

このようなことを繰り返していると、「兆候を見つけられなかった自分が悪いが、実際には兆候は見つけにくい。また、いろいろなことが兆候になりうる。そのメッセージを適切に受け取ることは難しい。結局自殺を予防することはできないのではないか……」という悲観論に陥りやすくなるのです。

このように、兆候による自殺予防は、止められる確率が低いだけでなく、残された人に強い影響を与え、自殺予防策全体への不信も招きます。

また、自殺予防のもう一つの考え方として、〝弱い心を鍛える〟という発想もあります。

これについては、第1章で詳しく説明してきました。「弱い心がうつや自殺の原因」と当事者や周囲が考えていることが、むしろ自殺の方向に追いやっていることを理解しなければなりません。

そこで本書では、兆候による自殺予防ではなく、うつ状態をターゲットとして、うつの波と運命の波にどう対処するかを考えていきます。

自殺予防は、直前兆候対応ではなく、波対応が大事なのです。

波対応とは、波の特性を知り、それをどう治療（休養）に結びつけるかを考えることです。

また、〝弱い心〟対策ではなく、〝誰でもそうなるという事実〟への対応を考えます。溺れないようにと、肺を鍛えたり立ち泳ぎを猛練習したりするより、ライフジャケットを着るようにしつけることをめざすのです。

つまり、死にたくならないように心を鍛えるとか、我慢する力を伸ばすなどというより、うつ状態という波があり、気力や精神力では乗り越えられるものではないと正しく認識し、波を乗り切るには、受診することと休息すること（ライフジャケット）が必要だということを、みんなの共通認識とするのです。

すでに溺れているときは、溺れている人の癖（表面飾り・しがみつき）があることを知り、それを前提として援助します。

悪い癖自体は、乗り越えてから治せばいいのです。溺れているときに泳ぎ方を直せと言われても無理でしょう。まずは浮き輪を投げるのです。

また、援助するときにも、直接飛び込んで溺れている人を助けようとすると、しがみつかれて自分も危なくなります。そういうときはいったんもぐって（そのためには冷静さと勇気が必要です）、相手が手を離してから、相手の背後から接近する必要があります。つまり、支援するには〝適切な距離〟が必要なのです。また、人工呼吸のやり方などを知らなければならないでしょう。

これらは、死にたいという気持ちを持ったうつ状態の人への、接し方のコツ、距離の取り方のコツを知るということなのです。

このように、自殺は完全に予防できるものではないにしても、その確率を低くするための方法はあるのです。それを具体的に説明していきましょう。

Ⅲ　三つの段階

自殺予防は三つの段階で議論されることが多いので、ここではその区分に従い、時間の流れの中で具体的な対策を説明していきたいと思います。

まず、最初は予防段階（プリベンション）です。死にたい気持ちの発生を予防するための知識教育が主体となります。

次は、危機介入段階（インターベンション）です。死にたいと思っている人に、どう働きかければ、その苦しい状態から救い出せるのかを説明します。

最後は、不幸にも自殺の行為が行われた場合です（ポストベンション）。未遂への対処、不幸にして自殺が起こった場合の周囲の人へのケアの方法をお伝えします。

Ⅳ　予防段階（プリベンション）

自殺を予防するために一番重要なことは、自殺について正しい認識を持つことです。本書はそのために書かれていると言っても過言ではありません。

私たちは一般に、自殺について第1章で紹介したさまざまな疑問や迷信を持っています。いざ「死にたい」という当事者の気持ちに遭遇したとき、この誤った概念が、当事者が適切な対処を受け入れることを妨げ、周囲の人々が効果的な支援を行えない原因となるのです。

ここで紹介することは、初めて当事者の「死にたい」気持ちと遭遇したときのための知識というだけではなく、死にたい気持ちをいったん乗り切ったリハビリ期の人が、再びうつ状態にならないために注意すべきことでもあるのです。

（1）うつについてみんなで知ること

自殺は社会現象です。本人のうつが悪化するか否かも、もちろん本人の休養しようとする意思が大きいのですが、その意思には周囲の人の〝自殺〟や〝うつ〟に対する考え方や、雰囲気が大きく作用しています。

ですから、第1章で紹介したような内容を、みんなで共有することが極めて重要なポイントとなります。みんなというのは、もちろん日本中というのが理想ではありますが、すでに当事者を支援しようとする場合など、私が勧めているのは、とりあえず当事者を支える一〇名ほどに、「正しい自殺・うつの概念」を持ってもらうということです。すると何とかうまく支援できるようです。

当事者の不安や表面飾りが強いときなど、自分が調子が悪いということを誰にも知られたくないと思うでしょう。

しかし、当事者の状態を正しく認識してもらわないと、周囲からの善意の（あるいは自然な）反応が、本人のうつ状態を悪化させてしまうことが多いのです。

周囲の人は当事者が別人になっていることを知りませんから、「怠けているんじゃないの」「途中で投げ出すのは、責任感がないからだ」「挨拶をしても顔をそむける。俺を無視しているか、俺が嫌いなんだな」と、当事者の性格・能力のせいにして理解してしまいがちです。その結果、「俺がしっかり言って、正してやらねば」と思う人もいるでしょう。

それはうつ状態の人にとってはつらいことになります。

私の経験では、たとえば家族の数人と、会社や学校の上司・先生・同僚・友だち数名に「わかって」もらっていれば、何とか適切な対処（治療・休養）の方向に持っていきやすいようです。

このとき、当事者にとってのキーマンは外さないようにしてほしいのです。たとえばある男性は、職場の課長ではなくその上の部長にさえしっかり理解してもらえれば、安心して受診して休めると思いました。

さて、ではどのようにしてうつに関する正しい知識を、みなさん（一〇名ほど）に知ってもらえばいいのでしょう。

当事者が一番理解しているから、当事者に説明してもらおうと考える人もいるかもしれません。

しかし、当事者はすでに頭が回らず、自分のことなのに自分でうまく表現できません。また対人恐怖もあります。みんなに説明しろと言われても、「うまく説明できないと、自分の能力がないのがみんなにばれて、見捨てられてしまう」という不安を持ってしまうのです。しかも、言い訳をしているようだと感じて、自分ではうまく言葉にできない部分もあります。

この場合は、今この本を読んでいるあなた、あなたが動いてほしいのです。まずこの本の概要を理解してください。覚える必要などありません。こんなことがどこかに書いてあったなというぐらいの理解でけっこうです。

次にもしこの作業（一〇人にわかってもらう作業）がうまくできそうな人がいれば、その人にもこの本を読んでもらうといいでしょう。そしてそのうえで、あなたかその人が当事者と面接し、まずみなさんが、正しく支援しようとしていることを理解してもらいます。そして受診を説得します（p324　インターベンション参照）。あわせて本人にとってのキーマンを聞き出しましょう。当事者がうまく乗り切れるためには、一〇名の支援を受ける必要があることを話し、了解を取りましょう。

了解が取れたなら、個別かあるいは集まってもらって、当事者の今の状況、これまでの症状（周囲にはこう見えていただろう）、これからの対処の方向を説明し、一〇人に「（当事者のうつを）理解して、支えてほしい」と依頼します。

このような説明は、会社や学校のカウンセラー、あるいはプロのカウンセラーにお願いすると、スムーズにいくかもしれません（カウンセラーだからといっても、自殺について詳しくない人もいるので、この本を事前に読んでもらうことを強くお勧めします）。

次に、特定の当事者はいないが、組織として自殺を予防したいという場合です。

その場合にはまず、自殺とうつについて情報提供（教育）してほしいのです。

教育する内容は、

●うつ状態の症状。
●うつ状態の本質は疲労であること。
●精神疾患や身体疾患、薬の副作用でもうつ状態になることがあること。
●うつ状態になったり死にたくなるのは、心が弱いからではないこと。
●うつ状態は、治療と休養で治るということ。
●早めの治療と休養が特に重要であること。
●リハビリ期には特別の配慮が必要だということ。

などです。

このような内容を、組織の全員に対して、もれなくあるいは小分けして、繰り返し教育します。

〝全員に対して〟と〝繰り返し〟がポイントです。

まず、全員に対してですが、組織の全員がこれを理解しているのだと、それぞれの人が思えることが大切なのです。そうでないと「課長は理解してくれていても部長は……」ということになります。

ですからこのような教育を企画した場合、努めて全員を参加させてください。特にその職場のトップが参加することは、とても重要な意味を持ちます。「トップがそういう考えなのだ」ということが行動で伝わるのです。

次に、繰り返しについてです。

うつや自殺に関する誤解は、相当根深いものがあります。数回説明を聞いただけでは、頭ではわかっても心は理解してくれないのです。四〇回四〇〇回の法則（p151）のように、繰り返し行って初めて効果が現れてきます。

組織のメンバーの中に、すでにうつ状態で治療中の人や自殺未遂をした人がいるのだが、教育をすると逆効果ではないか、と恐れる人事担当者もいるでしょう。

当事者は、うつ状態について正しく教育してもらえるのなら、そのような機会を大変歓迎します。当事者は、自分の不調が「怠け者のせいではない」ということを、みんなにわかってもらいたいのです。しかし自分では言えないのです。

このような教育で、自分以外の人が客観的に説明してくれるのは、自分のことをみんなにわかってもらえる大変よい機会となるのです。

ただし、気をつけておかなければならない点もあります。

自分自身まだうつだと十分に認識しておらず（受け入れられず）、かつ死にたいという気持ちがある人の中には、「自殺」「死」という言葉だけで、過剰に反応してしまい、教育の中身までいかないうちに気分が悪くなってしまう人もいるのです。

そこで、私はメンタルヘルスの教育を実施する際、必ず冒頭で、

「今日の話で、もしかしたら気分が悪くなってしまう人がいるかもしれません。そんな予感のする人は、今から休憩を取りますから退席してもらってもけっこうです。調子の悪くなるような出来事を上手に避けるのはストレスコントロールの第一歩です。また、話を聞いているうちに調子が悪くなった場合でも、静

かに退席していただいてけっこうです。話の内容は、後で他の人に聞いておいてください」と説明し、五分の休憩を取るようにしています。

さて、このような教育ですが、できれば教育のトレーニングを受けたカウンセラーや医師にお願いするのがいいでしょう。適当な人がいない場合は、組織のトップ自らか、人事担当者がお話ししてください。

会社員などは、休養した後の人事の待遇や給与のことが気になるものです。組織のトップや人事担当者はそのことについても組織のポリシーを説明できます。

(2) 自分自身で不調をわかる知識(うつ状態をどう察知するか)

ここでは特に、前項で紹介した教育する内容のトップ〝うつ状態の症状〟の細部について説明します。

うつ状態は、自分でも気づきにくく、周囲の人にもわかりにくいものです。

しかし、もし自分で不調を感じられれば(うつと自覚できれば)、それを周囲に言葉として伝えられ、援助を求められるし、それを受け入れやすくもなります。

そこでここでは、自分や周囲の人が、うつによる不調を察知するためのポイントをお伝えしましょう。

一般にうつ病、うつ状態の症状としては、表1(p23)のような症状が知られています。

ところが、これでは漠然としていて、当事者も「気のせいだ」「年のせいだ」「他の人はもっとひどい状態だ」などと症状を否定(受け入れない)してしまいがちになるのです。

そこで、私は次の四つだけを覚えておいてくださいとお願いしています。この四つは、うつ状態の人の九〇%以上に現れる症状です。

食欲不振・体重の減少

うつ状態になると悲しみのプログラムの影響で、食欲がなくなる人が多いようです。

食べたいという気持ち自体が減少する人や、おいしいと思わないし、おなかも空かないので食べないという人もいます。

食欲の変化は、味覚の変化としても現れることもあります。ある匂いに非常に敏感になる人もいます。通常不眠がある場合は、アルコールの量も増えるのが普通ですが、うつ状態になって「アルコールが飲めなくなった（飲みたくなくなった）」という人もいます。

これらの結果、体重が減ってきます。たとえば三カ月で五キロほどの体重減少があれば、その時点で「何かがおかしい」と気がつかなければなりません。

体重の変化は、外見からわかる場合もありますが、案外自分では気がつきにくく、周囲の人にもわからない場合もあるようです。自分の健康管理のために、せめて一週間に一度お風呂上がりに体重計に乗ることをお勧めします。

特に女性の場合は、体重が減ったことを「うれしい」と感じてしまう傾向があり、なかなか危機感を持ちにくいようです。

また、逆に体重が増えてしまう人もいます。若い人、女性に多いのですが、苦しさを紛らわせるために、甘いものを多くとってしまうケースです。

いずれにしても、周囲の人は、当事者が元気がない、様子がおかしいと思ったら、「食べられているの？体重は変わっていないの？」と聞いてみていただきたいのです。減っていても増えていても、いつもの体重から五％も変化があるようなら、それはうつでなくても、体に何らかの異変が生じている可能性を考えるべきです。

睡眠不足

不眠は大変つらい症状です。自分は調子を崩してはいない、気のせいだと〝うつ状態〟の自覚がない人でも、不眠の苦しさは否定しようがありません。

不眠には、なかなか寝つけないもの（入眠困難）や、途中で何回か目が覚めてしまいぐっすり寝た感じがしないもの（中途覚醒）、夜中の二時か三時には目が覚めてそれから眠れないもの（早朝覚醒）、夢見が悪くて寝た気がしないもの（悪夢）などのようにいくつかのパターンがありますが、いずれの場合でも本人が「不眠で苦しい」と感じる状態が二週間も続けば、私は強く受診を勧めます。

うつ状態の根本は疲労です。疲労ですから体と頭を休ませれば回復します。睡眠は回復のための（悪化させないための）最も重要な機能です。この重要な機能が不安のプログラムのために阻害されているということは、すでに当事者が相当の疲労を蓄積しているという証拠です。このままの状態で疲労のマイナス収支を続けていくことはうつ状態をどんどん悪化させていくことに他なりません。早期受診が必要です。

中には、昼夜が不規則な仕事の関係や繁忙期のために、物理的に睡眠時間が少なくなっている人もいるかもしれません。このような人は不眠の症状に気がつきにくくなります。

そのような人は、ここで紹介する他の要素に十分注目してください。

疲労感

うつ状態の本質が疲労ですから、疲労感があるのは当たり前なのです。

ところが「何もしてないのにこんなに疲れるのはどうしてだろう」とか「他の人に比べて自分が特別働いているわけではないのに……」「年のせいだ」などと考えて、自分の疲労感を否定してしまう人が多いのです。

しかし、何となく疲れやすい、だるい感じがだんだん積もり積もって、本人にも「おかしいな……」と思わせるようになります。

ある出来事があって、それで疲れているのだったら話はわかります。

ところが、その疲れが長引きなかなか回復しない。あるいは特別の出来事がないのに、何となく疲れた感じがずっと続いているという場合は、本書で紹介した〝蓄積疲労〟による三倍モードになっているのです。

周囲の人は、休み時間にぐったりとしていることが多くなったとか、土日に横になってばかりいる、やたらと健康ドリンクを飲むようになってきた、誰にも見られていないとうなだれて肩を落として歩いている、ため息が多くなってきたなどの変化に気がつくかもしれません。

この状態が一カ月以上改善しないならば、「どこかがおかしい」と考えなければなりません。

頭が重い・働かない

うつ状態になると、驚き・興奮のプログラムが思考を抑制します。

当事者としては今まで簡単にできていたことができなくなった気がして、「頭が悪くなった」とか「脳に膜が張っている」などと感じます。

周囲の人は、仕事が遅くなったことや、ミスが多くなった、忘れっぽくなったことに気がつくかもしれません。

また緊張状態が続くので肩も凝り、それがもとで頭が痛いという自覚が生じる人もいます。

周囲の人は、本人が「ばかになったようだ」「記憶力が鈍った」とか「頭が痛い」「頭が重い」「目の奥が痛い」などと訴え始めたら、その背後にうつ状態があるのではないかと疑ってみてください。

この四つの症状は、たとえ当事者が現状を否定する気持ちが強く表面飾りをしているときでも、どうしても自分で苦しいし、周囲も「何となく変だな」と気がつきやすい症状なのです。

これらの症状がある場合、たとえうつ状態でなくても、体のどこかに不調がある可能性が高くなります。

〝死にたい気持ち〟への対処というだけではなく健康管理としても、何らかの手を打つ必要がある段階にきていると考えてください。

これまで紹介した四つは、比較的当事者本人でも気がつきやすいポイントです。

この他にも、当事者はなかなか気がつきにくいかもしれませんが、周囲の人には「ちょっとおかしいな」と気づくポイントがあります。

それは、やたらと自分を責める、突然会社や学校を辞めたい・離婚したいと言い出す、突然行方不明になる、の三点です。

うつ状態になると、〝生命力の弱った状態〟が〝絶望・覚悟のプログラム〟誤作動の準備を促します。するとうつ状態によって活性化した不安が、絶望・覚悟のプログラム誤作動のキーである「自分が迷惑をかけている（自責の念）」と「事態にまったく対処できない（絶対的無力感）」に該当する事実がありはしないかという視点で、世の中を見るようになってしまいます（p35）。

すると何気ない出来事でも、この二つの視点を肯定するようなサインであると見えてしまいます。

たとえば自ら取った休暇にもかかわらず、「お疲れさん、明日はゆっくり休むように」という上司の一言で、「自分がいるとチームの和が乱れるのだ」と感じてしまうのです。

また、前項で説明した「頭が重い・働かない」ことで（周囲にはそれほどのこととは見えなくても）、本人の自覚として「仕事ができない」と感じ、その結果「自分は周囲に迷惑をかけている」と確信してしまうこともあります。

周囲の人は、当事者がやたらに「申し訳ない」と謝るようになったり、「俺はダメだ」と自分を責めるような発言をするようになったことに気がつくかもしれません。

あるいは、当事者は先ほどの二つの感覚（自責の念、絶対的絶望感）を感じないように努力しますので、責任を感じる関係を解消したいと行動することがあります。

夫としての責任を解消するために離婚を考えたり、社員としての責任から逃れるために退職を申し出たりします。

周囲は、離婚や退職の是非やその後の生活の心配をするかもしれませんが、その発言の背後に死にたい気持ちが隠れているかもしれないと、気をつけていただきたいのです。

カウンセラーとしての私の経験では、唐突に「退職（退学）もしくは離婚したい」と言う人の場合、三分の二を超えるケースで「死にたい」という気持ちとの孤独な戦いを続けていたのです。

また、すべての責任関係から逃れるために、行方不明になってしまうこともあります。

行方不明は、自殺未遂と同じだと理解してほしいのです。運良く見つかったからといって、当事者の「少し気分を変えてみたかった。心配させて申し訳ない。もうしないから」と言う発言を鵜呑みにせず、うつ状態を念頭において対処をしてください。

再びうつ状態になるのを予防する

一般的なうつ状態予防としてはこれまで紹介してきたような項目に注意する必要がありますが、再びうつ状態になるのを予防するには、自分なりの不調リストを作成することが効果的です。

うつ状態と一言で言ってもかなりの個人差があります（p95）。またうつ状態が深刻化していくまでには、その状態を放置する（我慢する）当事者なりの理屈があります。また表面飾りやしがみつき行為の強弱によっても、自分自身や周囲の感じ方が大きく異なります。

そこでいったん、うつ状態から回復した人は、自分がどういう経緯でうつ状態になっていったのかを振り返って、記録しておくとよいでしょう。

振り返りの作業は、一人だけで行わずに家族や同僚・上司、治療してくれた医師やカウンセラーなどからの意見も聞いておきたいものです。うつ状態の落ち込み期には自分ではまったく自覚できなかったさまざまな兆候が、周囲の人には見えていたという場合もあるからです。

私自身もうつ状態になったことがありますが、その後振り返りを行いました。

私のケースでは、私自身が最初に感じた不調は、吐き気と心臓のあたりのチクチクでした。吐き気はもうすでに一〇年ほど前からあったので困ってはいたのですが、「最近少しひどくなったな」としか認識できませんでした。胸のあたりのチクチクはしばらく続くと「もしかしたら心臓の病気か」と不安になり内科を受診したのですが、さまざまな検査をしても特に異常はなく、医師は私の吐き気と関連づけ「逆流性食道炎の中にたまにそのような症状があるようです」と説明してくれました。胃酸を抑える薬を飲み始めましたが、チクチクは収まりません。そのうち、そのようなものかとあきらめてしまいました。

それからしばらくして、やたら肩が凝り、腰が痛かった時期がありました。ベッドが悪いのではないかと、新しいマットレスの購入を検討していました。

また、朝食を簡単に済ませるようになっていました。自分では出勤が早いため「自分で選択して」そうしているつもりでしたが、後で振り返ってみると「食べたい」という気持ちが湧いていなかったのです。そのことは回復して「朝食を食べたい」と感じるようになってから初めて気づいたことです。

このように体調は悪かったのですが、仕事は順調で、休日にはかなりのペースで執筆活動を行っていました。むしろ「乗っている」という感じです。

どんどんアイデアが生まれ、それを書きとめるためにベッドから離れ机に向かうということがしばしばあったのもこのころです。

これがいわゆる身体不調開始期ですが、周囲はすでにいつもと違う私を感じ始めていました（別人モード開始期）。

たとえば子どもの躾のことで、突然怒り出したりする、話しかけても聞こえていないことが多くなったなどの変化があったことを家族から教えてもらいました。自分の知らないところで、家族は「気を遣っていた」そうです。夜中に起きてメモを取り始める行為も、家族には奇異に映っていました。

それからしばらくして、私の仕事が急に忙しくなりました。出張続きで土日に帰ってくると、寝てばかりいる状態です。

何となく眠りの浅い状態が続き、漠然とした苦しさを感じてはいましたが、それを「仕事が集中しているから苦しいのだ」と理解していたのです。メンタルヘルスを教えているぐらいですから、うつ状態に対する知識は十分ありました。ところが自分のこととなると、どうしても「俺はうつ状態になるはずがない」と考えていたのです。お恥ずかしい限りですが、それがうつ状態の怖さなのです。

そのころ私の頭の中には、なぜか「情けない」という言葉が頻繁に出てきたような気がします。

そのような日々を過ごしているうちに、とうとう講演をしているときに気分が悪くなり、医務室に担ぎこまれました。

実はそれでも、病院に行って治療するという行為に踏み切れなかったのです。わずかに三日の休みを取って仕事に復帰してしまいました。

結局、私がいつも一緒に働いている同僚の精神科医に「先生、やっぱり自分はうつ状態になっていると思う」と相談し、妻と一緒に受診したのは、胸のチクチクを感じてから一年ほど経ったときのことでした。

一カ月の自宅休養で職場復帰し、その後は徐々に仕事の時間と質を増やしていきました。

本当に、以前の自分に戻れたと実感したのは、治療を開始して一年ほどしてからです。講義をする際にほとんど不安を持たなくなり、季節の変化を肌で感じる余裕がでてきたのです。

私の場合はある程度の知識があり、うつ状態に対する職場の理解も進んでおり、周囲にも優秀な医師がいたおかげで（これらはすべて運命です）、表面飾りやしがみつきに陥ることなく、治療と休息を開始することができました。大変幸運だったと思います。

このように「うつ」という変化に接する際に、当事者にはそれぞれの考え方や対処の癖があります。自分なりの変化を把握し、うつを必要以上に恐れず、早期に疲労した自分を察知し、対処できるための資料を整えておきましょう。

実はあんなに苦しかったうつ状態の症状でも、回復してしまうとあっという間に忘れてしまう方が多いのです。忘れてしまいたいという気持ちがそうさせるのでしょうが、大切な自分に関するデータをすべて忘れてしまう前に、このような症状のリスト作りを進めておいてください。

症状リストは、自分だけで保管するのではなく、周囲の人にも知らせておいてください。先にも述べましたが、本人には自覚できない症状が兆候として現れることが多いのです。兆候が現れた場合、周囲の人は連携を取って、当事者が別人化する前に対処を開始してほしいのです。

（3）言い出しやすいきっかけ作り

うつ状態を予防するのに必要な知識を当事者および周囲の人々が持つことができたら、次は、当事者が自分の不調を軽い段階で、あるいは気楽に、「言葉として」表現できる場を作ることを考えてください。

自殺を直前の兆候で予防するのは非常に困難であるのと同じように、うつ状態を周囲の人がその兆候だけで〝見つける〟のも（自殺予防ほどではないにせよ）かなり難しいことであるのは否めません。カウンセラーや精神科医でもその人の外見や行動を断片的に見ただけでは、うつ状態や〝死にたい気持ち〟が隠れているのを発見することはできないのです（ｐ202）。

そこで、当事者に口で（言葉で）、自分の不調を表現するきっかけを、周囲が意識的に作っていく必要があります。

二〇一五年一二月一日「ストレスチェック制度」が施行されました（p 215）。簡単に利用できるチェックリストも厚生労働省のホームページから手に入ります（http://www.mhlw.go.jp/bunya/roudoukijun/anzeneisei12/）。その結果をうまく活用し、上司や人事の面接、医師の面談などにつなげていけばいいでしょう。

相談機関としては、同じく厚生労働省に窓口検索サイトがありますので、そちらを利用してみてください（こころの耳　http://kokoro.mhlw.go.jp/）。

また、メンバーがそれほど多くない場合は、上司や人事が定期的な面接（たとえば三カ月に一度）を計画することをお勧めします。メンタル面だけではなく従業員の仕事、家庭、健康などすべてにわたり、相談を受ける場として設定すると効率的です。

「調子が悪くなれば、本人が言ってくるのが筋だ」と思っている上司もいるかもしれません。

確かにそうかもしれませんが、うつ状態ではそのような気力がなくなっているのです。こちらからそういう場を作ってやらない限り、自分から不調を訴えられる人はなかなかいないでしょう。

不調を訴えられる人は、まだ疲労の知覚システムが働いているので、自殺に至る前に必要な対策を取りやすいと言えるでしょう。

ところが不調を自主的に言い出せない人は、不安が強く、仕事へのしがみつきが発生しているか、疲労の知覚システムが壊れていることが考えられるのです。

つまり自殺の危険性が高い人ほど、言い出してはくれない可能性があるのです。ですから周囲からきっかけを作ってあげる必要があるのです。

このとき気をつけなければならないのは、どの面接においても一対一で、周囲に気兼ねなく話せる場を作るということです。うつ状態の人は、表面飾りが強くなって、できるだけ周囲に悟られないようにしたいという思いがあります。

また時間もたとえば五分や一〇分しか取っていない場合は、落ち着いて話せません。うつ状態で頭が働かない当事者が、自分のことを客観的に説明するには時間の余裕が必要なのです。

もちろんこのことは周囲がｐ313で紹介した不調を察知した場合でも同じです。みんなが見ている前で「どうだ最近、どうも君が眠れていないんじゃないかという話があるんだけれども……」と声をかけられても、うつ状態の人は本音をしゃべれないでしょう。

（4）休みやすい雰囲気作り

予防段階として日ごろから準備すべき事項の第三点目は〝休みやすい雰囲気〟を作っておくということです。

当事者がうつ状態だと自覚し、それを周囲がうまく聞き出せたとしても、組織や家庭の中で「休みにくい（治療を受けにくい）雰囲気」があれば、結局うつ状態の早期受診・休養が困難になることがあります。

もちろんこの雰囲気を作るためにも、うつ状態についての正しい知識教育（情報提供）が前提となります。しかし教育だけでは、私たちの心は十分にそれを信じない部分があります。

たとえば組織においては、そのトップや上級の役職にある者が自ら精神科を受診し、不調であれば休息をとるという行為ができれば、その組織の雰囲気は一気に変わるでしょう。

あるいはすでにうつ病の治療をし、休憩をしているメンバーに対して、組織がどのような対応をとるかも重要です。組織のメンバーはそのような動きをしっかり見ているのです。

また家庭では、近所や親戚の誰かがうつ病になった、不登校である、引きこもりであるなどという会話に対する家族の反応が雰囲気を決めてしまうのです。TVのニュースやドラマなどでそのようなテーマが取り上げられたとき、親がどのような態度をとったか、発言をしたか、あるいは関心を持ったか持たなかったかについて、子どもは親の反応をよく見ているものなのです。

また、子どもは、親自身が疲れたときにどのような対応をとるのかもよく見ています。会社におけるトップが率先して休む（休んでみせる）のと同じように、親も自分の疲れを的確に察知し、心と体のケアをすることが大切であるということを行動（雰囲気）で、子どもに伝えてほしいと思います。

V　危機介入段階（インターベンション）

死にたい気持ちを抱える人を支援する方法は、大きく二段階に分かれます。

一段階目は、うつ状態でエネルギーが枯渇しているにもかかわらず、さらにエネルギーを使用しようとしている状態を落ち着ける作業、二段階目は、正しい方向に導いていく作業です。

溺れている人にたとえましょう。

溺れている人に、いきなり左に泳げとか、もっと腕を平泳ぎのように使えといっても、その耳には入りません。浮いているだけで、助けを求めるだけで精一杯なのです。必死にもがいて、その結果余計に事態を悪くしている状態です。

それを、「とりあえず何かにつかまるか、力を抜いて水に浮く」ことをサポートするのが第一段階です。それができて初めて、一番近い岸を示し、そこに向かって平泳ぎで泳げという指示をする、これが第二段階です。

このたとえでもわかるように、一段階目のほうが数段難しいのです。しかし、通常私たちは、いきなり二段階目のサポートをしようとしてしまいがちです。

そこで、この項では、一段階目のサポートができるための心構えと、コツをお伝えします。

うつ状態は、千差万別です。結果としてその対処には個別の要素が大きく影響しますが、幸いなことに原則的な対処法があります。

ここでは、蓄積疲労からうつになる場合を念頭において原則的な対処法を紹介しますが、短期的に運命の波に飲み込まれるときも、病気としてうつ状態が始まるときも、とにかく「死にたい」気持ちが生じたなら、まずこの方法で対処して休養・治療に結びつけ、その後で、医師や職場、家族と連携して、個別の対処法を工夫していけばよいのです。

(1) 仕方のない自殺もある(覚悟を決める)

自殺には運命の波が大きく関係しています。どんなに周囲ががんばり、本人が抵抗しても、自殺を防げない場合もあるのです。

それは、うつ状態をようやく脱出した人が、交通事故に遭って亡くなる場合と、それほど変わるものではありません。

また非常にまれなケースではありますが、特攻・切腹などのように覚悟の自殺という行為もありえます。そのような行為を、この日本では、一〇〇%は予防できないのです。

危機介入の最初にこのような否定的な内容を説明するのは、自殺をそのようなものだと捉え直していただくことで、初めて周囲の人が、当事者の自殺の確率を低くできる対応が取れるようになるからです。

自殺を一〇〇%防がなければならない、防げるものだと思っていると、周囲の人が必死になりすぎ、当事者との距離を取れず、自分が感情の波に飲み込まれてしまいます。結果として冷静に当事者が望む支援をすることができなくなるばかりか、当事者に不要のプレッシャーや疲労を与えてしまうことさえあるのです。

溺れている人を助ける場合を例に取ると、周囲の人が助けようと直接水に飛び込むと、溺れている人にしがみつかれ、自らも溺れてしまうことがあります。

あるいは当事者は溺れかけてはいますが、何とか立ち泳ぎでこらえているとしましょう。助けようとする人がそばに行って、自分がばたばたと溺れ始めてしまいました。溺れている人は、そんな余裕のない人に助けてもらいたいとは思いません。それどころか当事者は、その人を助けようとするかもしれません。結果的に、当事者に負担をかけることになるのです。

溺れている当事者を助けるためには、適切な距離が必要です。

離れすぎていては何もできません。しかし、近すぎても効果的な支援ができないのです。

あるいは、当事者が置かれている状況を、何かの〝病気〟になってしまったと捉えてもいいでしょう。それは死ぬ確率の高い病気なのです。通常私たちは、医者にすがり、神に祈り、側面から支えることしかできないのです。

私たちにできることを、最大限やっていくためには、このような覚悟が必要になるのです。

とはいっても、当事者の親とか配偶者、子どもなどは、とてもそのような気持ちになれないのが普通です。一％でも死ぬ確率があることを想像するだけで、いてもたってもいられなくなるでしょう。

そのような方にはしばらくの間、当事者から少し距離を取ってもらうのも一つの方法です。当事者を入院させるのも、この意味からも状況を改善する一つの方法になります。

それができない場合でも、当事者を精神的に支援するのは、もう少し距離の取れている方にお願いし、食事とか金銭とか洗濯などで支援する立場に回ることもできるでしょう。

(2) 変えないことが第一

死にたい気持ちを抱える当事者を支援する上で、覚悟(適切な距離)を意識していただいた後は、「当事者の生き方、対処の方法を変えない」という原則を覚えてほしいのです。

これは非常に難しい原則ですが、覚悟できれば意識することによって何とか支援者自身の行動をコントロールできると思います。

この原則に従わないと、別人になった当事者の心を開くことがなかなか難しくなります。

この原則は、たとえばこういうことです。

手首を切る癖のある当事者に対して、「手首を切るな」と言わない。

アルコールを飲んで死にたい気持ちが生じる当事者に対して、「アルコールを飲むな」と言わない。

自殺未遂をした当事者に対して、「二度とそんなことはするな」と言わない。

虐待をしてしまう当事者に対して、「虐待をするな」と言わない。

ギャンブルに手を出し消費者金融から借りてしまう当事者に対し、「ギャンブルをするな」と言わない。

休みたくないと言う当事者に対して、「休め」と言わない。

そして「死にたい」と言う当事者に対して、「そんなこと言うな」と言わない。

これが難しく、何となくおかしいことはわかっています。

ところがこれが私のカウンセラーとしての経験からの〝接し方の原則〟なのです。

まずわかっていただきたいのは、最後までこの原則どおりにするわけではないということです。支援をする当初、当事者と心を結ぶまでの間、この原則に従っていただきたいのです。

支援の途中でも、当事者の調子が崩れ支援者との交流が難しくなった場合は、この原則に戻っていただきたいと思います。

この原則は、本書で多くのページを割いて説明してきた、しがみつき行為に対処するための原則なのです。

周囲が本人の不調に気づくのは、しがみつき行為が表面に現れている場合が多いのです。するとどうしてもそのしがみつき行為に対して、意識が向いてしまいます。しかし先にも説明したとおり（p233）、しがみつき行為は本人が生きるために必死の思いでやっている行動です。それを最初に否定されると、当事者は簡単に殻に閉じこもってしまいます。

あなたが船の船長だとしましょう。船が壊れて浸水しています。SOSを発信したところ、陸の基地から「なぜ○○をしないのか」とか「○○をする前に○○を、点検せよ」などと指示が来ます。あなたは「この現状を理解していないのか。腰まで水につかっているこの状態でそんなことできるか。今はこれしかできないのだ！」と叫びたくなります。

そんな船長（あなた）はできれば陸の上の司令官に、この悲惨な状態をわかってほしいと思います。この状態がわかった上でのアドバイスがほしいのです。

うつ状態の人は周囲の人に、自分のつらさをわかってほしいのです。しがみつき行為を直接否定されるのは、まさに現場を知らない陸の上からの指示であり、当事者は怒りと絶望を感じてしまいます。

また、しがみつき行為の中止を直接指示するものではなくても、現状を打開するために「何かをしてみたら」というアドバイスも当初のうちは控えなければなりません。

たとえば、人間関係で悩んでいると訴える当事者に対して、「正しいことを辛抱強く続けていれば、きっといつか相手だってわかってくれるよ」とか「こちらから積極的に挨拶をしていくことから始めたら」などと言うのは、エネルギーの枯渇しているうつ状態の人に、新たなエネルギーの支出を要求することになります。

うつ状態の人は、今の生き方を維持するだけで精一杯なのです（と感じています）。たとえ悪くなる方向への生活態度や行動でも、急にハンドルを切ることを強要されることが一番苦しいのです。ハンドルは本人が切れる範囲で、徐々に切っていく。急ハンドル禁止なのです。

また、枯渇するエネルギーに怯えるうつ状態の人は、長い時間がんばるという発想ができません。それはまるで沈みゆく船で全員がバケツで水をかき出す作業を命じられるようなものです。とても今はそんな状況ではないのです。

つまり新しいこと、長くかかることは受け入れがたいのです。そのようなアドバイスはやはり現場をわかっていない陸からの指示として受け取られます。

ところが「新たに何かすることをやめる」を拡大解釈し、当事者に何もしないことを要求すると、逆に苦しくなってしまいます。

その意味では、結果的にうつ状態の正しい対応である「受診する。休みを取る」というアドバイスでさえも、当初は控えなければなりません。

走っているのに、「止まれ」はダメなのです。急ブレーキも禁止。今の走りでいいよ、そのままで大丈夫だよと言ってやる。これが一番エネルギーを使わないのです。その走りで落ち着いてから方向転換を指示しましょう。

そのためには、沈みつつある船の状況を知らなければならないのです。まずは当事者の話をゆっくり聞くことから始めましょう。

（3）声をかけること

自殺予防のための具体策を考えるとき、私は不謹慎にも、もし当事者が自殺してしまったら……ということを考えてしまうのです。それは私がこれまでのポストベンション（p353）の経験を通じて、愛する人を自殺で失った人たちの苦しみを痛いほど知っているからです。

どんなことをしても、どんなに最善を尽くしたとしても、愛する人が自殺で死んだら、支援者は自分を責めてしまいます。

私は、当事者の自殺を予防できる可能性を高めると同時に、不幸にもそれができなかったとしても、周囲の人が「やれるだけのことはやった」と思えるような対策を推奨するようになりました。人事を尽くして天命を待つ、という方法です。

それは、当事者だけでなく支援者も含めて、「マイナスをできるだけ少なくする」という例の発想です（p304）。

その、最も大切なポイントが、「不調を察知したら（気がついたら）声をかける」ということです。

実は声をかけようが声をかけまいが、自殺されたら、後悔するのです。声をかけた場合は、声をかけたのに自分には話してくれなかった、それ以上は対処できなかった、と。

声をかけなかった場合は、何となくおかしいと思っていたのに、声をかけなかった……。

もともとどちらもマイナスなのです。だったら、声をかけたほうがいい。もしかしたら、あなたの声かけによって、当事者が助けを求める可能性があるからです。

実際は「何か変だな」と思っていても、周囲の人も日常生活の中に適当な理由を見つけて、「大したことはないんだ。しばらくすれば立ち直る。様子を見ておこう」と、結局何もしないことが多いのです。

声かけのコツ

とはいえ、これがなかなか難しいのです。

むやみに声をかけるとかえって当事者の気持ちを逆なでするのではないか、とか自分が声をかけたことで、当事者が自分を失い極端な行動に出たらどうしようなどと考えてしまいます。

いきなり心理的なテーマを話題にするのではなく、まず身体的なテーマに関する心配をきっかけに話を進めてほしいのです。

当事者との人間関係に自信がある場合は、いきなり「何か悩んでいることがあるのか」とか「○○のことで困っているのではないか」と切り出してもいいでしょう。ところが表面飾りが強い当事者の場合、どうしても心理面からのアプローチには壁をもうけてしまう傾向があります。

そこで、「最近顔色が良くないような気がするんだけれど、体調はどう」とか「何か疲れているような印象があるのだけど、ちゃんと食事とっている？」などのように体の調子を気遣う言葉から始め、体調管理をテーマにした話題をしばらく続けてみます。

そこから、相手が話し始める状態であれば、本人の苦しみについて耳を傾けます。

もしそれ以上話が発展しない場合、「何かあったら相談に乗るからね」という〝私はあなたのことを心配しているよ。力になるよ〟というメッセージを残して、あっさりと会話を終えてください。

必死になって、それ以上根掘り葉掘り聞き出すことは、かえって当事者の心の壁を高くしてしまいます（ここに覚悟と距離感が必要になります）。

おそらく当事者は、今のタイミングであなたに〝自分の心の苦しさ〟を説明することができなかったのです。〝あなた〟に対して話しにくかったのか、うつの波がたまたま収まっていて〝今〟は相談しようと思わなかったのか、周りの環境から〝ここ〟では相談できないと思ったのかはわかりません。

ただし、「あなたが当事者のことを心配している」というメッセージだけは伝わったはずです。これを私は「窓口を開放しておく」と表現しています。

窓口を開放しておきさえすれば、当事者があなたを必要とするときには、あなたを頼ってきやすくなります。

声かけをしたときの当事者の表情を見て、嫌がってないと判断できれば、またしばらくして声をかけてみてください。もしかしたら、うつの波（〝今〟）の状態が変化しているかもしれません。

声かけをしたときに、あなたのことを嫌がっているようであれば、〝あなた〟が当事者には苦手なのかもしれません。あなたは支援したいという強い気持ちからかもしれませんが、それは売り子さんがしつこく商品を勧めているようなものなのです。今の当事者は自分のペースで自分の好きなサービスを受け取りたいのです。

支援するのは話を聞くことだけではありません。内面の支援は他の人にお願いして、あなたはちょっと違う方面で支援してあげてください（p207）。

話を聞くことの意味

死にたいという気持ちを抱えている当事者に対して、話を聞くという作業はどのような意味を持つのでしょうか。

死にたいという気持ちを抱く人の特徴を思い出してみましょう。

●心身の疲労感があり、仕事や生活をうまく回せないようになります。
●行き詰まっているのはどことなく「自分に責任があるのではないか（自分が怠けているだけ、能力がないだけ）」と感じ、それを周囲に責められるのではないかという強い不安を持っています。
●どうしてこうなったのか自分でも自分のことをよく理解できず、うまく説明もできません。

●自分の心や体をコントロールできず、外の状況を打開できない状態が続くと「自分は何もできない」という無力感を感じます。
●みんなの中でこのように無力感を感じるのは自分だけであり、そんな自分はみんなから見捨てられるのではないかと恐れています。

このような当事者は、初めのうちは誰かに助けを求めたかもしれません。ところが自分のことを正しく説明できないために、周囲の人から「気のせいだよ」とか「誰だって少しは悩むことがあるものさ」などと適当にあしらわれます。

あるいは、「考えすぎじゃないの。君のほうからみんなの中に飛び込んでみたら」などというアドバイスをもらいます。

周囲の人も、当事者を積極的に力づけようとして、さまざまなアイデアを出してくれたでしょう。エネルギーが低くなっている当事者は、「そういう状態ではないのだ」などとそれを否定することができず、我慢して聞くしかなかったのです。それは逆にエネルギーを消耗させる出来事になってしまうのです。

本当はうつ状態の当事者は、周囲の人に自分の苦しさをわかってほしいのです。誰かが自分の苦しさをわかってくれれば、助けてくれるかもしれません。だから自分のピンチを伝えたいのです。

ところが、今説明したように、ピンチを伝えるだけのエネルギーがなくなっているのです。

そこでこの本を読んでいるあなたには、エネルギーがなくなっている当事者が「自分のことを十分話せた」「十分（やっと）わかってもらえた」「この人なら私を助けてくれる」「元気をもらえた」「この人なら自分を責めない」と感じるような話の聞き方をしてほしいのです。

話を聞くときの注意事項

相手のペースで話を進める

まず相手のペースで、話が進むようにしてください。つまり会話のスピードの問題です。うつ状態の人は頭が回りません。うまく話せないのではないかという不安もありますから、いっそう言葉が出てこないかもしれません。

そういう人に、あなたが矢継ぎ早に質問したり、イライラした表情を見せたりすると、それだけで相手は話しにくくなります。

話を聞くあなたが、ゆっくり話し、十分間合いをとるように心がけてください。

相手が話し始めたら、できるだけ大きくうなずきながら聞いてください。

もし話が進まないとしても、その場でじっとしていればいいのです。何かを聞き出そうと焦らず、機が熟したら相手が話し出すと思ってください。

たとえば、あなたが泣いている赤ちゃんをあやしているとしましょう。赤ちゃんが泣きやむまでには、それなりの時間がかかります。これと同じように、うつ状態の人があなたへ心を開き、「話したくない（黙っていよう）」モードから「話してみよう」モードに変わるためには、時間がかかるのです。

相手の話したいことをまとめてあげる

次に重要なことは、相手が話した内容をできるだけあなたが、もう一度まとめて繰り返してあげることです。相手が話したことを要約する感じです。

「ということは、家族の中でもあなたが浮いてしまっていると感じていて、自分がいないほうが家族が喜ぶのではないかと考えているのね」という感じです。

これをやると、あなたが当事者の話をよく聞いていたということが伝わります。

この要約は、完全に当事者の言いたかったことに合っていなくても、問題はありません。

要約の最後に「そういうことでいいかな」とつけ加えてください。もし違えば、当事者は「そうではなくて……」と話を続けます。このようにお互いの誤解を少しずつ解消していく過程が、当事者に「この人は自分をわかろうとしてくれている」という印象を与えるのです。

もし当事者がなかなかうまく自分のことを表現できず、言いよどんでいる場合は、こちらから相手の言いたいことを推理して、こういうことを言いたいの、と同じく要約の形で当事者の代わりに言葉にしてあげてもいいでしょう。

「つらかったね」「よくがんばっているね」「誰でもそうなるよ」というメッセージを与える

当事者は、自分は本当につらい、と言っていい状態なのか、単に自分が怠けていて、能力がないだけなのではないか、こんなことで弱音を吐くのは自分だけではないのか、という不安に怯えています。

あなたが当事者の話を聞き、当事者と同じ立場に立ったとき、自然な形で「それは大変だったね」「そんなこと考えていれば、毎日がとても苦しかっただろうね」「私でもそういう立場に立ったら、同じように考えて苦しむと思うよ」などと返してあげられれば、当事者の心は大変落ち着きます。

もしあなたが、自然な形でそう思えなくても、ここは一つのテクニックとして「つらかっただろうね」「よくがんばっているね」「誰でもそうなると思うよ」と伝えてあげてください。

当事者の苦しさを分析しない

すでに当事者は自分の苦しさの原因をあれこれと考え尽くしています。周囲の人も原因があるからその結果（死にたい気持ち）があると考えがちです。するとたとえばそれが子どものころのいじめの思い出が原因であると考えたり、自分の性格が原因であると考えたり、両親の育て方が原因であると考えたりします。

自分の苦しさを何かの原因にして理解しようとするのは、自然なことであり、リハビリ期の最後のほうであれば、意味のあることでもあります。

ところが落ち込み期の今それをやってしまうと、その原因が変えられないものである場合、今の状態から脱出しようという意欲が低下してしまいます。

ボクシングにたとえてみましょう。当事者は相当なダメージを受けながら必死で戦っています。すでに相手や観客から「ダメボクサー」のプレッシャーを受け続けており、戦う意欲も風前の灯です。もしあなたがそのダメボクサーだったら、セコンド（支援者）からどんな言葉をかけてほしいでしょうか。「相手に比べてスピードが足りない」あるいは「もっとスタミナがないと持たないな」と言われたらどうでしょう。失いかけた自信がどんどん小さくなって、試合を放棄してしまうかもしれません。

そんなことを今言われても、変えられないのです。今は試合中。ほしいのは試合を何とか乗り切るためのアイデアです。

当事者は戦っています。今必要なのは、原因分析や弱点の指摘ではなく、「勝てるぞ」「いけるぞ」というエネルギーが出る言葉と、こうしてみろという局面を打開する具体的な方法なのです。「ぼろぼろになった体で〝今〟できること」、当事者はそれを求めているのです。

当事者自身が過去の分析をする場合には、十分に聞きますが、それに対して質問などをせず「そう考えてしまうんだね」と、それ以上の詮索はしないようにしてください。

その中で、もしあなたが責められるような場合は、次の「論争しない・説得しない」を参考にしてください。

論争しない・強引に説得しない

当事者に上司が対応したケースの会話です。

自殺するという当事者に上司が言います。

上司「そんなことしてはいけない。生きなければ、家族に迷惑がかかるだろう」

当事者「生きる意味がないのです」

上司「意味はあるさ。誰だって日常のわずかなことから幸せを感じ、生きる意味を感じているのさ」

当事者「自分には、それができません」

上司「それはまだ君が若いからだ。そのうちに必ずわかるようになるよ」

当事者「それまで、耐えられません」

上司「耐えられるよ。一緒にがんばっていこう。これまでにもいいことがいっぱいあったじゃないか」

当事者「自分の人生には、いいことは一つもありませんでした。課長とは違うのです」

上司「………」

このように、周囲の人は自分の不安もあり、ストレートに「生きるように」と説得してしまいがちです。

「わかりました。やってみます。生きる勇気が出てきました」という答えを聞きたいのです。

ところが、うつ状態の人はこの問答の中で、「今の自分の状態はやはり客観的に見ると、がんばらなければならないレベルなのだな」と感じてしまいます。すると、がんばってない自分を再認識することになるのです。ダメな自分ということを指摘されているようで、そこで当事者も「誰でも死にたくなるような状態なのだ」と訴えたくて、支援者の言葉に突っかかります。

その結果、「やはりこの人にもわかってもらえないのか」という人間不信を拡大させてしまいます。

また、このようなディスカッションを続けることで死ぬことが正しいことだ、「結局自分は死ぬしかないのだ」と自分で自分を説得してしまう（確信を深めてしまう）、という作用もあります。

むやみに「生きなさい」と説得することは、この三つの意味で当事者を追い詰めると思ってください。

(4) 苦しみをわかってあげる（一緒に困ってあげる）

苦しさを分析しない、説得しない。ではどうすればいいのでしょうか。

当事者の苦しさを「わかってあげれば」よいのです。

溺れる当事者は、助けを求めています。ところがそれが周囲に伝わりません。そんなとき当事者は、「私がもっと苦しめば周囲がわかってくれる（苦しまなければわかってくれない）」と考えてしまいます。

これを私は「苦しまなければ」妄想と呼んでいます。

「苦しまなければ」妄想には〝美しい休み方の作法〟で

この妄想は、特に日本人に強いのではないかと思います。

日本人は農耕民族。

農業は、大変つらい作業を辛抱強くやり続けて初めて、秋の収穫が得られます。もしある人が、少し調子が悪くて（あるいは怠けて）作業をサボったとすると、それが仲間の負担になります。また十分な作業ができず作物が失敗することもあったでしょう。

そこで、作業を休むと仲間からかなり厳しい対応をされるようになりました。村八分です。私たちは、それを恐れて、みんなと一緒にやる仕事を休めないのです。

特にうつ状態のときは、「みんなから見捨てられる」という恐怖が強くなっています。だから、沼に沈まないように必死に「仕事を休まない」でいる（もがいている）のです。それが沈んでいく原因になっているのには気がつきません。

さて、そのような日本人でも、休むことができる〝美しい休み方の作法〟というものがあります。ある弥生人が、おなかが痛くなったとしましょう。その人は仕事を休みません。這ってでも畑に出てみんなと仕事を始めます。隣の者が「大丈夫か」と声をかけますが、「大丈夫だ」と答えます。しばらくすると、倒れてしまいました。慌ててみんなが駆け寄ります。「どうした」という長（リーダー）の質問に、隣の仲間が「朝から調子が悪いのです。休めと言ったのですが」と答えます。「休め」という長の指示にも「大丈夫です」と固辞しますが、結局倒れて、周囲の者に担がれて、家に帰されます。弥生人は、そこでようやく〝身も心も〟休めるようになるのです。

これが、美しい休み方の作法です。

うつ状態の人を休ませよう・受診させようとするとき、この作法に従うとうまくいきやすいのです。作法のポイントは、「本人は休みたくない、しかし相当苦しい（自分が彼の立場でも続けられそうにないほど苦しい）」ということが、長や周囲の人々に伝わる（わかってもらえる）ということなのです。

うつ状態の人は、まだ誰にも「わかってもらった」感じがありません。あるいはわかってくれた人の数が少ないため、まだ落ち着けないでいるのかもしれません。

いずれにしても、「それは大変苦しいな」ということをわかってあげることがポイントなのです。では、「わかったよ」と口で伝えればいいのでしょうか。

伝えないよりは伝えたほうがいいでしょう。しかし最も効果的なことは、あなたが困っている姿を当事者に見せることなのです。

「一緒に困ってあげる」ことの効果

心理学にメラービアンの法則というものがあります。人のコミュニケーションのうち、言葉で伝わるのが七%、声の大きさ、抑揚、トーンなどで伝わるのが三八%、残りの五五%は、表情とか身振り手振りで伝わるといいます。

支援者が、当事者の苦しさを「わかった」という情報は、当事者の言葉ではなく、困った様子で伝わるのです。

なぜ、困る必要があるのでしょう。

逆に、困らなかった場合を考えてみましょう。

相談された支援者は、すぐに方策を提示するでしょう。すると「そんなに簡単に方策が見つかってしまうぐらいなら、自分の状態はそれほど切迫しているとは思われていない」と感じるのです。

困っている姿は、支援者が「自分でも（誰でも）簡単には対処できないほど苦しい状態なのだな」と、思っているということを伝えてくれるのです。

その困った姿を見て、当事者はようやく自分の苦境をわかってもらえたと感じます。

家族など当事者から「俺の苦しさはおまえのせいだ」と責められることがあるでしょう。

その場合も、「そうかもしれないけれど、今は何とかおまえを助けたいと思っている。どうすればいいのかわからない」と困ればいいのです。その作業が十分でないまま「おまえは誰のおかげで大きくなったと思っているのだ」などと正論をぶつけたり、「こうしろ」とか「こうしたらいい」「こうしないからだ」というアドバイスを与えたりすると、かえって当事者を追い詰めかねません。

ただ、困りすぎて、当事者が取り乱したり、慌てたり自分を失うような態度を見せてはいけません。それでは、当事者が助けてもらえないと思うからです。

溺れている人を助けにきた人が溺れそうなら、溺れている人は「もう大丈夫」とは思えません。また、困ってしまって離れてもいけません。困っているけれど、そこから一緒に戦ってくれる、そのレベルから一緒に考えてくれる、そういう支援者を求めているのです。

死にたい気持ちを言葉で確認する

一緒に困ることと合わせて、死にたい気持ちを言葉で確認するという作業も、当事者の苦境を理解するための重要なステップになります。

死にたい気持ちを聞くと、寝た子を起こすのではないかと恐れる人もいますが、これまでのポイントを押さえながら十分に話を聞き、相手のことを理解しようというメッセージが当事者に伝わっていれば、死にたい気持ちの確認は、「この人は自分が死にたいほど苦しいという状況をわかってくれている」と理解され、当事者の心を安心させます。

当事者が「消えてしまいたい」「いなくなりたい」などと言う場合も「それは、死にたいということか」と直接的な言葉で確認してみてください。

もしそうだという答えが返ってきたら、決して慌てたり叱ったりせず、「そうだろうな。そこまで苦しい状態だよね」と、当然だというメッセージを返してあげてください。

この言葉にするという作業がうまくできると、当事者は秘めていたものを吐き出すことができるので、だいぶ気持ちが楽になります。

一方、支援者にとっても、心の中にある「まさか死にたいとは思っていないだろう」という楽観的な予想を否定し、本腰を入れて支援する覚悟を決められます。また、その他の人に支援や理解をお願いするときも、「当事者は死にたい気持ちを持っています」と伝えられると、周囲も動きやすくなるのです。

このように、直接言葉で確認する作業は、重要ではありますが、聞き出す役割の人が焦りすぎるとうまくいかないことがあります。

当事者は、「この人にそんなことを言うと余計にややこしくなる」と感じる場合は、口をつぐむでしょうし、「この人は絶対理解してくれない」と思う人にも打ち明けないでしょう。

当事者が苦しそうにしているのに、死にたい気持ちを否定している場合、聞き出すことにしつこくこだわるのはよくありません。困るという基本に戻ってください。

その場合でも、あなた以外の人になら打ち明けられる場合もあるので、他の人にお願いしてみることも試してください。

一緒に困って、死にたい気持ちを確認し、少し落ち着いてきたなら、休息し睡眠をとり、一息つかせてあげることが大切です。心配しすぎてつきっきりだと、支援者も当事者も息が詰まります。

さて、死にたい気持ちを聞き、困ったままでは、あなたの気持ちも晴れません。

そこで、当事者が落ち着いてきたと感じたら、同じ目線で現状を打開するための方策を一緒に考えることを始めます。第二段階への移行です。

しかし、これで第一段階が終わりというわけではありません。第二段階でまた当事者が溺れそうになったなら、第一段階の「話を聞き、論争せず、わかってあげて、一緒に困る」という作業に戻ります。

第二段階に移る前に、当事者が何も話そうとしないときのことについて少し触れておきましょう。

何も話そうとしないとき

いざ二人になって話を聞こうと思っても、当事者がなかなか話をしてくれないことがあります。

一番多いのは、不安により言葉が出ない場合です。

自分が弱みを持っていることを話すと、みんなに知られてしまうのではと恐れているのです。うつ状態では対人恐怖があるので、あなたに話していいのかどうかを見極めているのかもしれません。

また、これまで話をしても、わかってもらえずつらい思いを繰り返したという人は、余計に慎重になっています。

あるいは、すでに何人かに話を聞いてもらった人の場合、「どうせあなたに話してもわかってもらえない」と話すことを否定しているかもしれません。

自責の念が強い人の場合、人に話すと〝言い訳〟になってしまうので、なかなか話せないという人もいます。

このような場合は、これまで説明してきた話の聞き方を辛抱強くしていると、話してくれるようになります。また、話を聞く立場を他の人にお願いすると話し始めることもあります。

ところが次のような場合は、少し様子が異なります。

うつ状態が相当ひどくなっている、つまり疲労がかなり強い場合は、話をすること自体が大変なことになります。

通常、社会に出ている人はまだ驚き・興奮のプログラムが優勢で、疲労を感じさせないようにしている部分があるので、このような寡黙さをあまり多く見かけることはありません。しかし驚き・興奮のプログラムが終わり、自分でもどっと疲労を感じ始めた入院初期の当事者には多く見られます。

また、薬の影響で、反応が鈍くなっていることもよくあります。

薬による自殺未遂をした後、同じく意思の疎通にかなり時間がかかり、何も話さないという印象を持ってしまうことがあります。

また、統合失調症などの妄想があり、「ある人が聞き耳を立てている」とか「話すな」と言う声が聞こえている場合なども、話せないことがあります。

このような場合、死にたい気持ちがある（隠れていそう）なら、特にそのことについて話をしなくてもいいので、できるだけ一緒にいてあげてほしいのです。

一緒にいるということは、話をあまりしない（できない）すべての当事者に対する基本となる対処法です。

もともと死にたいと思う人が話をしたいのは、自分のピンチをわかってもらいたいことが一番ですが、孤独を感じていたくない、自殺のことを考えないようにしたいという部分があるからです。

誰かが一緒にいてくれれば安心ですし、何気ない会話で自殺を考えるサイクルを止めることができます。

自殺を考えるときは、そのことを忘れようとすればするほど、「死」「絶望」「ロープ」「手首を切る」「葬式」……などの関連した言葉が連鎖してきたり、やたらと高いビルや紐が気になったりします。そんなときに誰かとの何気ない会話があると、その思考がどんどん増幅するのを止めることができます。

そんな人がいないとき、当事者はテレビをつけ、ラジオに耳を傾け、ネットで誰かとつながって対処します。

そんなバーチャルな〝人〟より、生身の人がそばにいて、身の回りのことをしてくれる、日常会話をしてくれるだけで、かなり落ち着けます。

当事者が話をしたいときにはつきあい、そうでもないときにはただそばにいる。そんな対応を心がけてください（ただし、かまいすぎはマイナスです。p206）。

(5) 受診・休養の説得

さて、苦しみをわかってあげられたら、いよいよ〝美しい休み方の作法〟を進めていきます。第二段階の開始です。

弥生人は、苦しくて倒れてしまったとき、仲間から「朝から大変苦しそうだった。休めと言ったのに働きたいと言って、聞かなかった」と長（リーダー）やみんなに自分の苦境を説明してもらいました。

次はこの作業なのです。

誰かにわかってもらえた当事者の苦しみは、集団のキーパーソンをはじめとするできるだけ多くの人に伝わらなければならないのです。それも、当事者が自分で説明するのではなく「誰か」が代弁しなければなりません。その際、当事者のこれまでの努力や、「休もうとしなかった」という事実も付加します。

そのような前提条件がうまくそろえば、当事者も受診や休養を受け入れやすくなります。

支援者の誰かが、当事者に「君はもう十分がんばった。そろそろ休まないと本当に疲れ果ててしまう。君がこんなに苦しくて、こんなにがんばってきたことを、僕がみんなに説明して、理解してもらおうと思う。誰に話をすればいいだろう」と〝わかってもらうべき〟メンバーを聞き出してください。

そしてそのメンバーに話をして、そのリアクションを当事者に伝えます。多くの人から、「大変だな。休めよ。俺だってそうなったら休むしかない」と言ってもらうと休みやすくなります。

（私が支援する場合は、当事者への受診の説得と周囲の理解を得るための説明は、並行して行うことが多いのです。当事者が私を十分に信頼してくれているので、この人なら周囲の人にしっかり説明してくれると感じてもらえるからでしょう）

当事者本人には、p313のうつ状態に関する教育事項をベースに、休息を取ることを提案します。眠れないことを取り上げ、精神科を受診させてあげてください。精神科の受診に難色を示す場合は、総合病院の内科にかかり、そこから精神科に回してもいいし、心療内科という手もあります。

このような手続きをとっても、どうしても精神科を受診せず、休息も取らないという当事者の場合、それ以上深く説得せず、一緒にいて一緒に困ってあげるという態度に戻ります。

当事者にとって、一回で受診を（休むことを）説得されたら、「休もうとしなかった」という事実がなくなってしまうのです。

このような場合は、拒否されるのは美しい休み方の手続きだと考えて、少し間をおいて（困って）、また説得するということを繰り返してください。

もし、それでも当事者の拒否感が強い場合は、今の当事者にはそれ以上の無理強いは逆効果でしょう。いつでも支援し、いつでも病院に一緒に行けるという態度を示しつつ、つかず離れずの距離を維持してください。

それにしてもそのようなとき、支援者は「これでいいのか」と心配を募らせるでしょう。

そういうときこそ、支援者がさらに専門家に支援を受けるときです。

(6) 支援の求め方

死にたい気持ちに対応する・支援するという作業は、人生の中でそれほど多く経験を積めるものではありません。

ほとんど誰もが、手探りの中で必死にやっているのが実状でしょう。

そんなとき、専門家の助けが借りられればありがたいものです。

ここでは、精神科医を始めとする医師、カウンセラー、精神保健福祉士、看護師、保健師、精神保険福祉センターや保健所、児童相談所の職員などを専門家としてイメージしています。

これらの専門家の手を借りる目的は、次の四つでしょう。

自分の心を落ち着けるため

愛する人を自殺で失うかもしれないという恐怖の中で、支援者はなかなか平静を保てないでしょう。本書でも何回か触れているように、当事者の自殺の可能性を少なくするためには、支援者が冷静になり、適切な距離を取り覚悟を持って臨むことが必要なのです。

支援者自身の心の整理、これが援助を受ける一番の目的です。

具体的対処方法を探すため

二番目の目的は、今困っていること（当事者をどう説得するか、会社にどう説明するか、今夜一晩どうして過ごせばいいのかなど）について、具体的なアドバイスをもらうことです。

具体的行動を依頼するため

支援者だけで、当事者を説得できない、医師にうまく説明できないなどの問題がある場合、専門家に現場に出てきてもらい、直接働きかけてもらうことです。

自分の取った行動の責任を分担してもらうため

次の項目で述べる〝距離を取る対処〟は、死にたい気持ちを辛抱強く支えるためにはとても重要な方法です。ところが、それをやった後、運悪く当事者がうつの波と運命の波に飲み込まれてしまうこともあるのです。

そのようなとき、支援者は自分を責めます。

それは仕方のない自責の念ですが、できれば対処の後に、専門家に「これでよかったのでしょうか」と確認を取っておくといいのです。

この問題をよく知っている専門家なら、「それでいいですよ。今はそれしかない」と支援者の行動を肯定してくれます。すると、もしその後で不幸なことが起こっても、責任の二分の一は、専門家が分担してくれることになります。

このような四つの目的がありますが、私は現実的には、まず一番目の目的での活用を考えるのがよいと思います。まず自分の心を落ち着けるために専門家を利用することを考えてください。

とにかくこれまでのことを第三者に話して、自分で整理していければいいと考えてください。秘密は守ってくれますから、心配はいりません。もし仮に何ら具体的なアドバイスがもらえないとしても、自分（支援者）がこんなに困っていることを知ってくれている誰か（しかも専門家）がいると思うだけで、勇気が出てきます。

そしてそのやり取りの中で、具体的対処法について少しアドバイスを求めてみてください。本書と照らし合わせながら、この人は信用できると感じたら、どんどんアドバイスを求め、さらに専門家がやってくれるのなら、三番目の現場進出までお願いしてみてください。そのようにして信頼関係を深められた場合は、四番目の責任の分担にも応じてくれるでしょう。

（7）距離感の作り方（放っておくところ）

切羽詰まった場合の距離の取り方

死にたい気持ちを持つ人を支える上で、最も難しいのが、この〝距離感〟の問題です。

何度も触れたように、溺れた人を助けるために、簡単に飛び込んでその人と近くなりすぎてはいけません。

私もある程度の泳ぎはできますが、人を抱えながら泳ぐことは、想像以上に困難です。わずか三〇センチのところにある岸辺になかなか手が届かず、簡単にパニックに陥ってしまいます。訓練で比較的静かにしている相手でもそうですから、相手が溺れて暴れているときは、救助者も簡単に溺れてしまうでしょう。

水の恐ろしさをよく知る人ほど、簡単には飛び込まず、岸からロープや浮き輪を投げて対処します。

もし、しがみつかれたらどうしたらいいでしょう。

そのときは、いったん水の中にもぐります。すると溺れている人は救助者から離れます。そのときに距離を取り、(まだ救助者に余力があるときは)溺れている人の背後から近づき支えます。現実的には、溺れて水を飲んで気を失うころにしか近づけないのかもしれません。

いずれにしても、しがみつかれたら、もぐる勇気(自分も怖いし、相手を苦しめることにもなります)が必要です。そうでなければ共倒れです。

あなたが倒れれば、当事者も倒れます。あなたがしっかりしていることは、決して自分だけの問題ではなく、当事者を支援するための前提条件なのです。

具体的にはどうしたらいいでしょう。まず、暴力が激しいときには、距離を取りましょう(p128)。

また、当事者があなたに対して、「命をかけて脅してくる」状態になり、あなたがそれに応えられないのなら、距離を取りましょう。たとえば、夜中の三時に、「今、出てきて会ってくれなければ死ぬかもしれない」とか「お金をくれないのなら、もう死ぬしかない」と言うときです。

これに応えるかどうかは、あなた次第です。

余裕があり応えられる人ならそうするでしょう。

もし、その脅しがつらく、あなた自身の生活が脅かされているのなら、もぐる勇気を持つべきです。

支援者は、「自分が助けなければ……」と思いがちですが、冷静に考えると、当事者が助けを求めている相手は、他にもいる場合が多いのです。

この場合も、当事者に「できない」と伝えた後で、責任分散の意味で専門家に「このような対応をした」と相談しておくとよいでしょう。

支援者側のしがみつき

これまで〝しがみつき〟というのは、当事者が何かにしがみつくことを表現してきました。ところが多くのケースをサポートしていて、支援者側のしがみつきが、当事者を身動きできないようにしている場合が多いことに驚きます。

支援者、特にそれが家族の場合には、「愛する人が死ぬかもしれない」という不安・恐怖のために、自分をコントロールできなくなってしまうのです。

たとえば母親や妻は、当事者に「俺のことは放っておいてくれ」と言われても、心配で心配でたまらず、つい「ご飯を食べたら」とか「もう寝たら」とか「仕事には行かないの」、「誰かお友だちに相談したら」などと、頻繁に声をかけてしまいます。心配そうな視線を投げかけてしまいます。

当事者は、それら一つひとつが「努力しろ」と言われているようで（しかもそれをしないことの説明を求められているようで）、疲れてしまうのです。エネルギーをできるだけ使いたくない当事者は、そういう家族に対して怒りをぶつけてしまいます。うつ状態で誤作動している怒りのプログラムは、少しのきっかけで爆発してしまうからです。

すると、その後同じくうつ状態で膨れ上がっている罪悪感が頭をもたげ、「申し訳ないことをした」と自分を責めます。

続いて不安のプログラムが「見捨てられはしないか」と最悪思考に陥ります。

また、父親が子ども（当事者）に接する場合によく見られる不安は、「このままでは、（当事者が）ダメ人間になってしまう。自分が何とかしなければ」というものです。

この場合、父は子どもに「将来をどう考えているのだ」「これからどうするつもりだ」「自分から行動を起こさないと何も変わらないぞ」などと切り出してしまいます。

会話のきっかけのつもりでも、当事者にとっては、それこそが本人が最も悩み、最も苦しんでいるテーマなのです。

このように、家族の心配が近すぎるとき、当事者はそれだけで消耗の度を深めてしまいます。繰り返しになりますが、そのようなご家族に対し私は、ストーブの話をします。

当事者が寒くて凍えているとき、家族の暖かい支援の火（ストーブ）はありがたいし、なくてはならないものです。

ところが、「寒いだろう」とストーブをどんどん近づけたらどうでしょう。当事者はやけどをしてしまうかもしれません。

当事者が「熱い」と怒ったからといって、一気にストーブを部屋から出したり、消したりしてはいけません。支援者まで凍え死んでしまうかもしれません。

ストーブとの距離は、当事者が取るのです。当事者にとって一番心地のいい距離を、当事者が自然に訴えています。支援者はその距離では不安でしょうが、それは当事者の不安ではなく、支援者自身の不安なのです。

当事者は自分のことで精一杯です。支援者の不安まで背負わせてはいけません。

支援者は、当事者に「かまわないでくれ」と言われると大変大きなショックを受けるでしょう。ところが実は、それは支援者が当事者にとって極めて大切な人であるということを示しているのです。

一つの行為でも、「ありがたい」と「放っておいてほしい」という複数の気持ちが生じていることは先にも述べました。

もしそれが当事者にとって影響力の少ない人の行為であれば、無視できる（放っておける）のです。葛藤をあまり大きく感じる必要もありません。

ところが、家族は本来は感謝し、しかも頼らなければ生きていけない存在です。申し訳ない、頼りたいという感情を持ちながら、一方で攻撃したい気持ちもある。つまり、大切であるからこそマイナスの自分、自分を責めてしまう自分、見捨てられはしないかと怯える自分を過度に意識してしまうのです。

だから家族との葛藤を避けるため、家族と距離を取ろうとして、家に帰らなかったり、夜更かしをしたりする人も多いのです。

エネルギーが低く、対人関係に多くのエネルギーを割けないこの時期の当事者は、〝どうでもいい人〟のほうがつきあいやすい。家族は〝大切な人〟すぎるのです。

できれば、距離を取ること。家族以外の第三者に介入してもらうことを考えるのも一つの方法でしょう。

(8) インターベンションを学ぶ

ここで紹介したように、インターベンションは、自分自身が動揺することもあり、なかなか難しいものです。たとえ大学などでカウンセリングを学問として勉強した人でも、うまく対応することができない部分があります。

しかし、支援者が危機介入してくれる効果は非常に大きいのです。そこで、国もゲートキーパーという制度を導入しました。ゲートキーパーとは、自殺に行かないようにする「門番」のことです。ゲートキーパーは、資格ではなく役割です。誰でもなれるのです。ゲートキーパーの講習は各地であるので、ぜひ参加してみてください。

また、ゲートキーパーの講習はごく一般的な内容のことが多いのですが、もっとしっかり知りたい、もっと実践的なスキルを身につけたいという方は、ＮＰＯメンタルレスキュー協会の講座を受講するといいと思います。このNPOには、私もかかわっており、本書で紹介してあることをベースに、実践的なトレーニングを積むことができます（http://www.mentalrescue.org/）。

Ⅵ　不幸にして自殺（自殺未遂）が起こった場合（ポストベンション）

不幸にも自殺が起こった場合、周囲の人々は大変大きなショックを受けます。特に当事者をこれまで支援してきた人のショックは計り知れないものがあります。

また、幸い未遂に終わった場合でも、周囲の人々の心の揺れは、既遂以上のものがあります。というのも既遂の場合は、無念さ、悲しさ、自責の念などが主ですが、未遂の場合はそれプラス、未遂者が社会復帰したとき、どのように対応すればいいのだろうという大きい不安を抱えてしまうからです。

このような自殺（未遂含む）の後のケアを、ポストベンションといいます。

ポストベンションは、これまで日本ではあまり注目されてこなかった分野ですが、とても重要な分野です。私は、このポストベンションで多くの経験をしました。その知恵が本書の基礎になっています。

本書では、プリベンションとインターベンションを中心に扱っています。

ポストベンションを本格的に論じようと思えば、またこれまでと同じぐらいの紙数を必要としますが、それはすでに私も他の数冊の本にまとめてありますので、ここでは、ポストベンションのいくつかのポイントだけを示しておくにとどめておきます。

（1）自殺未遂への対応

自殺未遂をした当事者が、案外元気に「魔がさしました。もう二度とご迷惑はおかけしません」と言うことがあります。周囲も「自殺しようとした」ということを否定したくて、当事者の言うことを信じたい気持ちが支配的になります。

このように未遂の後に、一過性の症状としてうつ気分が晴れてしまうことがよくあるのです。ところが疲労している状態がそれで消失するわけではありませんので、また落ち込む可能性が高いのです。

周囲の人は、本人が元気だからといって安心せず、必ず精神科受診につなげるように配慮してください。

(2) 残された人の気持ちの整理

身近な人が自殺で亡くなる場合、私たちの頭では普通の病気や事故で亡くなったときとは異なる処理がされるようです。

死には慣れているはずの医師や看護師が、同僚や患者の自殺に大きなショックを受けてしまうのもこのためです。

自殺の後で残された人が等しく苦しむのは、「自分に(自殺の)責任があるのでは……」という自責の念です。

「今思うと、最後のあの日は私に何か言いたそうだった。あのとき声をかけていれば……」

「そう言えば、『この職場になじめない』と酒の席で漏らしたことがあった。自分が彼をこの仕事に推薦したのが原因だ」

「妻の私が、体調の変化に気がついてあげられなかった。食べられないというときに、もっと手の込んだおいしいものを作ってやらなかった……」

このように自殺を自分へ関連づけて考えてしまう傾向が強く、多くの人が苦しみます。

もう一つ見られるのは、自分自身への自信の低下です。

自殺の後の体調変化や感情の変化をコントロールできない感じ、自分が自殺を予防する上で何の力にもなれなかったという感じ、これらが自分を含めた人間不信に発展します。

まさに、うつ状態に近い症状です。

このままの状態で、何カ月も苦しんでいると疲労がたまり、本当にうつ状態になるかもしれません。人の死とは、それほど周囲の人に影響を与えてしまうのです。

そこで、当面、次のことに注意してください。

① しっかり喪に服すこと

喪は休息のためのよいシステムです。ただでさえ心も体もバランスを崩している時期です。これ以上仕事や人間関係のトラブルを抱えてはいけません。そこで、四十九日まではできるだけ穏やかな日を過ごし、新しいこと、気を遣うことなどは避けたほうがよいのです。

② 仲間と故人について語ること

一人で苦しんでいると、不安のプログラムが暴走します。同じ気持ちを抱える仲間につらい気持ちを打ち明けてください。

亡くなった当事者に関する情報を交換することにより、情報不足による自分いじめの解釈（自責的解釈）を修正することができます。

③ 日々お祈りをすること

つらいことは忘れたいものです。ところが忘れようとすると「大切な人を忘れようとしている」と、ここでも罪悪感が作用します。

そこで、時間と場所を決めて集中的に思い出し、普段は忘れるという方法を取ります。

朝夕、遺影に向かい語りかけてください。形見を大切にしてください。法事にはしっかり仕事を休み、仲間と悲しみを分かち合ってください。

このように、「決して忘れてはいない」という行動を積み重ねることによって、初めて日常の生活に集中することができ、結果的に忘れることができるのです。

愛する人を自殺で失ったときの心理やその乗り越え方については、拙著『愛する人を失うとどうして死にたくなるのか』（文芸社）で詳しく説明しておきました。参考にしてください。

（3）企業・学校などでの対処上の注意事項

不幸にも自殺が起こったとき、学校や企業は慌てて社員や生徒に呼びかけたり、教育したりします。二〇年ほど前までは、「触らぬ神にたたりなし」と、そのことに触れないですますことも多かったと思います。

ところが、学校などで自殺があると、すぐ「いじめ→自殺」と短絡的な結びつけをしやすいマスコミが取り上げるため、企業や学校が外向けのアピールとして、社長・校長の記者会見、社員・学生・保護者などへの説明、再発防止のための心のケア（教育）をするというパターンができてきたようです。

リアクションすること自体は、大変よいことです。

ところが、この分野（ポストベンション）では、確立した方法論がまだ普及していないため、トップも従来の発想からのコメントしかできません。その代表例が「命を大切にしてほしいと訴えた」というものです。

命の大切さの教育？

命を大切にしようという気持ちは、命の維持が難しくなって初めて気がつくものです。

戦中戦後の苦しい時代の人は、命の尊さを痛切に感じ、食べ物の大切さを深刻に認識できるでしょう。

ところが、水はどうでしょう。日本では水は簡単に手に入ります。水道の水を「まずいから、体によくないから」と飲まない人が大変多い現状の中で、土混じりの雨水をすすっている人の言う「水の大切さ」がわかる人がどれだけいるでしょうか。

水の大切さと同じように命の大切さも、言葉で訴えたぐらいでは深刻に認識できないのが当たり前なのです。

その意味で言うと、命の大切さを感じにくくなっている今の日本人の中で、他に比べて深刻に「生」を、つまり命の大切さを意識しているのは、自殺した本人であり、うつで「死にたい」という気持ちと戦っている人々なのです。

死にたいという気持ちが生じているということは、命の維持が難しい状態に置かれているということなのです。

手首を切る人は、命を大切にしていないのではなくて、命の大切さを他の人よりも十分に認識しているからこそ、「それが危ない状態にいるのだ」と周囲の人にわかってもらうために、命をかけているのです。命をかけることが周囲に一番わかってもらえると思って（命の大切さを認識して）、その行為にかけているのです。

ですから、「命を大切にしよう」は、客観的に的外れのアピールなのです。

ところがそれだけではすみません。残された人々にとってこの発言は、マイナス効果を持ってしまうのです。

仲間が自殺で亡くなったとき周囲の人は大変ショックを受けますが、特に大きなショックを受けるのは、そのときたまたまうつ状態にある人です（p282）。

その人は、今回のことにかかわらずすでに「死にたい」気持ちを持っています。連続する自殺を避けるため、本当はこの人をターゲットにしてメッセージを出さなければなりません。

ところが「命を大切にしよう」は、自殺を亡くなった人が選択した行為と理解してのことなので、その人の生き方全体を問題にしています。つまり「死にたいと思うこと」を悪いこと、ダメな生き方として否定しているのです。

すでにうつ状態にある人は、症状として「死にたい」という気持ちを持っています。

トップにそこを指摘される当事者はどう感じるでしょう。

自分でもそのこと（死にたいと思うこと）を嫌だと思っており、うつの特徴として自責の念も強くなっていますから、「やはり自分が悪いから（能なしだから、力がないから）、こう思ってしまうのだ」「トップの言うことはもっともだ。みんなそう思っている。もし自分が『死にたい』と打ち明けると、みんなは自分のことをいっそう嫌いになる」と考えます。余計に苦しくなり、余計に誰にも話せなくなってしまうのです。

ですから、このような場合トップは、

●亡くなった人のことに対して、トップもとても悲しいと感じていること。
●それで自分も責任を感じ、心と体をコントロールできないでいること。
●自殺はほとんどの場合、うつ状態の症状であること。
●うつ状態は誰でもなる可能性があり、正しく休養・治療すれば治るのだが、今回は当事者の苦しい状態に支援できなかったことを残念に思うということ。
●どのような思いで亡くなったのかは、今後情報が入り次第、みなさんにも伝えるということ。
●死にたい気持ちは、自分の心の中にとどめておくと不当に大きくなってしまう。もし同じように苦しんでいる人がいれば、どうか誰でもいいので話をしてほしいということ。

などを話してください。

枝葉末節への対応

これまで本書では、自殺を何とか予防する方法を考えてきました。しかしそれは自殺をゼロにするものではなく、何とか生き残る確率を上げるという方法でしかありません。人事を尽くし天命を待つ。不幸にも自殺が起こってしまうことはあるのです。

ところが、たとえ人事を尽くした場合でも、実際に誰かが自殺してしまうと、周囲、特に組織は「どこかに改善点がなかったか」という視点で、ケーススタディを始めます。

その場合、たとえばその組織のトップの数少ない経験の中で考えてしまい、「私の経験では、自殺の背後には必ず親子関係のもつれがある」とか「いじめがある」「上司の掌握不足が原因である」などという短絡的な教訓が導き出されやすいものです。

その結果、いじめがはびこる温床になる人間関係の固定を避けるため、二年に一度は転勤させるという方針が打ち出されたらどうなるでしょう。

転勤は環境の変化、うつと相性の悪い出来事の一つです。組織的に転勤が大幅に増えるということは、結果的に自殺が多くなってしまうでしょう。

あるいは、もっと相談できる雰囲気を作ろうと、出身別懇親会を開いたり、中間管理職に部下との面接を強要したりするかもしれません。

ところが、仲間を失ってうつ状態に近くなっている人々にとって、矢継ぎ早に出されるこのような施策が、逆に彼らの余裕を奪い、精神疲労を進めてしまうことにもなりかねないのです。

このように、組織は自殺が起こると〝目に見える対策〟を求めて、何かを変えようとします。その場合、往々にして自殺を原因→結果の一対一対応で考えてしまう弊害に陥りがちなのです。

自殺予防にはこれまで説明したように、うつ状態に対する対策を根気強く進めていくしか方法はなく、自殺予防の王道はないのです。即効性のある対策などありません。

組織的ポストベンションについては、拙著『自殺の危機とカウンセリング』（金剛出版）、『自殺のポストベンション』（医学書院・共著）を参考にしてください。

Ⅶ　自分自身の心のケア

長い間当事者を失うのではないかという不安に怯え、ときには別人化した当事者に攻撃されてきた支援者は、精神的に疲労困憊してしまう可能性が高くなります。

人を助ける仕事、しかも命がかかっている仕事ですから、支援者は自分のペースで事を運ぶことができません。常に緊張を強いられ、大変消耗しやすい環境にあるといえるでしょう。

できれば、一人で背負わず、専門家に相談し、複数の仲間と責任を分担しながら支えていっていただきたいと思います。

もし、疲れたな、つらいな、嫌だなと感じたら、それを否定することなく、まず誰かにその気持ちを打ち明けましょう。心の中にしまいこんでいると、それだけでその気持ちが醱酵してわだかまりが大きくなります。

支援者なら、当事者に対する不信感や怒りは誰でも持つものです。それを当事者に向けないようにと気を遣っていても、醱酵して大きくなった気持ちは、行動や視線、言葉の端々に現れてしまいます。

ですから、支援者の気持ちを言葉にして発散するのは、支援者のためだけのことではなく、当事者のためにも必要なことなのです。

話をして発散したとしても、長い支援を続けている間に、体調を崩してしまう人もいるでしょう。当たり前のことです。それほど支援者にとっては大変な作業です。

その場合、本書で紹介したうつ状態の兆候が現れたら、思い切って距離を取り、休養を取りましょう。あなたが疲れ切っては当事者は困ってしまいます。本格的なうつ状態になる前に、早めの休養を取ることが必要です。その間は、当事者単独の戦いを信じましょう。覚悟が必要です。

また、当事者がうつ状態から脱出するリハビリ期ごろに、支援者が調子を崩してしまうこともよくあります。支援者の気も緩むし（驚き・緊張のプログラムの終了）、これまでためていた疲労も限界に達するころだからです。

「せっかく当事者がよくなったのに、自分はどうしてこんなに落ち込むのだろう」と自分を理解できない無力感と、「今が大切なときなのに自分が足を引っ張ってはいけない」という自責の念が支援者を苦しめます。

要は、支援者は大変がんばったということです。今度は支援者が休息する番なのです。実際に休息を取れるかどうかは別として、少なくとも〝おかしな出来事〟ではなく、〝当たり前の反応〟と理解してください。

このように、当事者のリハビリ期は支援者にとっての落ち込み期になりうるのです。またそこまで落ち込まない人でも、長い支援生活の疲れを徐々に回復していく支援者自身のリハビリ期でもあるのです。

支援者は当事者がリハビリ期にさしかかっても、毎日の生活を急には変えず、一年ぐらいは、自分も落ち着いた生活を心がけることが必要です。楽しいことをしていれば忘れてしまうというのは、過信です。支援によってかなりの疲労をためているはずです。支援者は年齢的にも疲労回復に時間がかかる人が多いことも認識しておいてください。

第4章　ケーススタディ

I　リストカットへのしがみつきのケース

二〇代前半の女性です。リストカットが止まらないというご相談でした。

死にたい気持ちもかなり強く、リストカット以外に夜は不安を紛らわすために外に出てつきあってくれる友だちと一晩中夜遊びをしています。

かといってよく聞くと、自分ははしゃいでいるわけでもなく、ただ他のみんなが歌ったり騒いだりするのを見ているだけなのです。

大学に通っていましたが、学業にも行き詰まりを感じ、友だちともうまくいきません。大学をやめようかとも悩んでいます。

彼女のように若い人は、基本的にエネルギーがあるために、なかなか「もうだめだ。援助をもらわなければ」とは思えません。少し休んでは、また大学に戻ってしまいます。

今の自分は甘えているだけ、本当の自分はしっかりやればやれる人なのだと、学園祭の役員などの仕事を自ら引き受けてしまいます。

人がいるときは、周囲に合わせて笑顔を作るのですが、一人になると手首を切ってしまいます。

勉強や大学・友人への表面飾り、しがみつきが非常に強く、結果としてリストカットへのしがみつきが止まりません。

「大変だね。あなた、疲れているでしょう」

「はい、もうぼろぼろです」と泣きながら答える彼女は、見ていても痛々しいほどです。

「もう休憩していいんだよ」

と言うと、一生懸命首を横に振ります。

「大学に戻りたいんです。でも先生に手首の傷を見つけられて、『リストカットの癖が治るまで出て来てはいけない』と言われたんです。早く友だちに会いたいのです。それができないなら、もう消えてしまいたいのです。自分が怖いんです」

「そうか。いいかいよく聞いてね」と私は、彼女はいろいろなことが重なって疲れ果ててしまった状態であること、疲れているのを解消すれば、死にたい気持ちはなくなること、リストカットは、あなたが生きていくために仕方なくしているので、それをやめてから学校に出て来いというのは無理な指導だと言うことを説明しました。

「そうなんです。生きるために切っているんです。でも、母も手首を見て『やめなさい』と叱るのです」

と言って、止まりかかっていた涙が再びあふれ出しました。

「いいかい。君は休息しさえすれば、元に戻れる。死にたい、死にたいと思わなくなるよ。今は、リストカットで何とか持っているのだよね。だから、それをやめろとは言わないよ。でも、周囲の人もびっくりするし、後であなたも後悔することがあるでしょう。だから何とか浅く切るとか、引っかくだけにするとか工夫してほしいな」

「切らないと約束することはできませんけれど、工夫してみます」

「わかった。それでね……」

と、私は摂食障害もあった彼女に、思春期外来への受診を勧めました。

数回そのような面接を繰り返した後、とうとう彼女は近くの思春期外来を受診することができました。

その病院で親切に対応してもらった結果、彼女は見事に立ち直り、無事に大学を卒業できたのです。

ちなみに、リストカットと摂食障害（拒食）は、うつ状態から回復するに従い、影をひそめるように消えていきました。

Ⅱ　新型うつと呼ばれるケース

三〇歳、独身のエンジニアの方の例です。八人の部署の中で、現場とコンピュータの事務作業の両立ができるのが彼だけなので、どうしても彼に負担が集中します。

彼の趣味は、サーフィンです。休みはサーフィン仲間と波を求めにいろいろなところに行くのが楽しみです。仕事は忙しくても、サーフィンをすると気分爽快になれました。

しかし、一年前に上司が変わってから、彼は調子を崩すようになってしまったのです。その上司は、非常に大きな声で部下を指導します。彼自身が厳しい叱責を受けることは少ないのですが、いつも誰かが怒鳴られている感じです。仕事の質にこだわる人で、彼の仕事量もかなり増えてきました。以前なら問題なかった書類も、小さなところを指摘されて、倍の時間がかかります。

彼は、三カ月前から戻す（吐く）ようになってきました。頭痛と胸の痛みを感じたので、総合病院を受診、いろいろな検査を受けましたが、結局「健康体です」と妙なお墨付きをもらってしまいました。自分でも上司のストレスだとは感じています。職場のことを考えるだけで吐き気がするし、わずか一〇分のバイク通勤の間に、戻してしまったこともあります。また、午後になると強烈な睡魔が襲い、仕事にならないことが多くなりました。

唯一の楽しみの週末サーフィンは続けていますが、しかし月曜の朝は、吐き気が特にひどく、会社を休むことが多くなりました。

会社のほうでも、彼の異変に気がついています。職場では元気がなくなり、ミスも多くなっていたからです。総合病院への受診を勧めたのも、体調を気遣う人事担当者でした。

ところが、上司は基本的に彼のことを「甘え」「逃げ」だと思っています。というのも、会社で調子が悪い癖に、週末はサーフィンでけっこうな遠出をしているのです。たまたまサーフィングループで作っているホームページを見かけたら、会社を休んだ翌々日に、サーフィン仲間との「チャラチャラした写真」をアップしていたのです。仕事でもミスや居眠りが多くなっていました。

上司が、今しっかり指導しないと彼のためにならない、周囲にも示しがつかないと、彼を呼んで指導すると、「プライバシーに踏み込まないでください。これ以上かかわるのならパワハラで訴えます」と言って、帰ってしまいました。まるで子どもです。

このようなケースを、「新型うつ」と呼ぶことがあります（p132）。通常のうつは、不眠や食欲不振、強い疲労感、自責の念などに特徴がありますが、新型と呼ばれるタイプは、彼のように、あまり不眠や食欲不振がなく、自責というより周囲に怒りを向けます。職場では本当につらいのですが、職場を離れると、急に元気が出て遊びに行くのです。

これは、若者のうつ、消耗しきっていない二段階のうつの状態と理解するべきです。

疲労しきっていないので、食欲や不眠がない。むしろ疲れを癒すために、甘いものをたくさん取って体重が増えたり、彼のように日中も眠くなる人もいます。また最近の若者は権利意識も強く、自分を守るためには、クレームをつけたり、訴えたりすることもあります。精神科の受診もそれほど抵抗がなく、会社に「休養を要する」という医師の診断書をいきなり提出し、「明日から休みます。会社を安全配慮義務違反で訴えようと思っています」というケースもあります。

さらに、社会的スキルがまだ十分に備わっていないこともあり、彼のように少し指導されただけで、無断で家に帰ってしまうとか、ＳＮＳだけの一方的な通知で会社を休むなど、年配の方々には理解しがたい行動を取ることもあります。

こうした新型うつは、うつの対処と、社会スキルの教育という二つを行わなければならず、そのバランスが難しいのです。

人事担当者から相談を依頼された私は、まず彼の苦しさを理解しようとしました。少しうつっぽいときに、同じ職場で大きな声での指導があるのは、かなりつらい刺激になります。「そうでしょ。そうですよね、やっぱり」と、彼はようやく自分の苦しさを理解してくれる仲間を見つけたような表情になりました。

その後も、吐き気の苦しさ、気分を紛らわそうとサーフィンに行くのも自分なりの必死の努力であることを認めると、彼の口からは「そうなんです。でも最近はそのサーフィンにも行きたくなくなる自分がいて、本当に自分が壊れてしまいそうです」と本音がこぼれ始めました。

「君の今の状態が決して怠けではないということは、僕が人事を通じて上司の方に説明しておくよ。そして大声の指導を控えることも、お願いしておくね」と言うと、少し安心したようでした。

そこで私は次に、彼にうつとの接し方、社会との接し方をアドバイスすることにしました。

まずは、休むこと。サーフィンに行くのではなく、今はしっかり眠ることが必要。それを体が教えてくれているから、サーフィンに行きたくないという気持ちが出ていることを説明しました。

そのうえで、せっかく優秀で会社からも頼りにされているのだから、会社の人に誤解されるのは「損だよ」と話をしました。苦しくて会社を休んだ後サーフィンで楽しげにしているホームページを見た人はどう思うか、指導した後に、黙って家に帰る人を会社の人はどう思うかを、考えてもらいました。年配の人の価値観がわからないようだったので、「僕ならこう感じるよ」と言うと、「そうなんですか……」と意外な顔でした。

怒りがベースにある彼には、自分の行動が悪いとはすぐには思えなかったようでしたが、自分の行動がプラスになっていない、つまり損していることは理解したようです。

その後、人事からの報告によると、上司が指導法に配慮してくれたこともあり、彼は一週間の休みの後、何とか仕事をコンスタントに続けてくれているようです。休養明けに職場に出勤したとき、上司の人に、「休ませていただき、ありがとうございました。課の皆さんで食べてください」と菓子折りを渡したそうです。これまででは予想もつかない行動だったので、上司もびっくりしたそうです。

実はカウンセリングのとき、私が提案した方法で、そのときは「どうして僕がそんなことをしなければならないのですか」と、否定的だったのですが、少し休んで冷静になった彼が、社会との接し方として学んでくれたようです。

きっとこれから少しずつ社会とのつき合い方を勉強しながら、しがみつきなどで疲労をためない生活バランスを学んでいってくれることでしょう。

Ⅲ　職場カウンセラーが当事者を長期間支援し続けるケース

職場のカウンセラーを通じて支援したケースです。当事者は、すでに三年ほど前から心療内科に受診し、「うつ状態」という診断を受けています。薬は二週間に一度その病院からもらっているそうです（薬の詳細はわかりません）。リストカットの癖があります。仕事場では「聞かれても何も答えられない、頭が回らない」と言います。

長年にわたる親とのトラブルがあり、現在は一人住まいです。

カウンセラーは、自分が二カ月前にこの職場に来てから「彼女がだいぶ元気になった」と周囲の人から報告されています。

ところが、相談を受けるといつも行き詰まった感じがあるのです。

悩みは、今つきあっている男性のことです。彼女は、そのだいぶ年下の男性と結婚し、彼の子どもを産めば幸せになれると思う、と言うのです。

ところがその彼からは、「結婚は考えていない」と断られました。

死にたい気持ちが強くなってきたのです。

「死ぬかもしれない」と不安になったカウンセラーは、病院のカウンセラーに話をするように勧めましたが、以前病院のカウンセリングを受けたが余計に死にたくなったと断られました。

途方にくれて、私にスーパーバイズを求めてきたのです。

まず私は、カウンセラーが、当事者が自殺するかもしれないという強い不安にとらわれていることに注目し、自殺は運命の波とうつの波の重なりによって起こることを説明しました。

すべての自殺が、予防できるわけではない。運命的な要素があるのだということを説明すると、「絶対死なせてはならない」と切羽詰まって思考の幅が狭くなっていたカウンセラーも少し落ち着いてきました。

次に私は、カウンセラー自身がどこにゴールをおいているかを確認しました。

よくよく聞くと、カウンセラーは当事者が二度と死にたいと思わないようにすることが自分の役割だと考えていました。そしてそのためには、彼女の言葉通り「彼と結婚すること」を前提としていたのです。

現実には彼がそれを拒否しているので、カウンセラーとしては打つ手がなくなってしまったのです。

そこで私は「すっかり自殺念慮がなくなることをゴールにしていると、彼との結婚にあなたの努力や視点がいってしまうよ。それはあなたの仕事ではなく神様の仕事。あなたの仕事は、彼女が今のうつ状態を脱出するための支援をすること」とゴールをおき直すことをアドバイスしました。

私たちにできるのは、うつからの脱出の支援です。薬と休養、環境調整なのです。

まず、薬は今の医者と連携を取ることを勧めました。

医師との連携が十分でなく、どのような薬が出されているのかも、その副作用や処方された量をしっかり飲んでいるのかも把握していませんでした。

休養は、本人の要望や体調に応じ職場で付与できます。幸い本人はカウンセラーを信頼しているようですので、休暇の取りやすい雰囲気を作るために、カウンセラーが職場の上司や同僚に働きかけることもできます。

同じように職場において環境調整も支援できます。今の職場、今の仕事がこれ以上負担にならないように本人の希望を聞き、それを職場の上司に説明してあげることができるでしょう。

このように、カウンセラーには話を聞き安心させる他にも、やれることがたくさんあります。それをやればよいのです。

しかし〝彼〟のことや長年続いている親との確執のことは、今は触れません。

今の彼女を支援する上で、それは人事を尽くすテーマではなく、むしろ天命のほうです。ないものねだりをしても始まりません。

カウンセラーは、ゴールをおき直したことで、だいぶ先が見えてきたようです。

私はさらに続けました。

「彼女は、うつ状態から脱出した後も彼のことや親のことで悩むかもしれない。死にたいという気持ちもときどき出てきてしまうでしょう。しかしそれは彼女の生き方。深刻なうつ状態さえ脱すれば、低空飛行でも、彼女は彼女なりの飛び方で社会に慣れていかなければならない。

私たちは、また彼女がつまずいたときにサポートすればいい。

彼女は、親との関係が悪く、これまでに安定した人間関係を経験していないとすれば、彼女を支援するためには、ある程度長い間、つかず離れずの距離で、変わらない人間関係をキープしてあげることが必要かもしれない。

そのためには、カウンセラーのあなた自身が適切な心の距離を持つことだよ」

カウンセラーは、周囲の人から期待された分、彼女に一生懸命になりすぎて、自分が溺れそうになっていたのです。

その後、このカウンセラーは、当事者と適切な距離を取ることに成功し、今でも辛抱強く支え続けています。

Ⅳ　老人を支援するケース

七〇代前半の父母を支援する次男の方の相談です。

父親は大変元気で、昔かたぎの方です。近くに住む長男夫婦とは、長年うまくいっていません。今風の考え方をする長男の嫁に対して、父親が強く当たりすぎるのが原因だと次男は捉えています。

その父親が、最近少し様子がおかしくなったのです。

風邪をひき、ビタミン剤の点滴を打ったことをきっかけに、まず手の痺れが始まり、イライラが強くなり感情をコントロールできず、母親にも暴力をふるうようになりました。

そのころ、気分を変えるために何度か趣味のゴルフに行きました。いつもと比べて大変疲れ、球も飛ばなかったことがかえってストレスになります。

たまたま町内会の仕事が集中しており、疲れていたのですが、本来責任感が強い人なので、仕事を他人に任せることができません。

手の震えは続き、本人も何となく苦しさを自覚していたようです。

眠れず、食欲もありません。匂いに弱く、戻してしまいます。体重は五キロほど減ってしまいました。

最近は、特に長男の嫁についていつも愚痴を言っています。孫にも手を上げるようになって、いよいよ周囲の心配も強くなりました。

長男と母親が無理やり病院に連れて行きました。ＭＲＩで脳や内臓を検査しましたが、異常はありません。

「疲れた。死にたい」

冗談とも、本気とも取れるような口ぶりで、車の中で長男につぶやいたそうです。

相談にきた次男は、実家から車で一時間ほどの隣町に住んでいます。

心配して電話すると、「死にたい」とか「嫁をもらうのを失敗した」「○○（長男）は嫁の言いなりだ。信用できない」という話がとりとめもなく続き、いつもの父親らしくないと感じたそうです。

私は、まずお父さんを精神科に受診させることを勧めてみました。すると、「頑固ですから承知するかどうか。普通の病院に連れて行くのも、大変だったらしいですから」と消極的な発言です。

さて、このようなケースで私は、どれが運命でどれが人事を尽くす対象かを考えます。

ゴールは、お父さんを精神科に受診させることです。家族の同意があれば、医療保護入院という手もあるということはお伝えするとして、プライドの高いお父さんのことですから、できればお父さんをうまく説得したいものです。

これまで、「父のほうが悪い」と感じている次男ですから、「お父さんの考えすぎではないの」とか「義姉さんも悪気があったわけではないと思うよ」と父親の思考や視野を広げる方向で支援してきたようです。

幸い父親と次男は、まだ良好なコミュニケーションを保っているようです。

私は、「お父さんの考え方・感じ方（つまり長男の嫁に対する敵意）」は変わらないもの（運命）と捉えました。

そこで、ゴール（受診への説得）を達成するため、次男にはお父さんの味方になってもらうことを提案したのです。

「お父さんは、味方がほしいのかもしれませんよ。あなたが兄嫁の立場に立ったら、お父さんはもっと苦しい、孤独な状況に置かれて、死にたい気持ちが強くなるかもしれません。ここは一つあなたが、完全にお父さんの言うことを受け入れて、（兄嫁の件では）お父さんの味方になってあげてみてください。そのうえで、体の調子を心配して『眠れないこと』に対処するために、精神科を受診しようと説得してほしいのです」

私は、もう一つアドバイスしました。

それは、当事者（父親）の支援の〝役割として〟、次男が父親の相談役（味方）になるということを兄や兄嫁に十分了解を取っておくということです。

それをしないと、今度は兄弟の問題になってしまいます。

さて、このケース、すったもんだはあったものの、次男（相談者）の努力が実って、父親はうつ状態の治療を開始することができました。

眠れるようになった父親は、だいぶ穏やかになり、孫にも優しくなってきたそうです。

兄嫁との確執はそう簡単には消えそうにありません。

「まあ、それも運命でしょうね」

今回のことで、ほどよい距離を保って両親を支援できるようになってきたから、そう思えると、次男は笑いながら答えてくれました。

V　アルコールへのしがみつきを支援する家族のケース

当事者は四〇代後半の男性です。もともと能力が高く、長い間有名企業の第一線で仕事をしてきました。ところが四〇代前半でうつ状態になってしまったのです。それでも仕事にこだわりますが、うつでは仕事が進むわけがありません。周囲とのトラブルも相次ぎ、看護師である妻の勧めもあって精神科を受診し、そのときは二カ月ほどの休養を取って職場に復帰しました。

ところが、本当は回復しきってはいなかったのです。

何とか復帰した職場では、かつての優秀だった自分とのギャップに直面します。しかし仕事を辞める勇気もありません。相変わらず死にたいという気持ちと戦う日々が続きました。

以前からアルコールは好きで、また強く、飲んでも崩れることはなかったのですが、このころから日中から苦しさを紛らわすために飲むようになりました。そして、「死ぬ」と言ってしばしば車を走らせどこかに行ってしまい、奥さんが知人の力を借りて見つけ出すという騒動を起こすようにもなりました。

奥さんは、看護師としての知識で、夫はアルコール依存症だと思っています。

ところが、当事者はそうは思っていません。

奥さんに連れられてご主人が面接に訪れたとき、奥さんの要望は「主人のアルコール依存を何とかしたい」というものでした。病院の先生に相談したのですが、「酒を控える努力をしてみてください」という一般的なアドバイスと、抗酒薬などを使った治療があると説明されただけだったそうです。

私はまず、ご主人とだけ面接してみました。

よくよく聞いてみると、死にたいという気持ちが頻繁に出てきます。

うつ状態の症状も強く出ており、うつに対する治療は途絶えがちであるということがわかりました。

「アルコールを飲まないと、やっていられないんですね」

「そうなんです。飲んではいけない、うつにはよくないとわかっていても、それしかないんです」

「そうですね。アルコールで何とか持っているのですね」

「妻に言われて、やめようとは思うのですが、日曜の午後など苦しくなると、どうしても飲み始めてしまいます。妻とはそこで喧嘩になります。それを早く忘れたくて、浴びるように飲んでしまいます。決してうまい酒ではないのです」

ご主人の表情から、アルコールにしがみついている苦しさがにじみ出ていました。

私は奥さんを呼んで、

「ご主人は、うつですね。まずそれを何とかしましょう。アルコールはその後ですね」

「ええ、でもアルコールを飲むとその後で必ず『死にたい』と言ったり、変な行動を起こすのですよ」

奥さんの心配もごもっともです。しかし私は死にたい気持ちはうつ状態が言わせるものであること、うつ状態にはしがみつきが付き物で、ご主人の場合はアルコールにしがみついているということ、しがみつきは無理に離そうとすると、余計に当事者に負担を与えること、などを説明しました。

「本当にご主人がアルコール依存になっているかどうかはともかく、まずうつ状態へしっかり対処することから始めてみましょう。しがみつきだけだったら、それでアルコールから離れられます。もしダメならまた他の方法を考えましょう」

「アルコールはやめよう」を、「アルコールを何とかうまく使おう」という発想に変えて、ご主人と奥さんと私の三人の共同作戦を開始することにしました。

一気に飲まないように買い置きをしないことや、飲んだ場合は車のキーを隠すなどの工夫を三人で考えたのです。

ところが、そのような工夫は現実には必要がなかったのです。というのもその日から、ご主人はアルコールを断てるようになったからです。

ご主人は、うつ状態の治療を再開しました。

その後も奥さんには電話で何回か、アドバイスを差し上げました。

二カ月後、面接に現れたご主人と奥さんは見違えるように明るく感じました。

まだリハビリの途中であり、ときどき苦しい時期はあるものの、ご主人と奥さんの間には、二カ月前のような切羽詰まった感覚はなく、ゆとりを持ってお互いを受け入れている、とてもよい距離感ができていると感じられました。

Ⅵ　リハビリ期の独り立ちを支援する家族のケース

「先生、息子が地方の会社に就職を決めちゃったんです。一人暮らしなんですよ。まだ治りきっていないと思うんです。心配で心配で、どうしたらいいんでしょう」

この質問は、あるリハビリ期の三〇歳の息子さんを持つご両親の相談です。

当事者は、うつ状態で死にたい気持ちが強いにもかかわらず、継続的に治療を受けることをひたすら拒否してきました。当初はお母さんが対応していたのですが、当事者がお母さんを言葉で攻撃し、避けるようになり、ついには一人で住み始めたのです。

このときは、薬を受け入れないのは、「運命」と捉え、距離を取り始めたことは「ストーブの火が熱すぎたので、自分で距離を取った」「近くにいると大切なご両親を攻撃するので、自分から距離を取った」ということで、ご両親の心を整理していただきました。

また、ときどきメールや手紙を出しご両親が気にかけていることを知らせてあげること、その返事はいらないと明言しておくこと――当事者が返事したければ返事してきます。返事しないといけないと感じるプレッシャーを与えないことに気を遣ったのです――をアドバイスしました。

幸い、ご両親と当事者の距離はうまく取れるようになり、当事者は落ち着いてきました。会社の上司の理解があったことと、幼なじみのサポートがあったことで、当事者は苦しみながらも、会社の仕事を続けていきました。

一年ほどして、またご両親が面会にいらっしゃいました。

当事者が、調子を崩してから三年になります。幼なじみのサポートが非常にいい距離感でなされ、当事者の状態はだいぶ改善してきたということです。死にたい気持ちもそれほど頻繁ではなくなりました。ところが当事者が、ご両親に内緒で会社を辞めて、地方のベンチャーに就職を内定してきたというのです。久々に直接会って、そのことを打ち明けられたそうです。

ご両親はまたまた心配になりました。今は幼なじみの友人から情報が入ります。ところが地方に行くと本当に一人で戦うことになり、「食事はどうする」「洗濯は誰がやる」「病気になったら……」と悪いことばかりが、頭をめぐっています。

私は、こうお話ししました。

リハビリ期に、職を変えるのはできたらやめたほうがいいのです。ところが、もうすでに会社を辞めてしまった。これは息子さんにとって大きな賭けなのです。その賭けをして独り立ちの自信を取り戻したいのです。その息子さんの勇気をサポートしましょう。

ここで、親が心配して手を出しすぎると、自信回復の邪魔をすることになります。

ただ、リハビリ期は調子を崩しやすいのも事実ですので、うるさがられない範囲で、電話やメールで連絡を取ってくださいとアドバイスしました。

自殺する可能性は、ゼロではありません。

うつ状態は交通事故のような要素があります。

うつ状態がひどいときは、交差点の真ん中に立っているようなものです。いつ交通事故（自殺）に遭ってもおかしくありません。今は、だいぶうつの波をコントロールできて交差点の端まで避けてきたような段階です。

このまま田舎道の歩道を歩くぐらいのところまでいけば、交通事故に遭う確率はだいぶ下がります。しかし、ゼロではありません。どんなに気をつけていても、もらい事故はあります。もっと安全にしたければ、家に引きこもって車を使わない生活をするしかありません。

問題は、息子さんがどこで生きようとしているかです。

自殺の確率を限りなく低くして、社会から離れて生きていくのか、自殺の危険はあるが、社会に出て自信と充実感のある人生を送るのか。これは生き方の問題です。

地方に出て、一人暮らしをするのは、都会の道を車で運転するのか、高速道路を運転するのかの差があるでしょう。一般に高速道路は怖い感じがありますが、案外慣れれば高速道路のほうが運転しやすく、安全かもしれません。

ここは、息子さんの独り立ちを応援し、邪魔しないようにしてあげましょう。神様を信じましょう。

このようなケースの相談は、当事者の今の回復状態、当事者のしがみつきの強さ、支える人々の有無、そしてその中でどのような役割を担う人に対するアドバイスかで、大きく変わってくるのです。読者もその点をご理解して参考にしていただきたいと思います。

この当事者は若く、仕事にしがみつくエネルギーがあり、薬に対する強い不信感があったために、長い間「死にたい」気持ちと戦うことになりました。うまく本人があきらめられれば、本当は、一年ほどで回復することもできたでしょう。

しかしそれを言っても始まりません。仕事にしがみつく、薬を飲まない、それをひっくるめてその人の生き方であり、運命なのです。支援者は、その中で何とか最善を求めて、サポートしていくという姿勢を堅持していけばよいのです。

終わりに

自殺が減りません。

この本を執筆中の二〇〇五年六月に出された警察庁の統計では、年間三万人以上の人が亡くなる事態が七年も続いています。

これは大変なことだと、さまざまなレベルで自殺予防の検討が行われているようですが、なかなか成果が上がらないようです。

私が所属する防衛庁では、二〇〇〇年に部内外の有識者を集め「自衛隊員のメンタルヘルスに関する検討会」を開きました。その検討会での提言から、自殺があった場合にその周囲の人々をケアするとともに、どうして自殺に至ったのかを客観的に振り返るという作業が開始されました。

自殺のアフターケアというこの作業を通じて私たちは、五年間で一〇〇件以上の自殺を振り返ることになりました。

本書で紹介したのは、そこで得られた経験と知識です。

本書で強調したかったのは、一つには、自殺を防ぐためには、その前段階のうつ状態に適切に対処しなければならないということです。

出来事＝自殺という発想を捨て、うつが死にたい気持ちを生じさせるということを当事者も、周囲の人も理解してほしいのです。

ここまでは、これまでの自殺予防関連の情報とそれほど変わることはありません。

しかし、現実に自殺予防に取り組んできた私には、どうしてもそれ以上の何かがあるように思えてならなかったのです。

同じうつの人でも、どうして自殺する人とそうでない人が分かれるのかという素朴な疑問が背景にありました。

もし、自殺の原因がうつなら、それは医師に任せれば何とかなるはずです。ところが現実には、退院した後に自殺するケースに頻繁に遭遇します。

本書を、『家族・支援者のための……』とタイトルに入れたのは、自殺を防ぐためには当事者と医師だけでなく、ぜひとも周囲の方々の理解と協力を得るべきだと考え始めたからです。

そこで、本書で伝えたかったことの二つ目は、当事者のうつに対する対処の癖（本書では表面飾りとしがみつきと表現しました）を理解し、うまく対処してほしいということです。

対処の癖を知らないと、当事者に対し良かれと思って、逆に当事者を苦しめてしまう対応をしてしまうこともあるのです。

これは、うつ状態という病気的性質だけではなく、当事者のこれまでの生き方、当事者を取り巻く社会や環境などが複雑に影響してくるのです。しいてジャンル分けするとすれば、精神医学ではなく、心理学や社会学の分野でしょう。

私は医師ではないので、この現実的な泥臭い部分を努めてわかりやすく解説しようと、多くの紙数を費やしました。

本書で伝えたかったことの三つ目は、努力を集中すべきところに集中するということです。これもしいてジャンル分けするとすれば、宗教や哲学（人生論）の分野です。

うつの回復には時間がかかります。私が当事者を支える中で、支援者のエネルギーのほうが持たなくなって、投げやりになったり、必要以上に悲観してしまうことがよくあるのです。

そのために、支援者には、余分な力を使いすぎず、ポイントに集中的に力を注いでもらうための考え方を工夫してもらっています。本書で紹介した、運命の波、覚悟、距離の取り方、完全ではないが少しでもマイナスを減らすことができる策を積み重ねること、などがこれに当たります。

当事者の症状を受け入れ、そのうえで困っていることを辛抱強く支援する。これは認知症の介護の仕方と通じるところがあります。

人の力で自殺を一〇〇％予防することはできない――長年にわたるカウンセラーとしての経験の中で私がたどり着いた結論です。

では、愛する人の自殺に怯える家族や支援者が、この状況を打開するために打つ手は何もないのでしょうか。

そんなことはありません。

私たちは何かしなければならない。この状態を座して待つだけではいられない状態です。確かに人の生き死には、人がどうこうできる問題ではないかもしれない。つまり「神のみぞ知る」です。しかし私たちはこの状態に際して、最善を尽くしたいのです。

受け入れる部分は受け入れ、変えられる部分に力を注ぐ。「人事を尽くして天命を待つ」の心境です。

本書では、その「人事を尽くす」ための知恵を紹介したつもりです。

自殺にかかわる仕事をともにさせていただく中で、さまざまなご指導や啓発をいただいている高橋祥友先生、福間詳先生、山下千代先生、藤原俊通先生に感謝いたします。

これまで出会った当事者の方にも感謝いたします。みなさんとの出会いの中で得られた経験が、本書で紹介した内容のすべてです。

また、編集を担当された初鹿野剛さんには、大変お世話になりました。本書は初鹿野さんの熱意のおかげで、世に出ることができたようなものです。

改訂新版の終わりに

このマニュアルが出版されて、一〇年経ちました。

一〇年ひと昔と言います。改訂にあたり、今の時代に適応するように内容を大幅に刷新するつもりでした。

この間、自殺対策基本法が制定され、自殺総合対策大綱のもと中央に自殺総合対策推進センター、各地域に地域自殺対策推進センターができて、さまざまな施策が実行されてきました。

ストレスチェック制度や公認心理師の制度も始まりました。うつの職場復帰支援に関しても、多くの病院や施設が、さまざまな取り組みをしながらサポートしてくれています。ゲートキーパーの講習も至るところで開催されています。啓発はだいぶ進んできたと思います。

これはかなり手を入れなければならないだろう……と覚悟しながら、本書の改訂作業に取り組み始めたところ、意外なことに、本書の基本部分はほとんど変える必要がないことに気がつきました。

確かに学校や企業などでの自殺予防に関する啓発は進んできていると思います。しかし、それは何となく表面的なものにとどまっているような気がするのです。

自殺者は三万人から減ったというものの、まだ年間に二万五〇〇〇人もの人が自殺で命を失っています。その当事者や支援者の具体的な悩み、深い部分での苦しみは、一〇年前とあまり変わっていないのだな……というのが、私の感想です。

一〇年前、本書では、家族や友人を自殺させたくないという切羽詰まった方々に、何とか少しでも力になれるような実際的な知識を届けたいという思いから、私の個人的な手法や経験を、批判を恐れずにそのままお届けすることにしました。ありきたりのアドバイスではなく、本音で現場での深い悩みに焦点を当てて解説、助言したつもりです。

今回の改訂新版でも、その基本はそのまま変えずに、時代の変化に即したいくつかの内容を加筆することにしました。

この一〇年の間、本書によって命が救われた、心の支えになったという感謝の言葉もたくさんいただきました。改訂新版も、誰かのお役に立てば幸いです。

また、本書にも断ってありますが、本書のアプローチは、私の実践に基づくものであり、一般的な心理学者や病院のアプローチと少し違うところがあります。もし私のアプローチが有効であると感じられるケースの場合、巻末の私の著書等を参考にしてみてください。幸いこの一〇年という月日は、私にも細部をテーマごとにまとめる経験と余裕を与えてくれました。きっと何らかの具体的ヒントを見つけられるはずです。

二〇一六年七月七日

巻末紹介

うつからのリハビリ

『うつからの脱出――プチ認知療法で「自信回復作戦」』（日本評論社）
（リハビリ期の助けとなる考え方や、トレーニング方法を紹介）
『うつからの完全脱出――9つの関門を突破せよ！』（講談社）
（自殺願望を抱えながら、うつから回復するJ君の三年にわたる戦いを、メールで振り返ることができるケーススタディ。うつのリハビリの長さと注意事項を実感できる）
『今度こそ、「うつ」から脱け出す本』（大和出版）
（長引くうつに対する考え方と、脱出法を紹介）
『プチ認知療法ＤＶＤ』（ユニネット）
（本を読むのが大変なうつ状態の人でも見られるようＤＶＤ化したもの）

支援のためのカウンセリング

『相談しがいのある人になる――1時間で相手を勇気づける方法』（講談社）
（傷つきやすいうつ状態の人の相談に乗るためのスキルとコツを紹介）

ＮＰＯメンタルレスキュー協会の各講座

（うつ状態の人、死にたい気持ちを持つ人へのカウンセリング法を訓練できる）

http://www.mentalrescue.org/

予防のためのメンタルトレーニング

感情のケアプログラム

（うつになりにくい体質づくりを目指すために筆者が指導するトレーニング）

http://www.yayoinokokoro.net/

本書は、二〇〇六年に小社より刊行された『家族・支援者のためのうつ・自殺予防マニュアル』の改訂新版です。

下園壮太（しもぞの・そうた）

1959年鹿児島県生まれ。防衛大学卒業後、陸上自衛隊入隊。

99年陸自初の「心理幹部」として数多くのカウンセリングを経験。

2001年防衛庁のメンタルヘルス検討会の委員として提言作成にかかわる。

02年以降本邦初の組織的ポストベンション（自殺後の周囲の人へのケア、連鎖自殺予防）チームの一員として活動。これまでに300ケース以上の自殺への支援実績を積む。

15年8月に退官。現在は、NPOメンタルレスキュー協会理事長として、講演や研究会を通して現場仕込みのカウンセリング技術の普及に努めている。

［改訂新版］
家族《かぞく》・支援者《しえんしゃ》のための
うつ・自殺予防《じさつよぼう》マニュアル

二〇一六年八月二〇日　初版印刷
二〇一六年八月三〇日　初版発行

著　者　下園壮太
発行者　小野寺優
発行所　株式会社河出書房新社
東京都渋谷区千駄ヶ谷二-三二-二
電話　〇三-三四〇四-一二〇一［営業］
　　　〇三-三四〇四-八六一一［編集］
http://www.kawade.co.jp/

組版　株式会社キャップス
印刷　モリモト印刷株式会社
製本　小髙製本工業株式会社

Printed in Japan　ISBN 978-4-309-24770-0